René du Bois-Reymond

Spezielle Muskelphysiologie oder Bewegungslehre

Verlag
der
Wissenschaften

René du Bois-Reymond

Spezielle Muskelphysiologie oder Bewegungslehre

ISBN/EAN: 9783957004024

Auflage: 1

Erscheinungsjahr: 2015

Erscheinungsort: Norderstedt, Deutschland

Hergestellt in Europa, USA, Kanada, Australien, Japan
Verlag der Wissenschaften in Hansebooks GmbH, Norderstedt

Specielle Muskelphysiologie

oder

Bewegungslehre.

Von

Dr. R. du Bois-Reymond,

Privatdocent in Berlin.

Mit 52 Abbildungen.

Berlin 1903.

Verlag von August Hirschwald.

N.W. Unter den Linden 68.

Dem Meister der physiologischen Mechanik

Otto Fischer

gewidmet

als ein bescheidenes Zeichen der Hochachtung.

Vorwort.

In Folge der epochemachenden Untersuchungen Otto Fischer's
haben sich die Anschauungen auf dem Gebiete der Speciellen
Muskelphysiologie in den letzten Jahrzehnten wohl mehr verändert,
als in irgend einer anderen physiologischen Disciplin. Es lag daher
nahe, die gesammten neueren Ergebnisse einmal zu einer einheitlichen Darstellung zusammenzufassen, die zugleich, nach Art eines
Lehrbuches, von der Ausführlichkeit und wissenschaftlichen Strenge
der Originalarbeiten soviel nachliesse, dass sie ohne besondere Vor-
studien verständlich wäre. Zu dieser schwierigen Arbeit würde
ich mich kaum berufen gefühlt haben, wäre ich nicht von verschiedenen Seiten durch wiederholte Aufforderungen dazu ermuthigt
worden. Indem ich die Aufgabe übernahm, setzte ich mir zum
Ziel, vor allem die allgemeinen Grundlagen, von denen die Untersuchung auszugehen hat, der Anschauung näher zu bringen. Für
den, der sich etwa als angehender Orthopaede oder Neurologe mit
diesem Specialgebiet näher vertraut machen will, muss ja ein einziger allgemeiner Satz, den er auf die einschlägigen praktischen
Fälle anzuwenden weiss, grösseren Werth haben, als noch so viele
Einzelheiten. Solche allgemeinen Sätze könnten nun in strenger
Form aus rein physikalisch-mechanischer Betrachtung entwickelt
werden. Viel leichter aber, scheint mir, gewinnt man ein Verständniss für den mechanischen Zusammenhang zu untersuchender
Vorgänge an einzelnen besonders augenfälligen Beispielen, die sich
der Anschauung als allgemein gültige Schemata einprägen. Diesen
Weg habe ich bei der Darstellung zu verfolgen gesucht, und bin
daher weit weniger auf Exactheit, als vielmehr auf Anschaulichkeit
des Ausdrucks bedacht gewesen. So steht beispielsweise fast
durchweg: „Bewegung in dieser oder jener Richtung“ für „Winkel-

bewegung in dieser oder jener Ebene“, weil die erste Ausdrucksweise sich mehr dem alltäglichen Sprachgebrauch anpasst. Um
das Verhältniss der allgemeinen Betrachtung zu der der anatomischen Einzelfälle ins Licht zu setzen, schien mir die angenommene Eintheilung des Stoffes unerlässlich. Von den sechs Abschnitten ist der zweite, eine Uebersicht über die verschiedenen
Untersuchungsweisen, eine Neuerung, die durch die Ausbildung
von Fischer’s photogrammetrischem Verfahren erforderlich wurde.
Die äusserliche Scheidung der Allgemeinen von der Speciellen
Muskelmechanik ist ebenfalls erst seit Fischer’s Aufbau der Allgemeinen Muskelmechanik gerechtfertigt, indem dies Lehrgebiet
jetzt einen viel breiteren Raum einnimmt als früher. Der fünfte
Abschnitt, die Lehre von der Function der einzelnen Muskeln,
dürfte bisher nur in dem viel ausführlicheren Werke Duchenne’s
im Zusammenhang dargestellt sein. Der sechste, die Lehre vom
Stehen und Gehen, enthält wiederum die neuen Ergebnisse von
Fischer’s exacten Analysen. Um die durch diese Eintheilung
gebotene Trennung der allgemeinen und speciellen Betrachtung
wieder auszugleichen, sind zahlreiche Hinweise auf zusammengehörende Stellen in Gestalt von Absatzziffern in den Text eingefügt.
Ausserdem mag noch ausdrücklich auf die Inhaltsübersicht am
Anfang und das alphabetische Register am Schluss hingewiesen
werden. Die Cursiv-Ziffern beziehen sich auf das Literaturverzeichniss.

Inhaltsverzeichniss.

Fünfter Abschnitt. Muskelmechanik.

I. Allgemeine Muskelmechanik.

II. Specielle Muskelmechanik.

Sechster Abschnitt. Vom Stehen und Gehen.

I. Vom Stehen.

II. Vom Gehen.

Erster Abschnitt.

Einleitung.

Von der Speciellen Muskelphysiologie.

§ 1. Begriffsbestimmung.

1. Der Speciellen Muskelphysiologie steht, wie ihre Name andeutet, die Allgemeine Muskelphysiologie gegenüber. Diese sucht die Ursache der Muskelbewegung im Allgemeinen zu erforschen, und beschäftigt sich daher hauptsächlich mit der Frage nach dem Wesen der Muskelzusammenziehung. Dagegen besteht die Aufgabe der Speciellen Physiologie der Bewegungen darin, die Gesetze der Bewegungen zu erforschen, die der ganze Körper oder seine einzelnen Theile mit Hülfe der Muskelzusammenziehungen ausführen.

2. Die beiden Gebiete sind nicht vollkommen scharf von einander zu trennen. Die Veränderung der Muskelkraft mit der Länge des Muskels ist offenbar Gegenstand der allgemeinen Muskelphysiologie, die Form der einzelnen Bewegungen ist aber unter Umständen von dieser Veränderung abhängig.

§ 2. Verhältniss der Speciellen Physiologie der Bewegungen zur Mechanik.

3. Alle Physiologie ist angewandte Physik und Chemie. Der Theil der Physiologie, der sich mit der Beschreibung von Bewegungen beschäftigt, ist angewandte Mechanik. Die Aufgabe der Mechanik ist verschieden, je nachdem es sich darum handelt, wirklich stattfindende Bewegungen zu beschreiben, oder die Möglichkeit der Bewegung von Körpern zu untersuchen, die unter den

---

Die Ziffern in Parenthese beziehen sich auf die betr. Paragraphenzahlen, während die Cursiv-Ziffern auf das Literaturverzeichniss hinweisen.

bestehenden Bedingungen in Ruhe sind. In beiden Fällen pflegt man sich stets so auszudrücken, dass man die Bewegungen als Wirkungen von Kräften auffasst, ohne dass man jedoch von einer Kraft eine andere Vorstellung hätte, als dass sie eben Bewegung hervorzurufen vermag. Der Zustand eines ruhenden Systems ist demnach dadurch zu bezeichnen, dass man sagt, alle die auf das System wirkenden Kräfte halten einander das Gleichgewicht. Die Grösse solcher Kräfte zu bestimmen und die Bedingungen festzustellen, unter denen sie einander das Gleichgewicht halten, ist die Aufgabe eines Zweiges der Mechanik, nämlich der Statik.

Es ist daher ein Fehler, dass H. v. Meyer seinem bekannten Lehrbuch die Ueberschrift gegeben hat „Statik und Mechanik des menschlichen Knochengerüstes“. Es müsste entweder heissen „Statik und Dynamik“, oder kurzweg „Mechanik“, worunter dann die Statik einbegriffen wäre.

Der Statik steht gegenüber die Betrachtung bewegter Körpersysteme, die Dynamik oder „Kinetik“. Hierbei handelt es sich entweder darum, die Wirkungsweise und die Veränderung der Kräfte zu untersuchen, die bei der Bewegung im Spiele sind, oder bloss die Form, die die Bewegung unter gegebenen Bedingungen annimmt. Das erste ist Aufgabe der Dynamik (im engeren Sinne), das zweite der Kinematik.

Die Unterscheidung ist hier ziemlich fein, denn unter „Form der Bewegung“ sind nicht nur die Bahnen der bewegten Körper im Raume, sondern auch die Veränderungen der Geschwindigkeiten mit einbegriffen. Die Bestimmung der Bewegungsbahnen, die bestimmten Bedingungen entsprechen, bildet den Inhalt einer Disciplin der Mathematik, der „Geometrie der Bewegungen“. In ihrer Anwendung auf concrete Vorgänge unterscheidet man sie von der Kinematik als „Phoronomie“ (*1*).

Untersucht man also die Grösse der Muskelspannungen, die erforderlich sind, den Körper in einer bestimmten Stellung zu erhalten, so fällt dies in's Gebiet der Statik. Ist der Körper in Bewegung, so ändern sich im Allgemeinen in jedem Augenblicke die vorhandenen Bedingungen. Wird zum Beispiel ein Glied bei gebeugter Haltung schnell im Kreise geschwungen, so kann durch die entstehende Centrifugalkraft das Glied gestreckt werden. Dieser Fall gehört dann in das Gebiet der „Kinetik“, und zwar in die Dynamik, weil dabei eine erst durch die Bewegung entstehende Kraft, die Centrifugalkraft, auftritt. Wird das Glied in gestrecktem Zustande noch weiter mit zunehmender Geschwindigkeit geschwungen, so würde die Untersuchung des Gesetzes, nach dem die Geschwindigkeit sich ändert, in das Gebiet der Kinematik fallen. Gilt es dagegen, gleichzeitig festzustellen, wie stark das Anwachsen der Centrifugalkraft die Muskulatur des Gliedes beansprucht, so mischt sich wiederum eine dynamische Betrachtung ein. Fasst man endlich nur die Bahn in's Auge, die das Glied durchläuft, etwa um festzustellen, dass es sich um eine reine Kreisbewegung um einen festen Drehpunkt handele, so fällt die Untersuchung in's Gebiet der Phoronomie.

4. Nach diesen verschiedenen Gesichtspunkten wäre nun die Bewegung des Körpers zu untersuchen und die Specielle Physiologie der Bewegungen einzutheilen. Dem stehen jedoch verschiedene Hindernisse entgegen, durch die die Forschung so sehr zurückgehalten worden ist, dass sie noch heute kaum über die Anfangsgründe hinausreicht.

Erstens ist die Aufgabe, um die es sich für die Physiologie handelt, der gerade entgegengesetzt, die gewöhnlich die Mechanik beschäftigt. Diese besteht nämlich darin, die Bewegungen zu ermitteln, die durch gegebene Kräfte erzeugt werden, während es hier umgekehrt gilt, die unbekannten im Körper herrschenden Kräfte aus den Bewegungen abzuleiten (2).

Zweitens lassen sich die Bewegungen, die der Organismus ausführt, überhaupt nicht scharf bestimmen, weil die Gelenke nicht mathematisch bestimmbaren Gesetzen folgen, und weil die Weichtheile der gegeneinander bewegten Körpertheile ohne Grenze ineinander übergehen (3) (74).

Drittens sind die der Physiologie sich darbietenden mechanischen Aufgaben an sich ausserordentlich verwickelt. Um die Bewegungen zu verfolgen, die unter dem Einfluss verschiedenartiger Kräfte an einem System von drei untereinander beweglich verbundenen Gliedern (wie es die Gliedmaassen des Menschen darstellen) auftreten, hat der Meister der physiologischen Mechanik, Otto Fischer, erst eigens neue mechanische Lehrsätze auffinden müssen.

Viertens ist mit der Ermittelung der Bewegungen und der bei der Bewegung thätigen Kräfte im Ganzen und Grossen noch keine genaue Kenntniss der Muskelthätigkeit im Einzelnen gewonnen.

5. Soweit es diese Schwierigkeiten zulassen, wird sich die Specielle Physiologie der Bewegungen in ihrer Ausführung als eine Mechanik des Körpers darstellen, in der zunächst aus der rein phoronomischen und kinematischen Untersuchung die Dynamik der Körperbewegungen zu entwickeln ist. Damit würden die den Körper bewegenden Kräfte bekannt sein. In welchem Maasse die einzelnen Muskeln an der Hervorbringung der gefundenen Kräfte betheiligt sind, würde ferner durch besondere Erforschung der mechanischen Wirkung der einzelnen Muskeln zu ermitteln sein. Mit dieser Erkenntniss wäre das Gebiet der Speciellen Physiologie der Bewegungen erschöpft.

§ 3. Ziel und Nutzen der Speciellen Physiologie der Bewegungen.

6. Man wäre dann im Stande, für jede Bewegung genau die Function jedes einzelnen Muskels und seine Arbeitsleistung zu bestimmen, und umgekehrt die Bewegungen oder Stellungen zu bestimmen, die durch die Thätigkeit gegebener Muskeln eintreten.

7. Fragt man, worin der Nutzen dieser Erkenntniss bestehe, so ist darauf Verschiedenes zu antworten: Erstens ist wissenschaftliche Erkenntniss jeder Art ihr eigener idealer Zweck. Zweitens würden die Ursache und die Wirkungen pathologischer Zustände der Bewegungsorgane grösstentheils klar vor Augen liegen, wodurch die Medicin, insbesondere die Orthopädie, wesentlich gefördert werden würde. Drittens würde für jede Art der körperlichen Arbeit alsdann die zweckmässigste Form auf wissenschaftlichem Wege bestimmt werden können.

Im zweiten und dritten Punkte ist es leider heutzutage gerade umgekehrt. Was der Physiologe oder Anatom auf diesem Gebiete mit vieler Mühe als neue Thatsache auffindet, ist dem Kliniker nicht selten eine wohlbekannte Erfahrung. Die praktische Kenntniss des Bewegungsapparates, die der Chirurg, der Orthopäde, der Neurologe bei der Untersuchung und Behandlung Kranker erwirbt, reicht oft weiter, als die theoretische Schulung und mitunter sogar als die scharfsinnigste Untersuchung des Anatomen und Physiologen. So verbreitet in einer oder der anderen Form die Anschauung ist, dass der Physiologe, ja der Mediciner überhaupt, die Leistung der einzelnen Muskelgruppen, zum Beispiel bei bestimmten Leibesübungen, beurtheilen, und danach über deren Zweckmässigkeit oder Unzweckmässigkeit entscheiden könne, so grundfalsch ist sie bei dem heutigen Stande der Wissenschaft. Vorläufig ist die rein praktische Erfahrung in allen diesen Dingen die einzig zuverlässige Lehrmeisterin. Die höchste Leistung, die sich die Specielle Physiologie der Bewegungen für's Erste zutrauen darf, ist die, unter Umständen das Ergebniss der praktischen Erfahrung auch wissenschaftlich begreifen zu lehren. So zum Beispiel macht sie verständlich, warum die Supination mit grösserer Kraft auszuführen ist, als die Pronation, und deckt dadurch die Ursache auf, weshalb für den rechtshändigen Menschen Schrauben, Thürgriffe und Anderes mehr rechtsdrehend zweckmässiger sind (326). Die Thatsache der Zweckmässigkeit selbst ist aber durch einfaches Ausprobiren schon vor Alters festgestellt worden. Hier sei an die Anekdote von dem Anatomen Braune erinnert, der, von den Behörden um die zweckmässigste Form eines Säbelgriffs befragt, statt tiefsinnigen anatomischen Erwägungen nachzugehen, in einen Klumpen plastischen Thons gegriffen und so das gewünschte Modell auf praktischem Wege gefunden haben soll.

Dies schliesst nicht aus, dass auf einer höheren Stufe der Erkenntniss die Specielle Physiologie der Bewegungen dem praktischen Verständniss vorauseilen und der Technik nützlich werden könnte, insbesondere wo es sich um schwierigere körperliche Leistungen handelt. Dass es körperliche Thätigkeiten giebt, in denen auch ein geschickter Mensch nicht von selbst die zweckmässigste Form der Ausübung findet, steht fest. So giebt es eine bestimmte Technik des Schaufelns (4), eine künstliche Stellung, um den Schiebekarren in niedrigen Bergwerksstollen zu benutzen, und andere derartige Bewegungsformen mehr, die so weit von dem abweichen, was dem Neuling zweckmässig und naturgemäss erscheint, dass sie besonders gelehrt und gelernt werden müssen. Wie gross die Unterschiede verschiedener Bewegungsformen in dieser Beziehung sind, dafür gewährt ein schlagendes Beispiel die Uebung des Wettruderns. Während es für den ungeschulten Ruderer am natürlichsten ist, seine Arbeit fast ausschliesslich mit den Armen zu leisten, geht die kunstgerechte Schulung dahin, einen möglichst grossen Theil der Arbeit durch die ungleich stärkeren Rücken- und Schultermuskeln ausführen zu lassen. Diese äusserst schwer zu erlernende und geradezu als Gipfel unnatürlicher Künstelei erscheinende Bewegungsform bewährt immer von Neuem eine glänzende Ueberlegenheit über jede andere Art des Ruderns. Auch hier hat freilich rein praktisches Probiren die Lösung der Aufgabe gefunden, ohne die wissenschaftliche Bearbeitung abzuwarten, aber dies Beispiel zeigt, in welcher Weise und in welchem Grade die physiologische Erkenntniss der körperlichen Leistung förderlich werden könnte. Am ehesten dürfte man dies auf dem Gebiete der Pathologie erwarten, etwa, wenn es sich darum handelt, den Ausfall bestimmter Bewegungen durch passende Ersatzbewegungen zu decken. Hier kommt dem Einzelnen nicht, wie bei normalen Bewegungen, die Summe zahlloser Erfahrungen zu Hülfe. Trotzdem aber muss vorläufig auch hier noch der Wahlspruch der Physiologen lauten: Probiren geht über Studiren.

§ 4. Eintheilung des Stoffes.

8. Man kann sagen, dass sich die Entwicklung der Speciellen Bewegungslehre thatsächlich in der Reihenfolge bewegt hat, die

der eben gegebenen Uebersicht über ihren Inhalt entspricht. Wie alle Physiologie bestand auch sie ursprünglich nur in einer Erweiterung der anatomischen Beobachtung in Beziehung auf die Function der Bewegungsorgane. Die Betrachtung der Gelenkformen führte zu Angaben über die Bewegungsform, die man durch oberflächliche Untersuchung der Muskelwirkungen zu ergänzen suchte. Erst in neuester Zeit drang, wohl in Folge der überraschenden Ergebnisse der Augenblicksphotographie, die Anschauung durch, dass nur die Untersuchung am lebenden Körper zuverlässige Beobachtungen ergeben könnte. Von diesem Gesichtspunkte begann mit Braunes Unterstützung Otto Fischer die Reihe seiner Untersuchungen, die planmässig darauf ausgehen, die thätigen Kräfte aus der genau festgestellten Form der Bewegung zu ermitteln.

Hiernach könnte man annehmen, dass eine Darstellung der Speciellen Physiologie der Bewegungen sich naturgemäss gliedern würde in eine Kinematik, Statik und Dynamik des Körpers.

9. Demgegenüber sei auf das hingewiesen, was oben (4) über die Schwierigkeiten gesagt ist, die der Anwendung der Mechanik auf das physiologische Gebiet entgegenstehen. Der Stoff, der den Inhalt der Speciellen Bewegungsphysiologie ausmacht, ist von anderen Gesichtspunkten aus, als von denen einer wissenschaftlichen physiologischen Mechanik zusammengebracht worden, und lässt sich nicht unter den neuen Gesichtspunkten anordnen. Es ist daher im Folgenden eine Eintheilung beibehalten worden, die sich an die hergebrachte anatomische Darstellung anschliesst. Der eigentlichen Behandlung des Gegenstandes geht eine einheitliche Betrachtung der Untersuchungsmethoden voraus, da manche von diesen sonst, obschon sie allgemein anwendbar sind, bei der Besprechung bestimmter einzelner Beobachtungen würden angeführt werden müssen.

Darauf folgt, dem herkömmlichen Gange der physiologischen Lehrbücher gemäss, die Lehre von der Structur der Knochen. Dann kommt die Gelenklehre, die in einen allgemeinen Theil, der die Theorie und Eintheilung der Gelenkformen behandelt, und einen Speciellen Theil zerfällt, der die einzelnen Gelenke beschreibt. In derselben Weise ist dann die Wirkungsweise der Muskeln als Allgemeine und Specielle Muskelmechanik behandelt.

Zweiter Abschnitt.

Untersuchungsverfahren.

I. Bezeichnung der Lagen und Bewegungen.

§ 1. Die Grundebenen und Richtungen.

10. Um die Bewegungen des Körpers oder seiner Theile beschreiben zu können, bedarf es bestimmter Bezeichnungen für die Lage des Körpers und die Richtung der Bewegungen.

Aus diesem Grunde geht man bei der Beschreibung im Allgemeinen stets von ein und derselben Stellung des Körpers aus, die man als Normal- oder Grundstellung bezeichnet. Man denkt sich den Körper grade aufrecht stehend, die Arme herabhängend, die Handflächen nach vorn gekehrt. Dadurch ist die Lage des Körpers im Raum gegeben, nach dessen drei Dimensionen dann jegliche Bewegung bestimmt werden kann. Die drei Dimensionen werden mit Rücksicht auf diese Ausgangsstellung einfach bezeichnet als die senkrechte oder die von „oben" nach „unten", die sagittale, oder die von „vorn" nach „hinten" und die transversale oder die von „rechts" nach „links". Will man Missverständnisse ausschliessen, so bedient man sich besser der Ausdrücke „kopfwärts, fusswärts" (die bei Thieren als „oral, aboral" schon eingebürgert sind) und „bauchwärts, rückenwärts" (ventral, dorsal).

Durch je zwei dieser Richtungen sind nun Ebenen bestimmt, die man sich durch den Körper gelegt denkt. Von allen solchen Ebenen ist durch den bilateral symmetrischen Bau Eine besonders ausgezeichnet, nämlich die Symmetrie-Ebene selbst. Man · nennt sie die Medianebene, ihre Schnittlinie mit der Körperoberfläche die Medianlinie. Die Richtung der Medianlinie wird bestimmt durch die Richtung von oben nach unten und von vorn nach hinten, also durch die verticale und· sagittale Richtung.

Alle in dieser Richtung, also der Medianebene parallel gedachte Ebenen im Körper werden dem Sprachgebrauch nach als Sagittalebenen bezeichnet, obschon man sie ebensogut als Verticalschnitte bezeichnen könnte.

Die verticale und transversale Richtung zusammen bestimmen die Richtung von Ebenen, die man als Frontalebenen bezeichnet.

Die transversale und sagittale Richtung zusammen bestimmen die Richtung von Ebenen, die man als Transversalebenen, als Horizontalebenen, oder kurzweg als Querschnitte bezeichnet.

Die Lage näher oder ferner von der Medianebene wird durch die Worte „medial" und „lateral" bezeichnet, im Gegensatz zum Gebrauch von „innen" und „aussen" durch die alten Autoren. „Innen" und „aussen" wird dagegen jetzt nur im Sinne von „tief" und „oberflächlich" angewendet.

Der Begriff der Medianebene, von der aus man nach beiden Seiten rechnet, ist nun mitunter vom ganzen Körper auch auf die einzelnen Extremitäten übertragen worden. Bei gewissen Bewegungen, wie zum Beispiel die Spreizbewegungen der Finger, lässt sich eine derartige Auffassung garnicht vermeiden, weil thatsächlich die beiden gegenüberliegenden Hälften der Hand sich entgegengesetzt bewegen. Daher sind hier die Ausdrücke „innen" und „aussen" doppelt verfänglich, selbst das Wort „seitlich" kann zu Missverständnissen Anlass geben. „Lateral" bezeichnet zwar ganz bestimmt die von der Medianfläche des Körpers abgekehrte Seite, aber man muss dann immer erst an die Lage der Extremität zum Körper denken.

Daher empfiehlt es sich für die verschiedenen Seiten der Extremitäten besondere eindeutige Worte zu brauchen: Für die Hand radial und ulnar, dorsal und palmar. Für den Fuss giebt es nur die entsprechenden Bezeichnungen dorsal und plantar. Zur Bezeichnung der beiden Seiten hilft man sich mit den Worten „Grosszehenseite, Kleinzehenseite". Für die Ausdrücke „oben" und „unten", der Verticalrichtung in der Grundstellung entsprechend stehen mit Bezug auf die Extremitäten zweckmässig „proximal" und „distal", d. h. dem Centralpunkte (Herz oder Rückenmark) näher und ferner gelegen.

§ 2.   Benennung der Bewegungen.

11. In ähnlicher Weise sind auch bestimmte Formen der Bewegung mit Namen versehen. Diese Benennungen lassen sich aber nicht allgemeingültig durchführen, und werden daher bei exacter Betrachtung gewöhnlich vermieden, oder erst durch geeignete Begriffsbestimmungen eingeschränkt.

Der gewöhnliche Sprachgebrauch bezeichnet als Bewegung, Flexion, die Winkelbewegung eines Gliedes um eine transversale Axe, durch die es also aus der ersterwähnten Grundstellung gedreht wird, sodass in dem betreffenden Gelenk ein Winkel entsteht. Extension ist dieselbe Bewegung in umgekehrtem Sinne. Diese Erklärung gilt aber nicht für alle Fälle, denn beispielsweise beim Schultergelenk giebt es keine Bewegung, die ohne weiteres als Beugung bezeichnet werden kann.

Man pflegt hier, ohne eigentliche Analogie zu andern Flexionsbewegungen diejenige Bewegung, die zum Ausstrecken der Arme nach vorn oder oben führt, Extension, und die aus diese Stellung zurückführende Bewegung Flexion zu nennen.

12. Für die Bewegung von Schulter und Hüfte ist deshalb vorgeschlagen worden, eine ähnlich dem Erdglobus durch Meridiane und Parallelkreise getheilte Kugelfläche anzunehmen, deren Mittelpunkt mit dem Mittelpunkte des Gelenks übereinstimmt, und dann die Stellung der Längsaxe des betreffenden Gliedes anzugeben, wie die Lage eines Punktes auf dem Globus nach Längen- und Breitengraden angegeben wird. Die Lage der Pole wäre am zweckmässigsten für die Schulter vorn medial und hinten lateral, sodass die Axe senkrecht zum Schulterblatt steht, für die Hüfte einfach medial und lateral anzunehmen. Der Null-Meridian wäre für beide Gelenke durch den untersten Punkt der Kugel zu legen. Die Meridiane und Parallelkreise würden nach beiden Seiten gezählt. Wo es sich um wiederholte genaue Angaben oder um Aufnahme von Bewegungsumfängen in vergleichende Zahlenübersicht handelt, wäre dies jedenfalls eine zweckmässige Einrichtung (5) (62, 236).

13. Ferner entsteht beim Handgelenk und anderen die Schwierigkeit, dass die Extension auch über die bei dem gewöhnlichen Sprachgebrauch angenommene Grenze der Bewegung hinaus geführt werden kann, daher man auch wohl von Ueberstreckung, Hyperextension, spricht. Dies gilt beim Fuss in noch höherem Grade, da er gewissermaassen dauerd in Hyperextensionsstellung ist, und bei äusserster „Flexion" eben nur eine eigentlich extendirte Stellung erlangt.

Der Ausdruck „Ueberstreckung" ist für diesen Fall wenig bezeichnend, aber für diejenigen Fälle, in denen der Zustand der Ueberstreckung allmählich aus geringeren Graden eigentlicher Streckung hervorgeht, insbesondere auch für pathologische Fälle, nicht zu entbehren.

14. Wie wichtig es ist, für diese verschiedenen Verhältnisse der Beugung und Streckung genaue und klare Bezeichnungen anzuwenden, kann man aus den grossen Schwierigkeiten ersehen, die es Herrn Geh.-Rath Dr. Stieda gekostet hat, seine Theorie der Homologie der Extremitätenknochen dem allgemeinen Verständniss zugänglich zu machen. Die entgegengesetzte Beugung von Knie und Ellenbogen, die viele andere Forscher auf die Vorstellung geführt hat, dass eine Torsion der Gliedmaassen stattgefunden habe, erklärt Stieda

viel einfacher dadurch, dass von den Gelenken der beiden ursprünglich gleichen Extremitätenpaare das eine im Sinne der Ueberextension, das andere im Sinne der Flexion weitergebildet worden sei. Ein Beispiel derartig entgegengesetzter Ausbildung der Bewegungsweise bietet das Metacarpophalangealgelenk des Menschen, das aus der Streckstellung nur nach der Palmarseite, und das der Katzen, das aus der Streckstellung nur nach der Dorsalseite abzuweichen vermag (*6*).

15. Noch viel mehr eingebürgert ist die Bezeichnung der Bewegungen von Gliedmaassen aus der Grundstellung heraus um sagittale Axen als Abduction und Adduction, je nachdem die Bewegung von der Medianebene ab, oder auf sie zu gerichtet ist. Diese Ausdrücke werden von Fingern und Zehen auch mit Bezug auf die Mittelebene des betreffenden Gliedes gebraucht.

Auch die Bewegung der Stimmlippen wird von den Laryngologen als Abduction und Adduction bezeichnet: Da die Analogie zu den eigentlichen Abductionen und Adductionen gering ist, wäre eine andere Bezeichnung auch hier wünschenswerth. Ganz unverständlich aber ist, dass sogar eine Analogie der Abductoren und Adductoren der Stimmlippen zu den Flexoren und Extensoren der Gliedmaassen statuirt wird (*7*).

16. Sowohl für Flexion und Extension, als für Abduction und Adduction ist es besser, bestimmtere Worte einzuführen, indem man ganz allgemein jede Winkelbewegung als Flexion bezeichnet, und durch einen Zusatz die Richtung angiebt. So werden zum Beispiel die vier Richtungen, in denen die Hand bewegt werden kann, am Besten bezeichnet als Radial-, Dorsal-, Ulnar- und Volarflexion.

17. An diesem Beispiel kann zweckmässig auch gleich der Begriff der Circumduction erläutert werden, die aus einer Combination von Flexionen nach verschiedenen Seiten entsteht. Es werde zum Beispiel von reiner Volarflexionsstellung ausgehend eine Radialflexion ausgeführt, während deren die Volarflexion allmählich vermindert wird, bis die reine Radialflexionsstellung erreicht ist. Alsdann beginne eine Dorsalflexion, während deren die Radialflexion vermindert wird, bis die reine Dorsalstellung erreicht ist, dann eine Ulnarflexion, während deren die Dorsalflexion abnimmt, bis die reine Ulnarstellung erreicht ist, endlich folge eine Volarflexion, während deren die Ulnarflexion abnimmt, bis die Anfangsstellung wieder erreicht ist. Dann hat während der Bewegung das Ende des bewegten Gliedes, die Spitze der Hand, einen Kreis um ihre

normale Ruhestelle beschrieben, aber offenbar, ohne dass der Bewegungsvorgang irgendwie von den gewöhnlichen Flexionen verschieden wäre. Es sollte deshalb der Ausdruck Circumduction, dem eine gewisse Unklarheit anhaftet, weil ja bei klarer Beschreibung nur Flexion herauskommt, ganz fallen gelassen werden. Statt dessen wird das Wort „Circumduction" sogar zur Beschreibung einfacher Flexionen in einer Ebene gebraucht, vorausgesetzt, dass die Ebene zu den obengenannten Hauptwirkungen geneigt ist.

Als eine besonders zu bezeichnende Bewegungsform ist hingegen die „Opposition" zu erwähnen, die beim Daumen und uneigentlich auch beim Kleinfinger angenommen wird. Diese Bewegung besteht aus der Verbindung von Flexionen mit Drehung um die Längsaxe (231).

18. Die Drehung um die Längsaxe bedarf noch der besonderen Bezeichnung. Man nennt sie „Rotation" oder „Rollung". Diese Worte braucht man im Gegensatz zu dem geläufigeren Worte „Drehung", weil ja die bisher besprochenen Bewegungen ebenfalls Drehungen sind in dem Sinne, dass eine Winkelbewegung um die Gelenkaxe vorliegt. Die Rotation ist die Drehung des Gliedes um seine eigene Längsaxe, bei der also keine Veränderung der Richtung des Gliedes entsteht. Der Begriff kann freilich deshalb nicht völlig scharf gefasst werden, weil die Vorstellung der „Längsaxe" eines Gliedes eine unbestimmte ist. Indessen lässt sich auch ohne genaue Bestimmung mit dieser Bezeichnung wie mit den vorher erwähnten auskommen. Es sind hier endlich auch die Ausdrücke „Pronation" und „Supination" für die Drehung des Unterarms und der Hand um ihre gemeinsame Längsaxe zu erwähnen. Hier ist die Einführung einer besonderen Bezeichnung erforderlich, weil es sich um eine aus Bewegungen in mehreren Gelenken zusammengesetzte Bewegung ganz besonderer Art handelt (222, 325—326). Unter Pronation versteht man Linksdrehung der rechten Hand, durch die sie aus der Grundstellung mit nach vorn gekehrter Volarfläche in die Stellung mit nach vorn gekehrtem Handrücken gelangt. Supination ist die umgekehrte Bewegung.

Diese Wörter werden mit Unrecht auch auf Bewegungen des Fusses und Unterschenkels übertragen. Man darf wohl von Drehung des Unterschenkels oder Fusses in pronatorischem oder supinatorischem Sinne reden, Pronation und Supination des Fusses als bestimmte Bewegungsform existirt aber nicht.

§ 3. Coordinatenebenen.

19. Dieser Art, die Stellung und Bewegung des Körpers im Verhältniss zu einer angenommenen Grundstellung zu betrachten, steht als für exacte Bestimmungen geeigneter die entgegen, die Lage der Körpertheile auf drei beliebig im Raume feststehende Ebenen zu beziehen.

Wenn es sich durchführen lässt, wird man in der Regel diese drei Ebenen so legen, dass eine der Medianebene des Körpers entspricht, die andere etwa dem Fussboden, auf dem der Körper steht, und die dritte dann irgend einem für die betreffende Bewegung in Betracht kommenden Punkt, etwa dem Mittelpunkt eines Gelenks. Auf diese Weise haben Braune und Fischer in ihren Arbeiten die Stellungen des Körpers angegeben.

Die Lage jedes Punktes wird dann durch die drei Abstände von den drei angenommenen Ebenen bestimmt.

Den Abstand von der Bodenebene bezeichnen Braune und Fischer mit z, den von der Medianebene mit y, den von der Frontalebene, die sie durch die Hüftgelenksmittelpunkte legen, mit x. Die Richtung des Abstandes nach oben, nach vorn und nach rechts wird durch positive, die Richtung nach unten, hinten, links durch negative Zahlen gemessen. Die Lage des Fussgelenks bei der „bequemen Haltung" wird zum Beispiel auf folgende Weise angegeben: x = —5, y = —4,5, z = 6. Das heisst: Der Mittelpunkt des linken Fussgelenks befindet sich 5 cm hinter der Frontalebene durch die Hüftgelenkmitten, 4,5 cm links von der Medianebene und 6 cm über dem Fussboden (S).

20. Jede Lageveränderung drückt sich nun durch entsprechende Veränderungen der drei Abstände aus, die mit x, y und z bezeichnet werden, sodass durch Gleichungen, die das Grössenverhältniss von x, y und z angeben, die Bewegungen beschrieben werden können.

Wird zum Beispiel die linke Hand in sagittaler Ebene mit gestrecktem Arm nach vorn gehoben, so beschreibt sie einen Kreis (Fig. 1). Dabei hat die Grösse der Vorwärtsbewegung zu der der Aufwärtsbewegung in jedem Augenblicke ein ganz bestimmtes Verhältniss, und daher wird also die Grösse von x zu der von z in bestimmter, durch eine Gleichung auszudrückender Beziehung stehen. Die Gleichung lautet in diesem Falle $x^2 + (b—z)^2 = r^2$. r ist der Radius des Kreises, also gleich der Länge des Armes, b die Höhe des Mittelpunktes (also des Schultergelenks) über dem Boden. Aus der gegebenen Gleichung kann man nun für jeden Werth von x einen entsprechenden Werth von z finden und umgekehrt, und kann folglich, indem man x eine Reihe von

Figur 1.

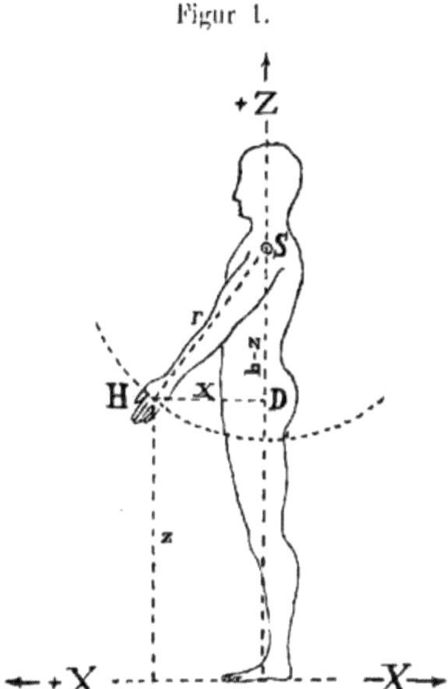

Bestimmung der Bewegungsbahn durch den Abstand des bewegten Punktes
von einem festen Ebenensystem.

Die Stellungen der Hand II während der Kreisschwingung werden bestimmt
durch deren Abstände von der Frontalebene und vom Boden, x und z. In
jeder der Stellungen ist im rechtwinkligen Dreieck HSD $r^2 = x^2 + (b—z)^2$.
Jedem Werthe von x entspricht also ein bestimmter Werth von z. Die Form
der durchlaufenen Bahn ist durch die Gleichung bestimmt.

verschiedenen Werthen giebt, eine Reihe von Stellungen berechnen, durch die
die Bewegungsform als Kreisbewegung erkennbar wird. Somit ist durch die
Gleichung die Bewegungsform bestimmt ausgedrückt.

In diesem Beispiel war angenommen, dass die Bewegung in einer Sagittalebene stattfände, dass also der Abstand des bewegten Gliedes von der
Medianebene unverändert bliebe. Dies wird durch die Gleichung y = c ausgedrückt, das heisst, y ist constant, der Abstand von der Medianebene bleibt
unverändert.

Es könnte aber beispielsweise auch während der Kreisbewegung des
Armes die Schulter so medianwärts bewegt werden, dass aus der Kreislinie, die
die Hand zurücklegt, eine Schraubenlinie würde. Dann würde auch y sich ändern
und zwar in dem bestimmten Verhältniss zur Grösse b—z, dass sich ausdrücken liesse durch die Gleichung $y = c + r \cos \alpha$, wenn $b—z = r \sin \alpha$.
Für diesen Fall hätte man dann für jedes x ein z und ein y zu berechnen, und
die Form der ganzen verwickelten Bewegung wäre abermals durch die Formel
genau bestimmt.

§ 4. Bewegte Coordinatenebenen.

21. Für manche Formen der Bewegung ist aber diese Art der Betrachtung, bei der der ganze Vorgang auf ein System von Ebenen bezogen wird, die ihre Lage im Raume unverändert beibehalten, unübersichtlich. Wenn man nämlich die Bewegungen untersuchen will, die irgend ein Punkt des Körpers ausführt, während sich zugleich der ganze Körper im Raume bewegt, so ist mit der Erkenntniss der Bewegung des betreffenden Punktes gegen das feststehende Ebenensystem noch keine unmittelbare Erkenntniss seiner Bewegung gegenüber den anderen Körpertheilen gegeben.

In diesem Falle pflegt man daher die Bewegungen auf ein System mit dem Körper mitbewegten Ebenen zu beziehen.

Es soll zum Beispiel die Bewegung der rechten Hand eines gehenden Menschen angegeben werden. Wird die Bewegung auf im Raume stillstehende Ebenen bezogen, so wird man nur aus dem periodischen schnelleren und langsameren Zuwachs der Entfernung von der ursprünglichen Stellung entnehmen können, dass die Hand vorwärts und rückwärts pendelt. Um aber beim ersten Blick auf die Zahlen einen deutlichen Eindruck zu geben, muss die Bewegung der Hand mit der des Körpers verglichen werden. Man denkt sich deshalb die Frontale Ebene des Systems mit dem Körper in Bewegung und bezieht die Ortsangaben über die Stellung der Hand auf diese gleichmässig vorrückende Ebene. Dadurch erlangt man den Vortheil, die periodische Vorwärts- und Rückwärtsbewegung der Hand beim Pendeln sogleich als positive und negative Zahlen deutlich ausgedrückt zu sehen.

Dasselbe Verfahren wendet man auch an, um periodische Schwankungen in der Bewegungsgeschwindigkeit des gesammten Körpers deutlicher hervortreten zu lassen. Man bezieht dann die Bewegung des Körpers auf ein bewegtes Ebenensystem, das sich aber nicht mit dem Körper selbst bewegt, sondern eine gleichmässige Bewegung von der mittleren Geschwindigkeit des Körpers ausführt. Der ungleichmässig bewegte Körper wird dann dem bewegten Ebenensystem bald vorauseilen, bald dahinter zurückbleiben, Um die mittlere Geschwindigkeit festzustellen, muss man freilich vorher die absolute Bewegung gegebenüber einem feststehenden Ebenensystem bestimmt haben. Diese Bestimmung bildet die Grundlage der Untersuchung, während die Einführung bewegter Ebenensysteme nur der anschaulicheren Darstellung dient (9).

Diese Betrachtungen bilden den Uebergang zu dem bei der mathematischen Behandlung naturwissenschaftlicher Gegenstände allgemein angewen-

deten Verfahren, beliebige Vorgänge unter dem Bilde von Curven darzustellen.
So kann die Bewegung eines Punktes nach verschiedenen Richtungen, seine
Geschwindigkeit mit ihren Schwankungen, ja sogar die Beschleunigung und
Verzögerung der Geschwindigkeit an sich durch den Verlauf einer Curve dar-
gestellt werden. Auf die mannichfachen Einzelheiten in der Anwendung dieses
Verfahrens kann hier nicht eingegangen werden, sie ergeben sich in jedem
Falle aus den besonderen Erläuterungen, die man den dargestellten Curven
beizufügen pflegt.

II. Untersuchung der Gelenke.

§ 1. Untersuchung der Gelenkformen.

22. Die Angaben über die Bewegungsformen beruhten früher
fast ausschliesslich auf der Untersuchung der Gelenkflächenform.
Doch ist der Bau der Gelenke nicht in der Weise mechanisch vollkommen, dass nothwendig einer bestimmten Form auch eine bestimmte Bewegung entspricht. Im Gegentheil haben eine Reihe
von anderen Einflüssen, insbesondere die Anordnung von Bändern
und Muskeln auf die Form der Bewegung maassgebenden Einfluss.
Daher hat die Untersuchung der Gelenkform nicht diejenige Bedeutung, die ihr früher beigemessen wurde.

23. Die Untersuchung der Gelenkform kann sich in der Regel
nicht über sehr einfache Verfahren erheben. Meist giebt die blosse
Anschauung schon hinlängliche Belehrung darüber, welcher Typus
vorliegt. Handelt es sich um genauere Feststellung, so macht
man Durchschnitte durch die Gelenkflächen in bestimmten Richtungen, um die Krümmung der Fläche in dieser bestimmten Richtung unmittelbar zur Anschauung zu bringen. Will man das Präparat nicht zerstören, so macht man Abgüsse, die man beliebig
vervielfältigen kann, und hat es dadurch an der Hand, die Krümmung
ein und derselben Fläche in verschiedenen Richtungen an Durchschnitten studiren zu können. Solche Abgüsse, bei vorsichtiger
Handhabung auch brauchbare Schnitte, kann man von kleineren
Gelenkflächen leicht und bequem durch Abdrücken der Gelenkfläche in „Oel-Thon“ oder gewöhnlichem Thon herstellen (10). Wenn
es sich darum handelt, die Beziehungen zweier sich berührender
Gelenkflächen zu untersuchen, also die gegenseitige Lage zweier
gekrümmten Flächen und deren Krümmungen kennen zu lernen,
so empfiehlt sich die Methode H. von Meyer's (11), Gipsbrei in

die Gelenkhöhle zu treiben und so einen Doppelabguss der beiden Flächen zu erhalten. Um den Abguss herauszunehmen, muss freilich das Gelenk eröffnet werden. Indem man von dem ersten Abguss der Gelenkhöhle wiederum einen Abguss nimmt, verschafft man sich aber eine Form, die die ursprüngliche Gestalt des Gelenkes wiedergiebt und mittelst deren man nun beliebig viele Gelenkhöhlenausgüsse herstellen kann, um die Flächenkrümmungen nach allen Richtungen an Einzelschnitten zu studiren.

Am gefrorenen Hüftgelenke wies König (*12*) aus der Gestalt der Eisschale, die durch in der Gelenkhöhle gefrorenes Wasser entstanden war, die Abweichungen des Kopfes von der Gestalt der Pfanne nach.

24. In manchen Fällen ist die Form des Gelenks aus der blossen Betrachtung der Gestalt nicht so sicher zu bestimmen, wie mittelst einer anderen Methode, die die Form der Bewegung erkennen lässt. Dies ist die Methode der „Führungslinien" (153, 221).

Sie besteht darin, dass man in die eine der Gelenkflächen einen kleinen Stift einsetzt, der mit einer Spitze aus der Fläche vorragt. Bewegt man nun die beiden Flächen aufeinander, so reisst die Spitze in die dagegen gedrückte andere Gelenkfläche eine Linie ein, die die Spur der Bewegung darstellt. An dieser Spurlinie lässt sich zum Beispiel der Schraubencharakter des Ellenbogengelenks erkennen (*13*).

25. Hat man auf den angedeuteten Wegen eine mehr oder minder deutliche Vorstellung von der Gestalt der betreffenden Gelenkflächen gewonnen, so ist nicht in allen Fällen ohne Weiteres klar, welche Bewegungsform der gefundenen Flächenform entspricht.

Diese Frage ist zunächst eine rein geometrische, und lässt sich daher theoretisch entscheiden, unabhängig von der Untersuchung des Gelenkes selbst. Die geometrische Betrachtung führt nun zu absolut sicheren allgemeinen Anschauungen, aber ob diese auf den concreten Fall anwendbar sind, kann wiederum nur die Beobachtung dieses Falles selbst lehren. Denn wie schon Eingangs (22) angedeutet wurde, hängt dies davon ab, wie weit in dem wirklichen Gelenk die bei der geometrischen Betrachtung zu Grunde gelegten Voraussetzungen verwirklicht sind.

Man findet zum Beispiel durch blosse Betrachtung der Gelenkflächen, dass die eine die Form einer Vollkugel, die andere die einer Hohlkugel hat. Es ist dann eine rein geometrische Untersuchung, zu bestimmen, welche Bewegungen in einem derartigen Gelenke möglich sind. Die wirklichen Bewegungen des Gelenks können aber durch Deformirung der Gelenkflächen, durch die Anordnung der Bänder und Muskeln von den theoretisch möglichen abweichen (128). Da indessen diese Abweichungen in der Regel die Bewegungsform nur unwesentlich beeinflussen, so wird die geometrische Speculation im Stande sein, die Bewegungsform eines Gelenks im Allgemeinen erkennen zu lassen, wenn die Form der Gelenkflächen annähernd bekannt ist.

Für die Aufgabe, aus der Flächenform die Bewegungsform zu erkennen, sind namentlich zwei Methoden im Gebrauch. Die eine ist die rein mathematische Speculation, für die eine Reihe von Sätzen aus der Geometrie der Bewegungen die Grundlage bildet. Diese Sätze werden in der Allgemeinen Lehre von den Gelenken näher besprochen werden (128—137). Die andere, die namentlich für die verwickelteren Gelenkmechanismen Anwendung findet, besteht darin, dass man ein Bewegungsmodell construirt, das in möglichst strenger Form die Bedingungen, die man in dem betreffenden Gelenke erkannt hat, zur Anschauung bringt und nun durch Probiren am Modell die der Gelenkform entsprechende Bewegungsform feststellt. Die Anwendung von Bewegungsmodellen ist zur Demonstration, aber auch zur Untersuchung auf dem Gebiete der Speciellen Muskelphysiologie sehr werthvoll.

Es sei die Bemerkung gestattet, dass diese Methode auch auf ihr anscheinend gänzlich unzugängliche Fragen mit Vortheil anzuwenden ist. So wird sie als eine Eigenthümlichkeit der Forschungsweise Faraday's bezeichnet und soll sich in seinen Händen auf dem Gebiete der theoretischen Physik als der mathematischen Behandlung ebenbürtig bewährt haben.

Genauere Messungen vermittelst dieser oder anderer Methoden anzustellen lohnt sich deswegen nicht, weil die Flächen theils zu klein, theils überhaupt zu ungleichmässig gestaltet sind, als dass man sichere Schlüsse aus der Gelenkform auf die Bewegungsform ziehen könnte.

§ 2. Untersuchung der Gelenkbewegungen.

26. Daher legt man in neuerer Zeit auf diese Art der Ermittelung wenig Werth. Die Form der Gelenkflächen wird nicht

mehr als bestimmend für die Bewegungen erachtet, es gilt vielmehr, die Bewegungen des Gelenks selbst unmittelbar zu beobachten.

Hierfür bietet das anatomische Präparat und sogar der unversehrte Cadaver kein zuverlässiges Material, weil die normale Wirkung der Muskeln und Bänder durch das Präpariren gestört wird und auch schon das Absterben der Gewebe in dieser Beziehung einen Unterschied macht. Bei hinreichender Sorgfalt in der Auswahl und Behandlung der Präparate ist indessen auch dieses einfache Verfahren brauchbar.

27. H. Virchow hat sich das Verdienst erworben, eine zuverlässige Methode der Präparation ausgebildet zu haben, die sich für die Untersuchung der Bewegungen von Hand- und Fusswurzelknochen besonders fruchtbar erwiesen hat (*14*).

Durch Gefrieren werden zunächst alle Theile in einer gegebenen Stellung fixirt. Sodann wird ein hinreichend grosser Theil des Präparates mit scharfem Messer vollkommen von allen Weichtheilen befreit und dieser Theil derart mit Gips umgossen, dass alle Knochen in ihrer natürlichen Lage in der Gipsform fixirt sind. Man kann nun das Präparat aus der Gipsform herausnehmen und maceriren, und wird später mit Hülfe der Gipsform die Knochen in genau der richtigen Stellung gegeneinander zusammenstellen können. Wird diese Art der Präparation an mehreren geeigneten Präparaten, die vorher in bestimmte Stellungen gebracht waren, benutzt, so wird man durch Vergleichung die Form der Bewegung der einzelnen Knochen gegeneinander mit grosser Schärfe und Deutlichkeit erkennen können.

Doch auch dieser Methode gegenüber bleibt der Einwand bestehen, dass die Verhältnisse an der Leiche denen beim Lebenden nicht vollkommen gleich sind. Entscheidend ist schliesslich also nur die unmittelbare Beobachtung am Lebenden.

§ 3.   Untersuchung der Gelenkbewegungen am Lebenden.

28. Hierbei entsteht die Schwierigkeit einerseits den ruhenden Theil des Gelenkes während der Untersuchung sicher zu fixiren, andererseits die Lagen des bewegten Theiles während der Bewegung genau zu bestimmen. Diese Schwierigkeiten lassen sich in manchen Fällen leicht umgehen, indem man die Stellung der Gliedmaassen und die Form der Bewegung passend auswählt. Zum Beispiel die Rotationsbewegungen der Extremitäten kann man sehr deutlich zur Anschauung bringen, indem man das Glied beugen lässt. Um

etwa die Rotation des Humerus im Schultergelenk zu zeigen, beugt man den Unterarm bis zum rechten Winkel. Dann bildet der vorstehende Unterarm einen Zeiger, der bei der Rotation des Humerus einen weiten Kreis beschreibt, und folglich für sehr kleine Rotationen schon deutlich sichtbare Ausschläge giebt. Das gebeugte Glied dient bei manchen Einrenkungsmethoden ebenso als Hebel, um eine Rotation mit grosser Kraft zu bewirken.

29. In anderen Fällen muss man künstliche Fixirungsmittel, etwa Gipsverbände, zu Hülfe nehmen, mit denen man einen Theil des Körpers feststellt und an dem bewegten Theile ebenfalls feste Punkte herstellt, aus deren Bewegung die Bewegung des ganzen Gliedes zu erkennen ist.

Der zu fixirende Körpertheil wird nun zwar durch das Eingipsen im Raume unbeweglich festgestellt, damit ist aber noch nicht die Lage der Gelenkfläche selbst bestimmt, und folglich für die Untersuchung der Gelenkbewegung noch wenig gewonnen. Die Lage der Gelenkfläche kann aber erstens aus der Bestimmung benachbarter Knochenpunkte erschlossen werden, zweitens lässt sich aus der Bewegungsform ein Rückschluss auf die Lage und Form des Gelenkes machen.

30. Im Allgemeinen bestimmt man die Lage des Gelenkmittelpunktes einfach dadurch, dass man beobachtet, welcher Punkt bei Bewegung des Gliedes in Ruhe bleibt. Man fasst die Richtung des Gliedes auf das Gelenk zu in's Auge, bewegt das Glied und fasst nun die veränderte Richtung in's Auge, und schätzt, während man dies Verfahren mehrmals wiederholt, die Lage des Schnittpunktes der beiden Richtungen ab, der mit dem Drehpunkt identisch ist. Da die Richtung der Knochen sich am unverletzten Körper nicht genau bestimmen lässt, so ist man bei dieser Beobachtung auf Schätzung und Augenmaass angewiesen.

In dem Falle, dass es sich um eine einfache Bewegung eines Gliedes in einer Ebene, also eine reine Charnierbewegung, handelt, kann man aber die Bestimmung des Drehpunktes leicht mit grosser Genauigkeit ausführen. Fixirt man den einen Theil und lässt den andern Theil bewegen, so lässt sich die Bewegung, da sie in einer Ebene vor sich geht, als Curve verzeichnen, indem man einfach einen Schreibstift an dem bewegten Theile befestigt und eine Schreibtafel parallel zu der Ebene der Bewegung gegen den Schreibstift hält. Bei einer reinen Charnierbewegung ist diese Curve ein Kreis. Den Mittelpunkt des Kreises auf der Curve zu bestimmen, ist eine Aufgabe der elementaren

Geometrie. Die Lage der Axe ist senkrecht zu der Ebene der Bewegung, die Form der Gelenkflächen muss drehrund sein. Etwaige Abweichungen von der drehrunden Form, wie sie das sogenannte Spiralgelenk (174) bietet, würden bei dieser Methode durch eine Abweichung der Curve von der Form des Kreisbogens, und den Uebergang zur Form der Spirale zu erkennen sein.

Mitunter genügt es, dass man die Lage des Drehpunktes für die Bewegung in Einer Ebene feststellt, obschon auch andere Bewegungen möglich sind. Dies gilt zum Beispiel für das Schultergelenk und Hüftgelenk, wo die Lage des Mittelpunktes wegen der dicken Schichten aufgelagerter Weichtheile auf andere Weise, als aus der Bewegungsform, schwer zu ermitteln ist.

31. Eine einfache Methode, die auch bei der praktischen Untersuchung pathologischer Fälle zweckmässig anzuwenden ist und deren Genauigkeit, obschon gering, für praktische Zwecke hinreicht, hat Haycraft angegeben (*15*).

An dem bewegten Gliede, zum Beispiel am Oberarm, wird ein Täfelchen befestigt, auf dem ein System von horizontalen, parallelen Strichen gezogen ist. Das Täfelchen wird möglichst so angebracht, dass es den Gelenkmittelpunkt bedeckt. Wird nun über eine feste horizontale Linie, etwa einen gespannten Faden, auf das Täfelchen visirt, und währenddessen der Arm in der Ebene des Täfelchens geschwungen, so werden alle horizontalen Striche auf dem Täfelchen, die über oder unter dem Gelenkmittelpunkte liegen, die feste Horizontale Linie an zwei Punkten, rechts und links vom Gelenkmittelpunkt schneiden. Der Abstand der beiden Schnittpunkte wird am Kleinsten sein für die Linie, die am Nächsten am Gelenkmittelpunkt liegt. Wenn ein Strich genau über den Gelenkmittelpunkt geht, so wird sich dieser um einen einzigen Schnittpunkt mit der festen Horizontalen drehen, und die Lage dieses Schnittpunkts bezeichnet den Gelenkmittelpunkt.

§ 4.   Anwendung der Röntgenstrahlen.

32. Es muss beim ersten Eindruck scheinen, als ob die Untersuchung vermittelst Röntgenstrahlen, da sie gewissermaassen den Körper durchsichtig macht, für die Erforschung der Gelenkbewegungen ein unübertreffliches Hülfsmittel sein werde. Thatsächlich gilt dies aber nur für solche Fälle, in denen es sich um verhältnissmässig grobe Bewegungen handelt. So ist namentlich das Verhältniss der Bewegungen von Scapula und Humerus beim Erheben des Arms auf diesem Wege aufgeklärt worden. Sobald es sich aber um feinere Bewegungen handelt, entstehen Schwierigkeiten in der Deutung der Bilder.

Diese Schwierigkeiten beruhen hauptsächlich darauf, dass das Röntgenbild, gleichviel, ob es sich um Beobachtung auf dem Fluorescenzschirm oder um photographische Aufnahme handelt, nur einen Schattenriss der bewegten Knochen von einem Punkte aus darstellt. Dieser Punkt ist die Antikathode der Röntgenröhre, von der die Strahlen ausgehen. Von zwei gleich grossen Körpern muss aber derjenige, der der Lichtquelle näher ist, einen grösseren Schatten werfen, als der, der weiter entfernt ist. Auch von einem und demselben Körper erscheinen daher die Theile, die der Röhre zugekehrt sind, auf dem Bilde grösser, als diejenigen, die von der Röhre abgewendet sind. Kurz, die Abbildung erfolgt gerade in derselben Weise gegenüber den wirklichen Verhältnissen verzerrt, wie es bei perspectivischer Darstellung auf einer Zeichnung geschehen müsste.

Man pflegt deshalb von einer „Verzerrung", einer „Entstellung" der Röntgenbilder zu sprechen. Das ist aber insofern eine Uebertreibung, weil die betreffende Form der Abbildung durchaus keine zufällige oder auch nur unbestimmte Abweichungen zulässt, vielmehr den Gegenstand vollständig treu und gesetzmässig darstellt, nur eben in der Weise, wie er sich vom Ausgangspunkte der Strahlen gesehen ausnimmt.

Man nennt die Form der Abbildung, bei der die Linien, die die Umrisse des Gegenstandes mit den entsprechenden Punkten der Abbildung verbinden, durch Einen Punkt gehen „Centralprojection". Die Perspective, die Gegenstände so darstellt, wie sie im Auge des Beschauers, also von Einem Punkte aus, erscheinen, ist eine derartige Projection. Wo es sich um Messungen handelt, bei Constructionszeichnungen, Bauplänen und dergleichen, ist es dagegen wesentlich, dass alle gleich grossen Körper (wenigstens in der der Ebene des Papiers parallelen Richtung) auch gleich gross erscheinen. Man überträgt daher die Umrisse der Körper durch ein System paralleler Linien auf das Papier, man macht eine „Parallelprojection". Bei der Centralprojection können beliebig grosse Körper in beliebiger Grösse abgebildet werden, sie erscheinen dann nur wie in grösserer oder kleinerer Entfernung vom Centralpunkt. Bei der Parallelprojection werden die Körper durch die Parallelen in Naturgrösse übertragen, wenn man nicht einen verkleinerten Maassstab einführt.

33. Aus dem Röntgenbilde kann man also auf die genaue Grösse der abgebildeten Körper oder ihrer Bewegungen nur schliessen, wenn man ihre Entfernung von der Röntgenröhre genau kennt. Hierfür aber hat man an dem Bilde selbst gar keinen Anhalt, denn wenn man sich irgend einen Theil des Gegenstandes in der Richtung der Strahlen verschoben denkt, so wird dadurch die Form seines Bildes garnicht verändert, sondern nur die Grösse.

Wenn der ganze Gegenstand in der Richtung der Strahlen verschoben wird, ändert sich in erster Linie nur die Grösse des
Bildes. Aus der Grösse des Bildes eines bekannten Gegenstandes
kann man also wiederum dessen Entfernung bestimmen. Auf
diesen Verhältnissen beruht eine grosse Zahl verschiedener Verfahren, um die Röntgenaufnahmen für genaue Messung verwendbar
zu machen (*16*). Wenn man zum Beispiel über und unter dem
aufzunehmenden Körpertheil ein Drahtnetz von gegebener Maschen-
weite anbringt, so kann man aus den Verschiebungen, die die
Bilder der Drahtnetze gegeneinander zeigen, ermessen, wie gross
bei gegebener Dicke der abgebildeten Gegenstände deren perspectivische Vergrösserung oder Verkleinerung ausfällt.

Ein sichereres Mittel ist, statt des ganzen von der Röntgenröhre ausgehenden Strahlenbündels nur einen einzigen dünnen Strahl
zu verwenden, indem man die Randstrahlen durch Bleiplatten ab-
blendet. Die Röhre wird alsdann in einem Apparate in der Weise
beweglich angebracht, dass der Lichtstrahl stets seiner ersten Richtung parallel bleibt. Man lässt nun den Strahl alle einzelnen
Punkte des Gegenstandes nacheinander durchleuchten, und erhält
durch Aufzeichnung eine Parallelprojection. Dies Verfahren eignet
sich aber nur für grössere Körpertheile.

Eine andere Art, Röntgenaufnahmen zu genaueren Bestimmungen zu verwenden, würde darin bestehen, die Durchstrahlung in mehreren Richtungen
zugleich vorzunehmen. Es würde dadurch, genau wie bei der weiter unten zu
besprechenden photographischen Methode (57), die Möglichkeit gegeben, die
Lage der durchstrahlten Gebilde im Raume genau festzustellen. Allein erstens
wäre dazu erforderlich, dass man die Lage des Ursprungspunktes der Strahlen
sehr genau bestimmen könnte, und zweitens ist eine recht umständliche geometrische Construction und daraus abgeleitete Berechnung nöthig, um aus
einer Doppelaufnahme die Ortsbestimmung zu entnehmen.

Wegen dieser Schwierigkeiten hat man sich bei der Anwendung
der Röntgenstrahlen zur Gelenkuntersuchung, die insbesondere das
Handgelenk betroffen hat, darauf beschränkt, einfache Aufnahmen
zu machen und aus diesen so viel wie möglich herauszulesen.
Dabei bleiben aber die Ergebnisse dem Einwande ausgesetzt, dass
sie durch die perspectivische Verzerrung gefälscht seien. Daher
sind auch Alle, die sich dieses Verfahrens bedient haben, in dem
Urtheil einig, dass es nur bei strenger Kritik und hinreichender
Zurückhaltung zu brauchbaren Ergebnissen führe.

34. H. Virchow fordert daher mit Recht (*17*), dass man niemals auf Röntgenaufnahmen allein fussen solle, schon deshalb nicht, weil diese allein die Lage der Knochentheile wiedergeben. Das Ergebniss der Röntgenaufnahme wird in der Regel erst richtig erkannt und gewürdigt werden können, wenn daneben das Präparat selbst untersucht wird. Hierzu eignet sich vor Allem die oben (27) erwähnte Gefriermethode. Die Röntgenbilder für sich geben keine zuverlässige Grundlage für die Untersuchung so verwickelter Verhältnisse, wie sie zum Beispiel die Handwurzel darbietet. Ebenso sind bei der Gefriermethode für sich folgenschwere Fehler möglich. Dagegen wird man sicher zuverlässige Ergebnisse bekommen, wenn man ein Verfahren durch das andere überwacht, also von dem, was die Röntgenbilder zeigen, nur das anerkennt, was sich am Gefrierskelet nachweisen lässt, und umgekehrt am Gefrierskelet nur das für richtig hält, was auch an Röntgenbildern von Lebenden gefunden werden kann.

III. Geometrische Bedingungen für die Bestimmung der Bewegungen.

§ 1. Geometrische Bestimmung der Bewegung in einer Ebene.

35. Die bisher besprochenen Verfahren eignen sich zum Theil nur für gröbere Untersuchungen, zum Theil sind sie nicht allgemein anwendbar. Braune und Fischer haben sich daher die Aufgabe gestellt, ein Verfahren auszuarbeiten, das auf alle Bewegungen anwendbar und zugleich hinreichend genau ist, auch die feinsten Eigenthümlichkeiten der Bewegung bemerkbar zu machen (*18*). Hierzu ist zuerst erforderlich, sich über die geometrischen Bedingungen Rechenschaft zu geben, die erfüllt sein müssen, um eine Bewegungsform durch Messung bestimmen, und wiederum Lage und Form der Gelenkfläche u. A. m. aus der bestimmten Bewegungsform ableiten zu können.

36. Diese Bedingungen sind verhältnissmässig einfach, wo es sich um Bewegungen handelt, die in einer Ebene vor sich gehen.

So wurde oben (30) angegeben, dass man den Mittelpunkt eines Charniergelenks finden kann, indem man die Bahn eines Punktes, der mit dem bewegten Gliede fest verbunden ist, aufzeichnet und den Mittelpunkt der bei der Bewegung entstehenden Kreiscurve aufsucht. Hierbei ist aber vorausgesetzt, dass es sich um ein reines Charniergelenk handelt, bei dem man von vornherein weiss, dass man eine Kreiscurve erhält. Auch für alle anderen Bewegungen in Einer Ebene kann man ·aber auf ähnliche Weise die Form der Bewegung bestimmen. Es ist dazu nur erforderlich die Kenntniss eines der Elementarsätze der Kinematik, der besagt:

> „Jede Verschiebung eines ebenen Systems in seiner Ebene kann durch Drehung des Systems um einen festen Punkt ausgeführt werden" (*19*).

Unter den Begriff des „ebenen Systems" fasst man sämmtliche beliebige Figuren, die auf der Ebene möglich sind (also auch Linien) zusammen.

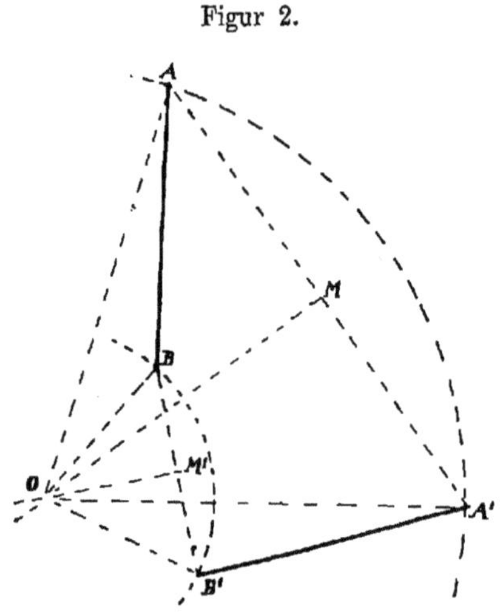

Figur 2.

Ueberführung einer Geraden auf einer Ebene in eine beliebige andere Lage durch einfache Drehung um Einen Punkt.

AB sei die erste, A¹B¹ die zweite Stellung. Der Schnittpunkt O der Mittelsenkrechten von A A¹ und B B¹ ist der Drehpunkt, um den das Dreieck O A B in die Lage O A¹B¹ gedreht wird, sodass A B auf A¹B¹ fällt.

37. Für die an dieser Stelle zu betrachtenden Verhältnisse lässt sich nun derselbe Satz so aussprechen:

Lehrsatz: Die Bewegung einer Figur oder einer Linie aus einer beliebigen Lage auf einer Ebene in eine andere beliebige Lage auf derselben Ebene kann stets durch Drehung um einen festen Punkt ausgeführt werden. Der Beweis folgt daraus, dass die angeführten Constructionen für alle Fälle gelten.

Aufgabe: Für zwei gegebene Lagen einer Strecke, AB und A^1B^1, das Centrum der Drehung zu finden, durch die die Strecke aus einer Lage in die andere gebracht werden kann.

Lösung: Errichte auf den Mitten M und M^1 der Verbindungslinien AA^1 und BB^1 der entsprechenden Endpunkte der beiden gegebenen Strecken Lothe, so ist der Schnittpunkt O der Lothe das verlangte Drehungscentrum.

Beweis: Das Loth auf der Mitte der Verbindungslinie zweier Punkte ist der geometrische Ort aller Punkte, die von den beiden Punkten gleichweit entfernt sind. Da nun O auf beiden Lothen liegt, so ist $OA = OA^1$ und $OB = OB^1$, nach Voraussetzung ist aber auch $AB = A^1B^1$, folglich Dreieck $OAB \simeq OA^1B^1$, folglich muss, wenn OA mit OA^1 zur Deckung gebracht wird, auch AB auf A^1B^1 fallen. OA lässt sich aber durch einfache Drehung auf OA^1 bringen.

Figur 3.

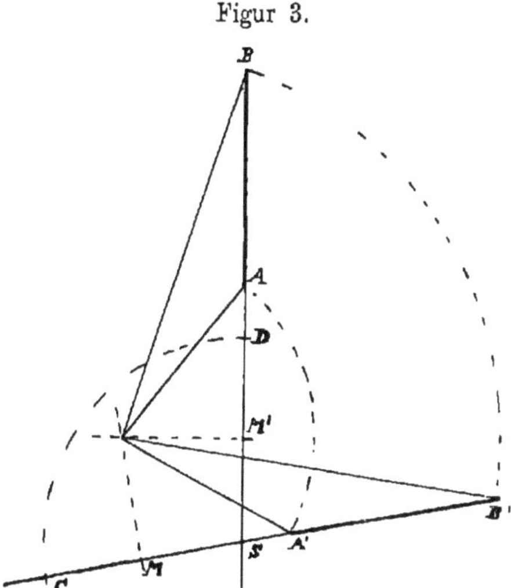

Andere Lösung der Aufgabe, eine Gerade aus einer Lage auf der Ebene in eine beliebige andere Lage durch Drehung um einen Punkt überzuführen (vgl. Text).

Die angegebene Construction ist für den Fall unbrauchbar, dass die Verbindungslinien der Endpunkte parallel sind. Dies ist der Fall, wenn die Anfangs- und Endlage der Strecke entsprechende Stücken zweier Radien eines und desselben Kreises darstellt. Die Verbindungslinien der Endpunkte sind dann als entsprechende Tangenten oder Sehnen concentrischer Kreise parallel, die Lothe in ihren Mittelpunkten fallen auf demselben Radius zusammen und es ist kein erkennbarer Schnittpunkt vorhanden. Deshalb ist die etwas umständlichere folgende Construction, bei der diese Schwierigkeit nicht eintreten kann, als allgemeinere Lösung der Aufgabe vorzuziehen: Verlängere die eine Strecke, bis sie die andere oder deren Verlängerung im Punkte S schneidet.

Trage von dem S näher gelegenen Endpunkt A^1 der einen Strecke ein Stück A^1C, gleich der Entfernung des (weiter gelegenen) Endpunktes A der anderen Strecke ab, das also über S hinausreicht. Errichte in der Mitte M des über S hinausreichenden Stückes SC^1, und in der Mitte M^1 des entsprechenden Stückes der anderen Verlängerungslinie SD Lothe, so ist deren Schnittpunkt der verlangte Drehpunkt. Der Beweis folgt aus der Congruenz zweier rechtwinkliger Dreiecke.

Für den eben erwähnten besonderen Fall vereinigen sich die Verlängerungsstücken und die Lothe in Einem Punkt, dem Drehpunkt.

38. Nach diesem Satze ist man im Stande, ohne den Bewegungsmittelpunkt oder die Form des Gelenkes zu kennen, für den Fall, dass eine Bewegung in einer Ebene vorliegt, die ganze Bewegung genau zu bestimmen, wenn man die Stellungen, die zwei mit dem bewegten Gliede fest verbundene Punkte nacheinander einnehmen, beobachtet hat. Denkt man sich nämlich die beiden Punkte miteinander durch eine Linie verbunden, und die Stellungen, die diese Linie nacheinander durchläuft, in die Ebene der Bewegung eingetragen, so kann man zu je zwei beobachteten Stellungen den Drehpunkt bestimmen. Ergeben alle Stellungen von Anfang der Bewegung bis zu Ende den gleichen Drehpunkt, so handelt es sich um eine einfache Winkelbewegung. Ergeben die aufeinanderfolgenden Linienpaare im Laufe der Bewegung verschiedene Drehpunkte, so findet offenbar eine Verschiebung des Drehpunktes während der Bewegung statt. Man nennt dann jede einzelne Lage des Drehpunktes für zwei nacheinander liegende Stellungen des Gliedes den instantanen Drehungsmittelpunkt.

39. Man sieht, dass diese geometrische Betrachtung nichts Anderes ist, als die exacte allgemeine Form für das oben angegebene Verfahren zur Schätzung der Lage des Gelenkmittelpunktes aus der Richtung des bewegten Gliedes (30). Um aber die Unbestimmtheit der Schätzung auszuschliessen, muss die Richtung des bewegten Gliedes mit Sicherheit bestimmt werden können. Hierzu genügt es, wenn zwei Punkte, die möglichst weit aneinander liegen müssen, deutlich erkennbar sind. Wo geeignete Stellen, etwa Knochenvorsprünge, von Natur nicht vorhanden sind, muss man künstliche Marken anbringen.

Die technische Ausführung ist dieselbe, wie sie auch für die Untersuchung der Bewegung eines Gliedes ausserhalb der Ebene, der Bewegung im freien Raume, angewendet wird, und kann also mit dieser zugleich besprochen werden (48—58).

§ 2. Geometrische Bestimmung der Bewegung im Raume.

40. Dieselbe Methode, wie für die Bewegung in Einer Ebene kann nun auch auf jede beliebige Bewegung im Raume ausgedehnt werden. Hierbei ist davon auszugehen,

> dass die Lage eines Körpers im Raum bestimmt ist durch die Lage von drei Punkten dieses Körpers, die nicht in eine Grade Linie fallen.

Zwei Punkte des Körpers bestimmen nämlich die Stellung einer graden Linie im Raum. Nun kann der Körper, ohne dass diese beiden Punkte ihre Lage im Raum ändern, um diese Grade gedreht werden, kann also noch unzählige verschiedene Drehungslagen im Raum einnehmen. Ist nun aber noch Ein einziger dritter Punkt des Körpers, ausserhalb der vorher bestimmten Graden, ebenfalls der Lage nach bestimmt, so ist damit die Stellung des Körpers eindeutig gegeben (140—143).

Mithin muss auch die Bewegung des Körpers eindeutig bestimmt sein, wenn die Bewegungen der drei Punkte bekannt sind.

41. Die Aufgabe, eine beliebige Bewegung eines Körpers im Raum kennen zu lernen, lässt sich also zurückführen auf die, die die Bewegung von dreien seiner Punkte, die nicht auf einer Graden liegen dürfen, kennen zu lernen. Hierzu hilft, wie bei der vorher besprochenen Bewegung einer Strecke auf der Ebene, ein Satz der Kinematik, der besagt,

> dass ein Körper im Raume aus jeder beliebigen Stellung in jede beliebige andere Stellung gebracht werden kann, durch Drehung um eine im Raum feststehende Grade und Verschiebung parallel zu dieser Graden.

Eine solche Bewegung nennt man eine schraubenförmige, weil ja die Bewegung einer Schraube in ihrer Mutter, oder einer Mutter auf der Schraube ebenfalls aus Drehung und gradliniger Verschiebung parallel zur Drehaxe besteht.

42. Von dem Inhalte des angeführten Satzes lässt sich vielleicht eine anschaulichere Vorstellung gewinnen, wenn man an eine materielle Ausführung des betreffenden Bewegungsvorganges denkt. Man stelle sich den Körper zunächst in der Anfangsstellung etwa in einer Ecke eines Zimmers vor, die Endstellung soll irgendwo mitten im Zimmerraum sein. Der Satz besagt nun, dass sich diese ganz beliebige angenommene Stellungsänderung auf folgende Weise erreichen lässt: Man denke sich das ganze Zimmer mit einer geeigneten Masse, etwa Wachs ausgegossen, sodass der Körper darin eingeschlossen ist, und

denke sich durch den Wachsklumpen in einer bestimmten Richtung, eine grade
Eisenstange gestossen. Dann werde der gesammte Klotz um einen bestimmten
Winkel um die Eisenstange gedreht, und auf der Stange um eine bestimmte
Strecke verschoben, und es komme, durch diese zwei Bewegungen, der Körper
aus der gegebenen Anfangsstellung in die gegebene Endstellung.

43. Der Beweis lässt sich auf folgende Weise führen:

Lehrsatz: Jede Ortsveränderung eines starren räumlichen Systems
lässt sich dadurch vermitteln, dass dasselbe gezwungen wird, eine bestimmte
Schraubenbewegung um eine gewisse Grade des Raumes als Axe auszuführen (*20*).

Beweis: Aus dem weiter oben angeführten Lehrsatz über die Verschiebung einer Figur auf der Ebene lässt sich zunächst ein Satz ableiten, der für
den vorliegenden Beweis als Voraussetzung dienen soll: Dieser Satz lautet in
allgemeiner Form: Jede Ortsveränderung eines Körpers, von dem ein Punkt O
fest bleibt, lässt sich durch Drehung desselben um eine feste, durch O hindurchgehende Axe ausführen.

Es beschreiben bei der Bewegung eines Körpers um einen festen Punkt
alle Punkte des Körpers Bahnen, die je auf einer Kugelfläche liegen. „Mit
Rücksicht darauf pflegt man die Drehung eines Körpers um einen festen Punkt
auch in der Weise zu behandeln, dass man sie durch Bewegung eines sphärischen Systems auf seiner eigenen Kugelfläche ersetzt‟ (*20*). Der eben angeführte Satz lässt sich also auch so ausdrücken, dass man sagt: Eine um ihren
Mittelpunkt als festen Punkt drehbare Kugel kann aus jeder beliebigen Stellung
in jede beliebige andere Stellung gebracht werden durch einfache Drehung um
einen ihrer Durchmesser.

Der Beweis für diesen Satz folgt einfach aus dem Lehrsatze über die
Verschiebung einer ebenen Figur (36, 37), wenn man die Ebene als Oberfläche
einer unendlich grossen Kugel auffasst. Die eine Lage der Ebenen Figur bezeichnet dann eine Lage der unendlich grossen Kugel, die zweite Lage ebenso
die zweite Lage der unendlich grossen Kugel.

Nach dem oben angeführten Satze kann nun die Ebene Figur in jede andere Lage gebracht werden durch Drehung um einen Punkt der Ebene, den
Drehungspunkt.

Die Drehung der ebenen Figur um den Drehungspunkt entspricht dann
einer Drehung der unendlich grossen Kugel um denjenigen Durchmesser, der
durch den Mittelpunkt und den Drehungspunkt bestimmt ist. Es besteht
also die

Voraussetzung: Eine Kugel kann aus jeder beliebigen Stellung in jede
beliebige andere Stellung gebracht werden durch eine einfache Drehung um
Einen ihrer Durchmesser.

44. Beweis (Fortsetzung): Denkt man sich nun einen Körper in der
beliebig gegebenen Anfangslage in eine Kugel K eingeschlossen, und in der zu
erreichenden beliebigen Endlage im Raume ebenfalls auf genau dieselbe Weise
in eine ebenso grosse Kugel K^1 eingeschlossen, so ist es klar, dass die Kugel
K auf folgendem Wege in die Lage und Stellung der Kugel K^1 gebracht wer-

den kann: Es werde die Kugel K erst auf der Verbindungslinie der beiden Mittelpunkte von K und K^1 verschoben, bis die Mittelpunkte zusammenfallen. Dann hat die Kugel K dieselbe Lage im Raume, wie die Kugel K_1 und es bedarf nun, nach der Voraussetzung, nur noch einer einfachen Drehung von K um einen gewissen Durchmesser, damit K und K_1 nach Lage und Stellung zusammenfallen. Ist diese Drehung ausgeführt, so muss auch der in K eingeschlossene Körper Lage und Stellung des auf die gleiche Weise in K_1 eingeschlossenen Körpers angenommen haben. Somit wäre die Verschiebung des Körpers aus einer beliebigen Anfangsstellung in eine beliebige Endstellung zurückgeführt auf eine gradlinige Verschiebung in der Richtung der Verbindungslinie der Kugelmittelpunkte, und eine Drehung um einen gewissen Durchmesser der Kugel. Diese beiden Bewegungen würden zusammen eine Schraubenbewegung ausmachen, wenn die Richtung der Verschiebung zur Richtung der Drehungsaxe parallel wäre. Da nun über die Lage des Mittelpunktes der Kugel K relativ zu dem Körper, und mithin über die Lage der Verbindungslinie der Mittelpunkte der beiden Kugeln K und K^1 gar keine Veraussetzungen gemacht worden waren, so kann diese Verbindungslinie jede beliebige Lage im Raum haben, und es muss für jeden gegebenen Fall eine Lage geben, in der sie der Axe der ausser der Verschiebung erforderlichen Drehung parallel ist. Damit ist dann die erforderliche Bewegung auf eine einfache Schraubenbewegung zurückgeführt.

45. **Construction:** Aehnlich wie für die Bewegung in der Ebene der Drehungspunkt für je zwei beliebige Lagen gefunden wurde, kann dies nun auch für die Bewegung im Raum geschehen.

Aufgabe: Für je zwei beliebige Lagen eines Körpers im Raum die Axe und den Steigungsgrad der Schraubenbewegung zu finden, durch die der Körper aus der einen Lage in die zweite übergeht.

Lösung: Da die Lage eines Körpers durch die Lage dreier seiner Punkte, die nicht in eine Gerade fallen, bestimmt ist, so kann man sich drei Punkte des Körpers als Eckpunkte eines ebenen Dreiecks vorstellen, und die Lagen des Körpers sind dann durch die Lagen dieses Dreiecks bestimmt. Die Aufgabe lautet also in vereinfachter Form: Zu zwei Lagen eines Dreiecks im Raum die Axe der Schraubenbewegung zu construiren, durch die eine in die andere übergeht.

Hierzu müssen gewisse Eigenthümlichkeiten der Schraubenbewegung bekannt sein. Diese Bewegung bedingt, dass alle Punkte des bewegten Systems, obschon sie wegen ihres verschiedenen Abstandes von der Schraubenaxe verschieden lange Bahnen zurücklegen, parallel zur Axe stets um gleiche Strecken vorrücken, deren Grösse von der Steigung der Schraube abhängt. Das heisst: die Projection der Bahnen aller Punkte auf die Schraubenaxe ist gleich. Aus dieser Eigenschaft der Schraubenbewegung ist zunächst die Richtung der gesuchten Axe auf folgende Weise zu ermitteln (*21*): Gegeben sind zwei Lagen eines Dreiecks, mithin auch Richtung und Länge der Abstände ihrer Eckpunkte. Denkt man sich nun von einem beliebigen Punkte O des Raumes aus drei Strecken nach Richtung und Länge gleich diesen Abständen abgetragen nnd durch deren Endpunkte eine Ebene gelegt, so ist das Loth vom Punkte O auf diese Ebene offenbar die Projection sämmtlicher drei Abstände zugleich. Die Projection der betreffenden Strecken auf jede andere gleichgerichtete Gerade ist aber offenbar gerade ebensogross und mithin auch für jede der drei Strecken gleich. Folglich ist für jede auf der construirten Ebene senkrechte Gerade die Projection der Abstände der Dreiecksecken gleich. Die Abstände der drei Punkte sind aber hinsichtlich der Projection das Maass der Bahnen, die sie bei der Schraubenbewegung durchlaufen. Da nun die Projectionen der Bahnen aller Punkte des bewegten Körpers auf die Schraubenaxe gleich ist, muss auch die Schraubenaxe auf der construirten Ebene senkrecht stehen. Mithin ist ihre Richtung gefunden.

46. Um nun auch ihre Lage zu finden, dient folgende Betrachtung: Wenn das Dreieck aus der einen gegebenen Lage in die andere geschraubt wird, bleibt offenbar, abgesehen von dem Vorrücken längs der Schraubenaxe, seine Lage zur Axe dieselbe. Folglich bildet die Ebene des Dreiecks zur Richtung der Schraubenaxe stets den gleichen Winkel. Folglich werden auch Projectionen des Dreiecks auf eine zur Schraubenaxe senkrechte Ebene an jeder Stelle der Schraubenbewegung congruent ausfallen. Wenn man also das Dreieck in der ersten und zweiten gegebenen Lage auf die oben durch Construction gefundene Ebene, die ja senkrecht zur gesuchten Axe steht, projicirt, so stellen die Projectionen zwei verschiedene Lagen eines und desselben Dreiecks auf der Ebene dar. Construirt man nun zu diesen beiden Lagen des projicirten Dreiecks den Drehpunkt und errichtet in diesem auf der Ebene eine Senkrechte, so ist diese die gesuchte Schraubenaxe. Denn, weil sie durch den Drehpunkt geht und senkrecht steht, haben alle Punkte der projicirten Dreiecke, der Proji- cirenden und der gegebenen Dreiecke von ihr gleichen Abstand, und die beiden gegebenen Lagen können also durch Drehung um diese Gerade ineinander übergehen. Ausserdem sind aber nach Construction die Projectionen der Punkt- bahnen auf die gefundene Senkrechte gleich, folglich sind gleichzeitig die Punkte gleich weit längs der gefundenen Senkrechten vorgerückt. Mithin ist dies die Drehungsaxe. Der Steigungsgrad findet sein Maass in der Winkel- grösse der Drehung und der Länge der Projection der Punktbahnen auf die Schraubenaxe.

47. Auf Grund der vorstehenden Sätze ist man also im Stande, zu je zwei Lagen eines Körpers im Raum die Axe der Schraubenbewegung zu construiren, durch die der Körper aus der einen Lage in die andere übergeht. Sind nun die zwei Lagen weit von einander entfernt, so kann natürlich die wirkliche Be- wegung des Körpers zwischen den Augenblicken, in denen er die betreffenden beiden Lagen einnahm, beliebig weit von der hypo- thetischen Schraubenbewegung abgewichen haben. Nimmt man aber während der Bewegung eine möglichst grosse Zahl von Stellungen des Körpers auf, sodass jede von den beiden benach-

barten nur sehr wenig verschieden ist, so wird es auf etwaige
Abweichungen der Bewegungsform für jede der kleinen Einzelbewegungen zwischen zwei benachbarten Lagen nicht ankommen,
und man wird von der ganzen Bewegung ein hinlänglich genaues
Bild erhalten. Die Schraubenaxen für jede Einzelbewegung werden
im Allgemeinen nur wenig von einander abweichen und werden
zusammen das Bild einer fortschreitend bewegten Schraubenaxe
darbieten. Auf diese Weise setzt sich aus einer hinlänglich grossen
Anzahl von Einzelconstructionen die genaue Bestimmung der ganzen
Bewegung zusammen.

Aus der genauen Kenntniss der Bewegung heraus kann nun
einerseits auf rein geometrischem Wege auf den Charakter der
Gelenkbewegungen geschlossen werden; andererseits auf die Rolle,
die den Muskeln, einzeln oder in Gruppen betrachtet, bei der Bewegung zukommt.

IV. Ausführung der geometrischen Bestimmung.

§ 1. Bestimmung der Bahn dreier Punkte.

48. Bei der praktischen Anwendung der im Vorstehenden
besprochenen Methode auf eine bestimmte Gelenkbewegung ist die
erste Arbeit die Bestimmung der Bahnen von drei Punkten des
bewegten Körpertheils.

Zu diesem Zwecke werden zunächst die Punkte in geeigneter Weise
kenntlich zu machen sein, wie schon oben für andere Methode angegeben
wurde. Sind von Natur hinlänglich sicher bestimmbare Punkte an dem bewegten Körpertheil vorhanden, so können diese als Merkzeichen gelten. Sonst
müssen mit Hülfe von Gipsverbänden oder anderer zuverlässiger Befestigungsmittel, künstliche Marken oder Zeiger angebracht werden. Die Stellung der
drei Punkte ist so zu wählen, dass sie bei der Ausführung der Bewegung möglichst grosse Wege zurücklegen. Wenn dann auch die Bestimmung der Wege
etwas ungenau ausfallen sollte, wird der dadurch begangene Fehler im Vergleich zu der Gesammtbewegung weniger in's Gewicht fallen. Braune und
Fischer verfuhren bei der Anwendung der Methode wie folgt: In einen Gips-
verband an dem bewegten Körpertheil waren Holzbrettchen eingesetzt, auf
denen lange, oben dünn zulaufende Holzstäbchen befestigt waren. Diese waren
zugleich stark und leicht genug, um Verschiebungen durch zufällige Erschütte-
rungen auszuschliessen (22).

49. Es gilt nun, eine hinlänglich grosse Anzahl von Stellungen
des zu untersuchenden Gliedes während der betreffenden Bewegung

dadurch zu bestimmen, dass die Entfernung der drei Punkte von einem beliebig angenommenen System von drei senkrechten Ebenen im Raum gemessen wird.

Das einfachste Verfahren würde darin bestehen, die zu jeder Lage jedes Punktes gehörenden drei Entfernungen mit dem Maassstab zu messen.

Die Bedenken, die dieser Methode entgegenstehen, sind leicht zu errathen. Es müsste in jeder einzelnen Lage das Glied so lange still gehalten werden, bis alle drei Entfernungen aller drei Punkte gemessen sind. Dabei wäre eine freie und ungezwungene Bewegung unmöglich, zumal wenn eine grössere Anzahl von Stellungen aufgenommen werden soll, durch die die Zahl der einzelnen Messungen sehr gross wird.

50. Sehr viel praktischer ist es schon, statt des Maassstabes, der jedes Mal erst angelegt werden muss, sich gewissermaassen universeller Maassstäbe zu bedienen, nämlich auf Tafeln aufgetragener Maassnetze, in die die Stellungen einfach eingetragen werden. Hierbei entsteht jedoch die Schwierigkeit, dass man, um die Stellung der Punkte auf dem Maassnetz richtig anzugeben, immer senkrecht, oder wenigstens immer in genau gleicher Richtung über den Punkt auf das Netz visiren müsste.

Diese Schwierigkeit ist von Braune und Fischer (*23*) in einer ihrer Arbeiten dadurch überwunden worden, dass sie im Sonnenlicht die Lage der Schattenbilder des Punktes auf dem Maassnetz bestimmten. Bekanntlich bilden die Sonnenstrahlen, da sie aus einer für fast alle praktischen Verhältnisse unendlich grossen Entfernung kommen, mit einander so spitze Winkel, dass sie als parallel betrachtet werden dürfen. Der Schatten ergiebt gleichsam die Visirlinie von der Sonne aus, und diese Visirlinie hat wegen der grossen Entfernung der Sonne für die verschiedenen Punkte nicht merklich verschiedene Richtung. Dies gilt selbstverständlich nur für eine so kurze Dauer der ganzen Untersuchung, dass die Bewegung der Sonne am Himmel nicht in Betracht kommt. Dadurch entsteht eine Unbequemlichkeit dieses Verfahrens, dessen Anwendbarkeit ferner dadurch eingeschränkt wird, dass die Sonne nicht zu jeder Zeit und an jedem Orte zur Verfügung steht, und dass sie ausserdem immer nur in Einer bestimmten Richtung scheint. Daher ist diese Methode der Schattenaufnahme auch nur in einem Falle verwendet worden, in dem es genügte, die Projection der Bewegung auf Eine einzige Ebene kennen zu lernen. Man stellt dann zweckmässig das Maassnetz senkrecht zur Richtung der Sonnenstrahlen, und für alle Bewegungen parallel zum Maassnetz giebt dann die Bewegung des Schattens unmittelbar das richtige Maass an.

51. Man braucht sich aber in vielen Fällen garnicht wirklich paralleler Strahlen, wie die Sonnenstrahlen es sind, zu bedienen,

um dennoch auf dieselbe Weise eine zuverlässige Aufzeichnung des Bewegungsvorganges zu erhalten. Es muss nur die Stelle, von der man visirt, oder wenn man sich des Schattenbildes bedient, die Lichtquelle, so weit entfernt sein, dass die von den bewegten Punkten zurückgelegten Wege und die Entfernung der Punkte von den Maassebenen gegen die Entfernung der Lichtquelle verschwindend klein sind.

Handelt es sich zum Beispiel um Bewegungsgrössen von etwa 0,25 m, stellt man die Maassnetztafel 0,5 m hinter den bewegten Körpertheil und benutzt als Lichtquelle eine Lampe, die in 10 m Entfernung aufgestellt ist, so wird der grösste Fehler, der durch die verschiedene Richtung der Lichtstrahlen entstehen kann, nur etwa 6 mm betragen. Auch dieser Fehler lässt sich verhältnissmässig leicht durch Rechnung beseitigen.

Wenn man sich in der beschriebenen Weise des Schattenbildes zur Aufnahme der Bewegung bedient, so ist es klar, dass man auch die fertigen Maassnetze entbehren kann, indem man einfach die Stellungen des Schattens auf weissem Papier anzeichnet, und später von irgend einem bestimmten Punkte aus die Messungen vornimmt.

52. Indessen bleibt auch bei diesen Abarten des Verfahrens der Einwand bestehen, dass die Bewegung unmöglich als eine ungezwungene angesehen werden kann, wenn sie in einer Anzahl Zwischenstellungen unterbrochen werden muss, um die Maasse aufzuzeichnen. Daher erlangt die ganze Methode erst ihren vollen Werth, wenn man im Stande ist, ohne die Bewegung aufzuhalten oder irgendwie zu beeinflussen, die Bahn der bewegten Punkte zu messen. Hierzu giebt die Photographie ein geeignetes Mittel an die Hand. Man lässt die Bewegung ebenso wie bei der Schattenaufnahme vor einem oder mehreren Maassnetzen vor sich gehen, und könnte nun zunächst jede einzelne Stellung, statt sie auf der Maasstafel anzuzeichnen, durch photographische Aufnahme festhalten. Damit wäre noch sehr wenig gewonnen. Die photographische Aufnahme hat aber den Vorzug, dass sie nur einen Augenblick bedarf und daher ohne Unterbrechung der Bewegung ausgeführt werden kann. Statt der umständlichen Aufzeichnungen und Messungen in jeder einzelnen Stellung liefert die Photographie ein Abbild der genannten Bewegung in Gestalt einer Serie von Augenblicksaufnahmen. Eine solche Serie herzustellen, ist nun freilich technisch keine ganz leichte Sache, besonders wenn es sich um Bewegungen handelt, die innerhalb weniger Sekunden vor sich

gehen und von denen doch eine ganze Reihe von Zwischenstellungen festgehalten werden sollen. Es sind für dies Problem in seiner Anwendung auf die Aufnahme von laufenden Menschen und Thieren eine Reihe verschiedener Lösungen gefunden worden.

53. Man kann zum Beispiel soviel verschiedene Apparate aufstellen, wie Stellungen aufgenommen werden sollen, und diese während der Bewegung durch eine geeignete Vorrichtung einen nach dem anderen in Thätigkeit setzen. Dabei wird aber die Stelle, von der die Aufnahmen gemacht sind, wegen des Raumes, den eine solche Batterie von Apparaten einnimmt, nothwendig nicht genau dieselbe sein können (*24*). Wegen der grossen Zahl der erforderlichen Apparate ist diese Methode sehr kostspielig.

54. Man kann ferner einen einzigen Apparat aufstellen, in den durch geeignete Vorrichtungen für jede Aufnahme eine neue Platte eingeschoben und der Momentverschluss geöffnet wird. Diese Anordnung würde theoretisch nichts zu wünschen übrig lassen, doch ist sie technisch schwer herzustellen. Dagegen lässt sich derselbe Erfolg verhältnissmässig einfach dadurch erreichen, dass man nur den Augenblicksverschluss wiederholt spielen lässt und die entstehenden Augenblicksaufnahmen alle auf dieselbe Platte fallen lässt. Dies Verfahren setzt voraus, dass das Bildfeld nicht zu hell sei, damit die Platte auch bei den letzten Aufnahmen noch nicht zu stark belichtet ist. Marey (*25*), der dieses Verfahren zuerst ausgebildet hat, erreichte dies, indem er als Hintergrund für die Bewegung einen mit schwarzem Tuch ausgeschlagenen Hohlraum benutzte. Damit die verschiedenen Aufnahmen des bewegten Körpers einander nicht überdeckten, liess Marey die Versuchsperson ganz schwarz kleiden und bezeichnete nur diejenigen Punkte, deren Bewegung untersucht werden sollte, durch glänzende Metallknöpfe.

55. Immerhin liegt eine bedeutende technische Schwierigkeit darin, die wiederholte Oeffnung und Schliessung des Apparates mit der nöthigen Genauigkeit auszuführen. Diese Schwierigkeit ist endlich von Braune und Fischer durch einen ebenso einfachen wie sinnreichen Kunstgriff überwunden worden, durch den die photographische Methode überhaupt erst den Grad der Genauigkeit erlangt hat, der für ihre Anwendung auf feinere Probleme der Bewegungslehre erforderlich ist. Statt nämlich die wiederholte Belichtung der Platte durch einen Augenblicksverschluss am Apparat ausführen zu lassen, benutzten Braune und Fischer zur Bezeich-

nung der drei Punkte, deren Bewegung aufgenommen werden sollte, periodisch überspringende elektrische Funken. Zu dem bewegten Körpertheil führte eine elektrische Leitung, die an den betreffenden drei Stellen unterbrochen war. Durch die Leitung wurde der Strom eines Inductoriums geführt, dessen Unterbrecher auf eine geeignete Zahl von Oscillationen eingestellt werden konnte. Der ganze Raum wurde verdunkelt und die photographische Kamera blieb dauernd geöffnet, während die Bewegung vor sich ging. Die periodisch an allen zu bezeichnenden Punkten gleichzeitig überspringenden Funken bildeten sich als feine scharfe Lichtflecken auf der im Uebrigen unbelichteten Platte ab und bezeichneten so eine Anzahl einzelner Stellungen während der Bewegung. Um die Lage, die die Funken im Raum innegehabt hatten, nachträglich genau bestimmen zu können, wurde dann, ohne dass etwas an der Aufstellung des Apparates geändert worden wäre, der Rand eines Maassnetzes, das sich in genau bekannter Lage zum photographischen Apparat befand, ebenfalls auf dieselbe Platte photographirt. Die Linien des Netzes konnten später auf der Platte nach Bedarf ergänzt werden (26).

56. Die Stellung eines jeden Punktes im Raum kann nun aus Einer derartigen Aufnahme allein noch nicht berechnet werden. Denn wenn man sich den bewegten Punkt in irgend einer seiner Stellungen mit seinem Bilde auf der Platte verbunden denkt, so ist es klar, dass der Punkt auf irgend einer Stelle dieser Verbindungslinie gelegen sein kann und sich doch stets auf derselben Stelle der Platte abbilden wird. Es ist eben durch Eine Aufnahme nur die Lage derjenigen Strahlen festgestellt, die von den Stellungen der Punkte aus durch die Linse in die Kamera fallen. Um die Lage der Punkte im Raume eindeutig zu bestimmen, bedarf es noch einer zweiten gleichzeitigen Aufnahme von einer anderen Stelle aus.

Man stellt daher nicht nur Eine, sondern zwei photographische Kamera's, am besten in rechtem Winkel zu einander, im verdunkelten Raume offen auf, sodass sie während der Bewegung die Bilder der Funken auffassen. Dann wird, wie oben angegeben, die Messtafel erst senkrecht zur Richtung der einen Kamera und in bekannter Entfernung, dann senkrecht zur Richtung der anderen Kamera und in der gleichen Entfernung auf dieselben beiden

Figur 4.

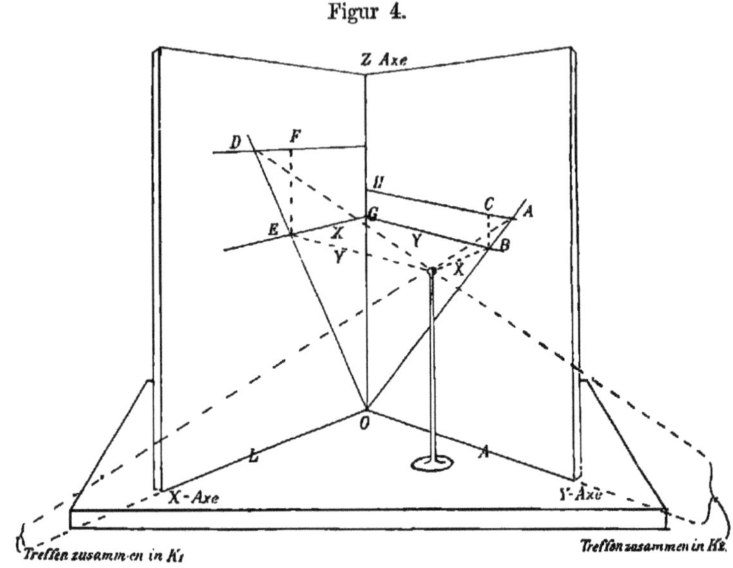

Das Liniensystem, auf das die Lage des beobachteten Punktes P bezogen werden
soll, ist der Anschaulichkeit halber durch die Kanten dargestellt, in denen zwei
auf einem Bodenbrett unter rechtem Winkel zusammengestellte senkrechte
Bretter einander berühren. Ebenso ist der beobachtete Punkt als eine kleine
Kugel auf einer Stütze veranschaulicht. Der Coordinatenmittelpunkt O ist die
Stelle, wo die Kanten der drei Bretter zusammentreffen, die als Z-Axe, X-Axe,
Y-Axe bezeichnet sind. Es ist in der X-Axe in der Entfernung L vom Coordinatenanfangspunkt O eine Kamera K_1, in der Y-Axe in der Entfernung Λ vom
Coordinatenanfangspunkt O eine Kamera K_2 aufgestellt. Die Platte der Kamera K_1
entwirft dann ein Bild von dem rechten, die der Kamera K_2 ein Bild von dem
linken Brett. Die Grösse dieses Bildes verhält sich zu der wirklichen Grösse
des Brettes wie der Abstand der Platte vom Objectiv der Kamera zu dem Abstand des Objectivs vom Brett. Indem man dies Verhältniss in Rechnung zieht,
kann man also die Grösse der Strecken auf den Brettern an der Grösse der
Strecken auf den Platten messen. Für die Kamera K_1 fällt das Bild des
Punktes P auf den Punkt A des rechten Brettes. Die Grösse des Abstandes PB
des Punktes P von dem rechten Brette sei x, die vom linken y, die vom Bodenbrett z. — Aus der Betrachtung des schrägliegenden Dreiecks K_1OA und des

Dreiecks AHO folgt $\dfrac{x}{L} = \dfrac{AB}{AO}$ und $\dfrac{AB}{AO} = \dfrac{AC}{AH} = \dfrac{GO}{HO}$. Dementsprechend

ergiebt sich: $\dfrac{y}{\Lambda} = \dfrac{DE}{DO}$ und $\dfrac{DE}{DO} = \dfrac{DF}{DI} = \dfrac{GI}{GO}$, woraus folgt: $x = \dfrac{(AH-y)L}{AH}$

und: $y = \dfrac{(DI-x)\Lambda}{DI}$. Hieraus findet man für x den Werth $\dfrac{AH.DI.L - DI.L.\Lambda}{DI.AH - L.\Lambda}$.

Ein entsprechender Werth ergiebt sich für y. Der Werth für z ist aus den
Gleichungen, die GO enthalten, abzuleiten. Um die drei Werthe zu finden,
muss man also auf der Platte AH, DI und IO oder HO messen, die gemessenen
Werthe in die Formel einsetzen und schliesslich mit dem vorher erwähnten
Grössenverhältniss multipliciren.

Platten photographirt. Durch diese zwei Aufnahmen ist der Gang
der Bewegung im Raume dann vollkommen bestimmt.

Eine besondere Sicherheit kann man der Bestimmung dadurch ertheilen,
dass man nicht bloss diese beiden, sondern gleichzeitig eine dritte Aufnahme
von einer dritten Richtung her vornimmt. Man kann dann die Stellung der
Punkte aus je zwei der gemachten Aufnahmen ableiten und hat an der Uebereinstimmung der Ergebnisse eine Gewähr für die Genauigkeit der Aufnahme (*27*).

57. Die Technik der Berechnung im Einzelnen gestaltet sich dadurch
ziemlich umständlich, dass, wie oben angegeben, die Lage jedes einzelnen
Punktes erst aus zwei Aufnahmen abgeleitet werden kann, und dass die beiden
Aufnahmen mit centraler Projection gewonnen sind, die erst in Parallelprojection umgerechnet werden muss (32). Die vorstehende Figur veranschaulicht
den Zusammenhang dieser Berechnung (*28*).

58. Auf diese Weise erhält man für die Lage der drei mit
dem bewegten Körpertheil verbundenen Punkte für eine beliebige
Zahl von einzelnen Stellungen im Laufe der Bewegung die zahlen-
mässige Bestimmung. Hiervon ausgehend, kann man dann auf
dem vorher angegebenen Wege die ganze Bewegung als aus einer
Reihe einzelner Schraubenbewegungen zusammengesetzt construiren
und die Lage der einzelnen Schraubenaxen bestimmen (40—47).

Mit dieser Behandlungsweise gewinnt man in jedem Falle
auch von den complicirtesten Bewegungsformen ein genaues Bild.
Im Falle einfacherer Bewegungen wird dagegen die Veränderung
der Lage der Schraubenaxen oder das Fortrücken längs der Axe
während der Drehung, oder aber die Winkeldrehung selbst sich
als minimal oder ganz verschwindend herausstellen, sodass man
auf eine einfachere Form der Darstellung der Bewegung zurück-
gehen kann. Vielfach wird sich auch die Methode von vornherein
unter vereinfachenden Voraussetzungen anwenden lassen.

V. Feststellung der einzelnen thätigen Muskeln und ihrer Leistung.

§ 1. Frage nach der Betheiligung der Muskeln.

59. Vermittelst der vorbeschriebenen Methoden erhält man
zunächst Kenntniss von der Form der Bewegungen und kann somit
die Probleme der physiologischen Phoronomie lösen. Die Augen-
blicksbilderreihen lassen ferner zugleich die Geschwindigkeit der

Bewegung erkennen und erschöpfen daher auch die Anforderungen der Kinematik (3).

Die Muskelmechanik stellt nun aber noch weitere Aufgaben, indem sie fragt: Welche Muskeln müssen in Thätigkeit treten, um eine bestimmte Bewegung hervorzubringen? Oder: Welches ist die Bewegung, die die Thätigkeit eines bestimmten Muskels oder einer bestimmten Muskelgruppe hervorbringt? Diese Fragen betreffen ein und denselben Gegenstand. Es kommt noch die neue Frage dazu: Welche Arbeitsleistung fällt bei gegebener Bewegung jedem einzelnen Muskel zu?

§ 2. Anatomische Prüfung. Methoden von Duchenne, von Strasser und Gassmann, Marcy, Richer, Fick, Mollier, Braune und Fischer (*29*).

60. Auf die Frage nach der Wirkung der einzelnen Muskeln haben von jeher die Anatomen sehr bestimmte, aber auch meist sehr einseitige Antwort gegeben. Man findet denn auch in vielen Lehrbüchern für jeden Muskel eine kurze Andeutung über seine angebliche Wirkung. Diese Angaben gehen meist über das nicht hinaus, was die einfachste Prüfung am anatomischen Präparat erkennen lässt. Man durchschneidet einen Muskel und zieht an seiner Endsehne; erfolgt eine Bewegung, so gilt diese als die physiologische Wirkung des Muskels. Ob der Muskel sich normaler Weise wirklich an der betreffenden Bewegung betheiligt und ob er nicht andere Nebenwirkungen hat, bleibt unbestimmt.

Für eine grobe Orientirung reicht dies Verfahren allenfalls aus, besonders wo es sich um einfache Fälle handelt. Ja, es hat dieselbe Methode in noch einfacherer Form sogar für vielumstrittene Fragen gewichtige Entscheidungsgründe gebracht. Man kann nämlich, statt am Muskel zu ziehen und die Bewegung zu beobachten, einfach die Bewegung ausführen und dabei beobachten, ob Ursprung und Ansatz des Muskels sich nähern. Freilich fehlt dann, wo er nicht durch Ausschliessung erbracht werden kann, der Beweis, dass die Zusammenziehung des Muskels wirklich die Ursache und nicht bloss eine Begleiterscheinung der Bewegung war.

Es sei hier beispielsweise an die Untersuchungen über die Wirkung der Intercostalmuskeln erinnert (*30*).

61. Ungleich werthvoller ist dies Verfahren, wenn es mit der nöthigen Umsicht und Erfahrung auf den Lebenden selbst angewendet wird. Vermag man die Wirkung der einzelnen Muskeln hinlänglich scharf von einander zu sondern, so kann man hier einwandsfreie Ergebnisse erzielen. Insbesondere lässt sich aber die Trennung einzelner Muskeln mit grosser Schärfe durch die

Methode der elektrischen Reizung an Lebenden bewerkstelligen. Hauptsächlich durch dies Verfahren (das durch klinische Beobachtung ergänzt wurde) hat Duchenne das umfangreiche Material zu seinem grundlegenden Werk „Physiologie du mouvement" gewonnen, das die einzige gründliche Darstellung der Wirkung der einzelnen Muskeln enthält (29).

62. Ein Verfahren, wobei von der Untersuchung des Muskels selbst gänzlich abgesehen wird, haben Strasser und Gassmann für die Muskulatur des Hüftgelenks ausgearbeitet. Es beruht auf genauer Feststellung der gegenseitigen Lage von Muskelursprung und Ansatz, durch die die Richtung des Muskelzuges gegeben ist. Diese Verhältnisse werden nun nicht am Präparat selbst, sondern vielmehr an einem von den genannten Forschern ausgeführten Modell, dem sogenannten „Muskelglobus" untersucht. Man denke sich um das Hüftgelenk als Mittelpunkt eine Kugel beschrieben und die Grenzen der Ursprungsflächen sämmtlicher Hüftmuskeln von innen heraus auf die Oberfläche dieser Kugel projicirt. Man denke sich ferner auf der Oberfläche der Kugel eine zweite auf der ersten frei beweglichen Schicht, auf die in derselben Weise die Grenzen der Ansatzflächen bezeichnet sind. Jeder Bewegung im Hüftgelenk entspricht dann eine Verschiebung der beiden Kugelflächen gegen einander. An der dabei auftretenden Verschiebung der einzelnen Ursprungs- und Ansatzgebiete kann man ablesen, welche einzelnen Muskeln bei der Bewegung eine Verkürzung ausführen, welche passiv bleiben und welche gedehnt werden. Um die Verschiebungen bequem nach Grösse und Richtung angeben zu können, haben Strasser und Gassmann an ihrem Modell eine Gradeintheilung angebracht, die der geographischen Eintheilung der Erdkugel entspricht und haben diese Art der Bestimmung für die allgemeine Verwendung bei Betrachtung von Kugelgelenken vorgeschlagen (12) (5).

63. Die Methode, so sinnreich sie ersonnen ist, hat dennoch so grosse Mängel, dass sie keine weitere Anwendung gefunden hat. Dies beruht darauf, dass sie an Stelle der thatsächlich vorhandenen anatomischen Bedingungen für die Muskelwirkung die theoretische Annahme zur Voraussetzung hat, dass die Muskeln in völlig gleichmässiger Weise Ursprung und Ansatz zur Deckung zu bringen streben. Den etwa durch besondere Anordnung der Muskelfasern, durch die Gestaltung und Lagerung der Sehnen verursachten Ablenkungen des Muskelzuges wird keine Rechnung getragen. Dies wäre kein sehr wesentlicher Fehler, da bei fast allen Methoden mehr oder weniger vereinfachende Bedingungen angenommen werden müssen, aber der Muskelglobus liefert sein theoretisches Ergebniss in einer Form, die jegliche Schätzung der begangenen Fehler ausschliesst. Die Beobachtungen an dem Modell sind an sich klar und unzweifelhaft, in jedem einzelnen Falle ist es aber unmöglich, zu erkennen, in wie weit das Modell der Wirklichkeit entspricht. Wo es sich um allgemeine Bewegungsgesetze handelt, kann ein Modell ohne Schaden benutzt werden, weil die Genauigkeit, mit der das Modell den Thatsachen entspricht, ein für alle Mal festgestellt werden kann, wo es sich aber um die Untersuchung so

verwickelter quantitativer Verhältnisse handelt, wie die Vertheilung der Muskelwirkungen auf das Hüftgelenk, da kann die Anwendung des Modelles in zwanzig Fällen geprüft und hinlänglich zuverlässig befunden worden sein, und der einundzwanzigste Fall kann den Thatsachen geradezu entgegenlaufen.

64. Das angegebene Princip, aus der Bewegung der Knochen die Verkürzung der Muskeln abzumessen und daraus auf die Bethätigung der Muskeln zu schliessen, hat Marey (*31*) in neuerer Zeit in eigenthümlicher Weise ausgebildet. Marey lässt von einem Versuchsthiere, dessen Bewegung analysirt werden soll, zunächst während der Bewegung eine Serie von Augenblicksbildern machen. Die Bilder werden nach Bedarf vergrössert. Alsdann wird das Versuchsthier skeletirt, das Skelet photographisch in geeignetem Maasstabe aufgenommen, das Bild ausgeschnitten und in die verschiedenen Stellungen der Augenblicksaufnahmen hineingepasst. Auf diese Weise werden die Stellungen des Skelets während der Bewegung, wenigstens so weit sie sich aus der Seitenansicht ergeben, mit hinlänglicher Genauigkeit dargestellt, um daraus die Betheiligung wenigstens einer Anzahl günstig gelegener Muskeln erkennen zu können. Wenn aus der ganzen Reihe von Serienbildern die Abstände der Endpunkte eines Muskels ausgezeichnet werden, so erhält man unmittelbar eine Curve der Verkürzung, die der betreffende Muskel ausgeführt hat. Auf diese Weise weist die Aufnahme nach, dass sich gewisse Muskeln bei der Bewegung verkürzen und in welcher zeitlichen Reihenfolge dies geschieht. Dies wird aber bloss bei einzelnen, für das Verfahren günstig gelegenen Muskeln möglich sein. Auf Vollständigkeit der Untersuchung muss bei diesem Verfahren verzichtet werden.

Dasselbe gilt von der von Richer ausgebildeten Methode, an sehr guten Bilderreihen von ausgewählten muskulösen Individuen einfach nach der Schattirung und Zeichnung des Bildes die Verdickung der einzelnen Muskelbäuche zu erkennen (*32*).

65. Andererseits kann die ursprüngliche grobe Methode der anatomischen Untersuchung soweit vervollkommnet werden, dass sie zuverlässigere Ergebnisse gewährt. Dies ist in mehreren Arbeiten auf dem vorliegenden Gebiet geschehen, indem Ursprünge, Ansätze und Faserrichtung jedes einzelnen in Betracht kommenden Muskels genau untersucht wurden, um auf Grund dieser Kenntniss

die Wirkung des Muskels am Präparat durch künstlichen Zug an Fäden zu ersetzen (*33*).

Im Allgemeinen gilt hierbei der Grundsatz, dass, wenn sämmtliche Fasern des Muskels gleichmässig wirken und die Fasern im Muskel gleichmässig vertheilt sind, der Zug des Muskels ersetzt werden kann durch den Zug eines Fadens, der zwischen dem Schwerpunkt der Ursprungsfläche und dem Schwerpunkt der Ansatzfläche ausgespannt wird.

Bei regelmässiger, zum Beispiel kreisförmiger Gestalt der Ursprungsfläche fällt deren Schwerpunkt mit der Mitte der Fläche zusammen. Es wird im Allgemeinen nicht erforderlich sein, eine geometrische Construction des Schwerpunktes vorzunehmen, sondern man kann sich begnügen, den Faden schätzungsweise „in die Mitte" der Fläche zu bringen, doch ist dem Gedankengange nach, genau zu reden, der Schwerpunkt der Fläche der richtige Befestigungspunkt für den Faden. Ebenso müsste ein einziger Faden, der den Zug des Muskels möglichst getreu nachahmen soll, durch die Schwerpunkte jedes einzelnen Muskelquerschnittes verlaufen. In dieser Beziehung wird man sich darauf beschränken müssen, die gröberen Abweichungen von der graden Zugrichtung durch geeignete Führung des Fadens in Oesen oder in Rollen nachzuahmen.

Wenn die Faserrichtungen in verschiedenen Theilen eines Muskels sehr von einander abweichen, wie bei fächerförmigen Muskeln, so müssen für den betreffenden Muskel mehrere Fäden genommen werden. Die Fäden werden zweckmässig so angebracht, dass in Ursprungs- und Ansatzpunkt möglichst in der Richtung des Zuges kleine Oesen mit Schrauben eingelassen werden. Der Faden wird dann etwa in die Ansatzöse eingebunden, durch die Ursprungsöse hindurchgeführt und durch ein kleines Gewicht gespannt gehalten. Ist das Präparat so hergerichtet, so kann die Beobachtung auf zwei Arten angestellt werden. Erstens kann man an den Fäden ziehen, wozu auch die freien Enden der Fäden mit einer Art Claviatur verbunden werden können, und dann die Form und Grösse der entstehenden Bewegung betrachten (*34*).

Bei diesem Verfahren können ziemlich leicht Fehler entstehen, weil einerseits die Widerstände des Präparats gegen die Bewegung wechselnde und unter Umständen verhältnissmässig hohe sind, sodass sich die Fäden mehr oder weniger strecken, andererseits die Form der Bewegung des Präparates von der normalen Bewegungsweise abweichen kann. Benutzte man zum Beispiel ein gewöhnliches Bänderpräparat aus dem Secirsaal, so würde die

Schlottrigkeit aller Gelenke die Zuverlässigkeit der Beobachtungen ganz illusorisch machen. Dagegen hat diese Art, die Untersuchung anzugreifen, wenn sie mit der nöthigen Achtsamkeit und Vorsicht gehandhabt wird, den grossen Vortheil, dass sie die Frage: welche Bewegung folgt auf Zusammenziehung dieses oder jenes Muskels, direkt beantwortet.

Die andere Art, an dem beschriebenen Präparate zu studiren, besteht darin, dass man gegebene Bewegungen an dem Präparat ausführt und die Verkürzung oder Verlängerung der Fäden beobachtet. Dabei verringert sich die Gefahr der angegebenen Fehler bedeutend, es fehlt aber der unmittelbar beweisende ursächliche Zusammenhang zwischen der dargestellten Muskelthätigkeit und der Bewegung (*35*).

§ 3. Anwendung von Modellen.

66. In manchen Fällen ist man gezwungen, ähnliche Methoden anzuwenden, selbst wo es sich nur um die gröbste Beobachtung einer einzigen anscheinend einfachen Muskelwirkung handelt, weil die äusseren mechanischen Bedingungen der Bewegung so verwickelt sind, dass sie sich nicht leicht übersehen lassen. Dabei ist dann in der Regel, wegen solcher äusseren Verwickelung der Bedingungen, auch die Benutzung eines natürlichen Präparates ausgeschlossen.

Ein solcher Fall ist unter Anderen die Erhebung des Körpers auf die Zehen, oder vielmehr die Frage nach der Wirkung der Wadenmuskulatur bei dieser Bewegung. Hier kann man die Bedingungen der normalen Bewegung nicht nachahmen, indem man an einem Cadaver Stricke an Stelle der Wadenmuskeln einspannt und diese Stricke künstlich anzieht (*36*).

Es ist aber für die Entscheidung der hier auftretenden Fragen auch nicht nöthig, sich genau an den natürlichen Vorgang zu halten, wenn man nur die wesentlichen Bedingungen des natürlichen Vorganges in die Versuchsanordnung aufnimmt. In diesen Fällen genügt aber die Beobachtung eines Modelles, das diejenigen Punkte verwirklicht, auf die es bei der thatsächlichen Bewegung ankommt.

Um bei dem gewählten Beispiel zu bleiben, wird ein auf einem Bodenbrett durch ein Charnier befestigter, oben belasteter Stab, der von einer Seite durch einen Strick gehalten wird, genügen, um zu zeigen, dass die Wadenmuskeln den in den Fussgelenken beweglichen Körper rückwärts über werfen, wenn nicht der Schwerpunkt vorher bis über den Zehenballen hinaus nach vorn verlegt ist und so fort (*37*).

Bei einer derartigen Anwendung von Modellen, besonders
wenn es zu den wesentlichen Bedingungen gehört, dass kein Theil
des bewegten Systems fixirt ist (wie das beispielsweise bei der
Untersuchung einer Sprungbewegung der Fall sein würde), stehen
der technischen Ausführung der Modelle Schwierigkeiten entgegen.
Man muss sich dann entweder auf eine veränderte, leichter her-
stellbare Form des Modells beschränken, oder sich, wo es angeht
mit gewissen Kunstgriffen helfen.

So ist zum Beispiel in mehreren Modellen, die die Erhebung auf die
Zehen darstellen, die Erhaltung des Gleichgewichts, die bei dem wirklichen
Vorgang einen nicht unwesentlichen Theil des Problems bildet, durch eine
feste, senkrechte Führung gesichert (*36*).

67. Unter den Kunstgriffen, durch die man die in Rede
stehende Schwierigkeit überwindet, sei zuerst erwähnt, dass, wenn
nur Ein Punkt des Modelles in Ruhe bleiben soll, durch geeignete
Leitung eines Fadenzuges an jedem Theile des Modelles eine örtlich
beschränkte Zugwirkung erreicht werden kann.

Ein solches Modell, von dem nur Ein Punkt in Ruhe zu bleiben braucht,
kann man sich in einfachster Form vorstellen als eine Reihe beliebig gestalteter,
gelenkig aueinander gereihter Theile, von denen der letzte oder erste um den
festen Punkt drehbar ist. Soll nun zwischen irgend zweien dieser Theile eine
Bewegung hervorgebracht werden, ohne dass die übrigen in Bewegung gesetzt
oder deren Bewegung beeinflusst wird, so kann man dies durch einen gewöhnlichen Fadenzug bewirken. Nur muss der Faden, der zwischen den zu bewegenden Theilen ausgespannt wird, nicht etwa von da aus gleich angezogen
werden, sondern er muss bis zu dem festen Punkt geführt und von dort angezogen werden, und die Führung muss so geschehen, dass sie jedes Mal genau
durch die Mitte der Gelenke geht. Dann ist auf der ganzen Führungsstrecke
die Wirkung des Fadens nur die, dass er die Gelenkpunkte einander zu nähern
strebt, und diese Wirkung wird durch die Festigkeit der Glieder aufgehoben.
Der Faden wirkt nur an der Stelle, wo er in einer gewissen Entfernung vom
Gelenke frei von einem Theile zum anderen zieht (*38*).

Wo auch der einzige feste Punkt fehlt, oder wo die blosse
Führung des Fadens die Construction stören würde, hilft man sich,
indem man die bewegende Kraft von einer Feder oder einem gespannten Gummifaden ausgehen lässt, die von einer äusseren Einwirkung unabhängig arbeiten können.

Es entsteht dann die Schwierigkeit, die Auslösung der gespannten Kräfte
zu bewirken, ohne im geringsten die Mechanik des Modelles zu beeinflusten.

Als zweckmässigstes Mittel zu diesem Zweck dient allgemein das Verfahren, das gespannte Modell durch einen Faden festzustellen, der, wenn die Bewegung stattfinden soll, mit einer Flamme durchgebrannt wird (*39*).

68. Im Anschluss hieran sei ein einfaches Verfahren angegeben, sich verwickeltere Bewegungen von Gliedersystemen in Einer Ebene vor Augen zu stellen, auf das zwar wohl Jeder, der sich mit solchen Fragen beschäftigt, von selbst kommen wird, das sich aber für allgemeinste Verwendung empfiehlt. Die beweglichen Glieder sind einfach Papierstreifen, die auf einem wagerechten Reissbrett gleiten. Man steckt sie an den Enden durch Heftzwecken zusammen, die, wenn ein fester Drehpunkt gegeben sein soll, in dem Brette festgesteckt sind, wenn dagegen der Drehpunkt lose sein soll, mit dem Kopfe nach unten gelegt werden, sodass sie die Papierstreifen von unten nach oben durchbohren. Damit die Papierstreifen nicht über die nach oben gekehrte Spitze abgleiten, steckt man auf diese ein Wachskügelchen. Ein solches Modell kann in wenigen Minuten hergestellt sein und mit Hülfe des oben geschilderten Fadenzuges Bewegungen, wie die der Rippen und Rippenknorpel durch die Intercostalmuskeln oder andere Wirkungen mehrgelenkiger Muskeln sehr schön veranschaulichen.

§ 4. Graphische Beobachtung der Muskelthätigkeit.

69. Anhangsweise seien ferner Methoden erwähnt, die verwendet worden sind, um die Thätigkeit bestimmter einzelner Muskeln bei bestimmten Bewegungen nachzuweisen. Von diesen Methoden beruhen die, die am lebenden Menschen verwendet werden sollen, auf der Feststellung der Verdickung des Muskels. Man befestigt über dem betreffenden Muskel entweder unmittelbar oder durch Vermittelung eines Fühlhebels eine Marcy'sche Luftkapsel, die mit einer Schreibvorrichtung in Verbindung steht und auf diese Weise die Verdickung des Muskels angiebt (*40*); oder man verwendet statt der Kapsel eine zangenähnliche Vorrichtung, die den Muskelbauch oder den ganzen Körpertheil, an dem der Muskel liegt, umfasst. Die Verdickung des Muskels setzt die Zangenarme in Bewegung und diese Bewegung wird durch Luftschlauchübertragung, durch eine elektrische Verbindung oder auf beliebige andere Weise auf eine Schreibvorrichtung übertragen.

Auf dieselbe Weise kann man beim Thierversuch auch vermittelst einer geeigneten Zangen- oder Tasterzirkel-artigen Vorrichtung, die in zwei Stellen mit Spitzen in den Muskel eingestossen wird, unmittelbar die Verkürzung selbst bemerkbar machen (*41*).

§ 5. Untersuchung der Vertheilung der Arbeit auf die einzelnen Muskeln.

70. Wenn man erforscht hat, welche Bewegung jeder einzelne Muskel hervorbringt und welche Muskeln an einer gegebenen Bewegung theilnehmen, so bleibt noch die Frage übrig, mit welcher Kraft jeder Muskel die betreffende Bewegung ausführt, oder wie sich die Arbeit auf die einzelnen Muskeln vertheilt.

Für einen einzigen Muskel kann man das Verhältniss des erforderlichen Muskelzuges zu einer gegebenen Arbeitsleistung unmittelbar messen. Wenn es sich zum Beispiel um die Wirkung des Biceps handelt, würde man so verfahren, dass man den Humerus eines Armpräparates fest einspannt, an der Schwanzsehne des Biceps einen Faden befestigt und diesen mittelst Rollen in der Richtung nach dem Ursprung des Biceps zu anspannt. Uebt man nun durch Anhängen von Gewichten an den Faden und am Unterarm bestimmte Kräfte aus, so ergiebt sich ohne Weiteres das Verhältniss zwischen Kraft des Biceps und Wirkung auf die am Unterarm angebrachte Last.

Daraus aber lässt sich kein Schluss ziehen auf die Arbeit, die dem Biceps zufällt, wenn er, wie es im Leben der Fall ist, mit den übrigen Ellenbogenbeugern gemeinschaftlich thätig ist. Um diese Aufgabe zu lösen, muss man ein anderes Verfahren einschlagen.

Zunächst ist klar, dass die Arbeit sich auf die Muskeln nach dem Verhältniss ihrer Stärke vertheilen wird: ein starker Muskel zieht eben stärker, als ein schwacher. Die Stärke eines Muskels hängt, wenn man annimmt, dass die einzelnen Fasern aller Muskeln gleich leistungsfähig sind, von der Faserzahl ab, die durch den sogenannten „physiologischen Querschnitt" (251, 255) des Muskels bestimmt ist. Der physiologische Querschnitt fällt für die Muskeln, deren Fasern in der Zugrichtung laufen, mit dem anatomischen Querschnitt zusammen. Auf Grund dieser Betrachtungen, die im Abschnitt über Muskelmechanik ausführlicher erörtert werden, kann man also das Verhältniss der Kräfte der einzelnen Muskeln bestimmen.

71. Die Wirkung hängt aber nicht allein von der Kraft des Muskels, sondern auch in sehr wesentlichem Maasse von der Zugrichtung ab, die sich ihrerseits mit der Stellung des Gelenkes ändert. Für jeden einzelnen Muskel ändert sich also, wie im Abschnitt über Muskelmechanik ausführlicher erörtert wird, mit der durch seine Thätigkeit erzeugten Bewegung die Grösse seiner Wirkung. Man kann nun für jeden Muskel das Verhältniss der

Grössen seiner Wirkung für jede beliebige Stellung bestimmen. Bringt man dann die Kraft der einzelnen Muskeln nach diesem Verhältniss für jede Stellung in Anschlag, so ergiebt sich die richtige Vertheilung ihrer Einzelwirkung auf die gesammte Arbeitsleistung.

72. Die Bestimmung des Verhältnisses, in dem sich die Wirkung des Muskels mit der Stellung ändert, kann durch eine Reihe unmittelbarer Messungen, wie oben für den Biceps beschrieben, erreicht werden. Zweckmässiger ist es, statt die Grösse des Zuges zu messen, von der Grösse der Verkürzung auszugehen (35). Von der oben beschriebenen photographischen Methode von Marey ist schon gesagt (64), dass sie das Bild der Thätigkeit einzelner Muskeln durch eine Reihe von Augenblicksaufnahmen liefert, nach denen man die aufeinander folgenden Verkürzungsstadien ausmessen kann. Ebenso kann man an einem Präparat, an dem, wie oben beschrieben (65), die Muskeln durch Fäden ersetzt sind, die Verkürzungen ausmessen, die der jeweiligen Stellung des Präparates während einer Bewegung entsprechen. Zu diesem Zwecke leitet man am besten die sämmtlichen freien Enden der Fäden an Eine Stelle und lässt sie neben einander über Rollen vor einer senkrechten Tafel herunterhängen. Die Enden werden mit Gewichten beschwert, um die Fäden straff zu halten. Das Präparat wird dann in eine bestimmte Ausgangsstellung gebracht, die Länge der Fäden der Uebersichtlichkeit wegen gleich gemacht. Führt man nun die Bewegung aus, so ändert sich die Stellung der Gewichte vor der Tafel nach dem Maasse der Verkürzung oder Verlängerung, die der entsprechende Muskel bei der Bewegung durchmachen würde. Auf der Tafel sei ein Maassstab angebracht, so kann man nun bequem für jede Stellung des Präparates die Längenänderung der Muskeln ablesen. Man erhält, indem man die Ablesungen für die Reihe der während der Bewegungen auf einander folgenden Stellungen in gleichem Abstande auf Millimeterpapier zeichnet, die „Verkürzungscurve" jedes einzelnen Muskels während der Bewegung.

Aus der „Verkürzungscurve" ergiebt sich nun einfach das Verhältniss der Wirkung des Muskels in jeder Stellung. Jede Arbeitsleistung wird gemessen als Product von Kraft und Bewegung. Die Kraft des Muskels ist in dem Vorhergehenden besprochen, die Verkürzungscurve lehrt das Verhältniss der Bewegungsgrössen in jedem Abschnitt der Gesammtbewegung kennen. Denn wenn die Längen des Muskels sich stark ändern, ist die Verkürzungscurve steil, wenn der Muskel gleich lang bleibt, läuft die Verkürzungscurve in gleicher Höhe gerade aus. Die Steilheit der Verkürzungscurve ist also das Maass der Bewegung des Muskelansatzes. Die Steilheit der Verkürzungscurve wird gemessen durch die trigonometrische Tangente des Winkels, den die Curve mit der Basis der Eintragungen (der Abscisse) macht.

So erhält man die Verhältnisszahlen der jeweiligen Wirkung jedes einzelnen Muskels. Für die Arbeitsleistung in jeder Stellung ist die Betheiligung der einzelnen Muskeln proportional ihrer Kraft, multiplicirt mit der Tangente der Verkürzungscurve (35).

§ 6. Die Grösse der zur Bewegung erforderlichen Arbeit.

73. Um nun die Leistung der einzelnen Muskeln bei einer beliebigen Bewegung bestimmen zu können, muss man, da durch die vorhergehenden Untersuchungen nur das Verhältniss ihrer Betheiligung ermittelt ist, noch die Grösse der geleisteten Arbeit kennen. Die bei einer beliebigen Bewegung geleistete Arbeit ist aber bestimmt durch die Grösse und Geschwindigkeit der Bewegung und die Grösse der bewegten Masse. Grösse und Geschwindigkeit der Bewegung wird durch die oben angegebenen Methoden für jeden Fall zu ermitteln sein.

Es bedarf, um die Kräfte zu erkennen, die bei der Bewegung als Ursache oder Wirkung erscheinen, nun noch der Bestimmung der Grösse und räumlichen Vertheilung der bewegten Massen.

74. Dies erfordert eine Untersuchung des Gewichts und der Lage des Schwerpunktes sämmtlicher für sich beweglicher Theile des Körpers. Was diese Aufgabe betrifft, so ist zunächst a priori zu bemerken, dass sie nicht mit absoluter Vollkommenheit, sondern nur annäherungsweise gelöst werden kann (4). Denn die einzelnen beweglichen Abschnitte des Körpers sind gegen einander nicht scharf abzugrenzen und vermögen ausserdem während der Bewegung sowohl ihre Gestalt, als auch durch Schwankungen der Blutfüllung u. A. m. ihre Masse selbst zu ändern (3). Ebenso wie bei der Untersuchung der Bewegungsform an Stelle der wirklichen complicirten Bewegung eine angenäherte vereinfachte Bewegungsform gesetzt werden kann, reicht es aber auch für die Untersuchung der Bewegungskräfte aus, die Massenvertheilung annähernd zu bestimmen. Man vernachlässigt einfach den Fehler, der dadurch entsteht, dsss einzelne Theile der Gliedmaassen bei gestreckter Stellung mehr dem einen, bei gebeugter mehr dem anderen Abschnitte angehören, und betrachtet die aus den Gelenken gelösten Körperabschnitte wie starre Maschinentheile, die keinerlei Aenderung während der Bewegung unterworfen wären.

75. Um das Gewicht und die Massenvertheilung aller einzelnen Abschnitte kennen zu lernen, ist der einfachste Weg der anatomische (42). Da man aber in der Regel nicht an demselben Individuum, an dem man einen Bewegungsvorgang während des Lebens beobachtet, anatomische Untersuchungen vornehmen kann,

so muss man sich darauf beschränken, die erforderlichen Bestimmungen an Cadavern auszuführen, deren körperliche Beschaffenheit der des zu untersuchenden lebenden Individuums möglichst gleich ist.

Diesen Weg haben Braune und Fischer bei ihrer Untersuchung über die Lage des Schwerpunktes des menschlichen Körpers eingeschlagen. Die für den bestimmten Zweck ihrer Untersuchung ausgeführten Messungen haben zugleich einen allgemeinen Werth, weil sie mit einiger Zuverlässigkeit als die Werthe für den normalen Körper überhaupt gelten können. Die Bestimmungen wurden an 4 geeigneten Cadavern ausgeführt und zwar in der Weise, dass der Körper gefroren in 12 Stücke zerlegt wurde: Rumpf, Hals und Kopf, Oberarm, Unterarm und Hand, Oberschenkel, Unterschenkel, Fuss. Diese Stücke wurden einzeln gewogen und alsdann die Lage des Schwerpunktes jedes einzelnen Theiles auf folgende Weise festgestellt: Es wurde durch das betreffende Stück eine lange, gerade Stahlnadel hindurchgestochen und diese an beiden Enden frei drehbar unterstützt. Das aufgespiesste Stück drehte sich nun um die Nadel als Achse natürlich so, dass der Schwerpunkt senkrecht unter der Achse, in deren Ebene zu liegen kam. Diese senkrechte Ebene wurde auf der Oberfläche des Körpertheils durch einen Strich bezeichnet. Indem nun dies Verfahren noch zweimal mit veränderter Richtung der Nadel wiederholt wurde, ergaben sich auf jedem Präparate drei ringsherum laufende Striche, die drei Ebenen bezeichneten, in denen jedesmal der Schwerpunkt gelegen war. Wurde nun der Körpertheil in den drei Ebenen auseinander geschnitten, so mussten die drei Schnitte im Schwerpunkte zusammentreffen. Es stellte sich heraus, dass der Schwerpunkt der einzelnen Gliederabschnitte mit hinreichender Annäherung auf der Verbindungslinie der Gelenkmittelpunkte gelegen ist. Die Entfernung des Schwerpunktes von den Gelenkmittelpunkten war natürlich an den so behandelten Präparaten unmittelbar leicht zu messen.

76. Im Anschluss sei nun gleich die Aufgabe besprochen, aus den ermittelten Theilschwerpunkten für jede gegebene Stellung des Körpers den Gesammtschwerpunkt zu finden. Hierfür giebt es zwei Wege (*43*). Der eine ist der, für je zwei Theilschwerpunkte den gemeinsamen Schwerpunkt zu finden, für je zwei gemeinsame Schwerpunkte wieder den gemeinsamen Schwerpunkt und so fort.

Diese Lösung läuft also darauf hinaus, wiederholt den gemeinsamen Schwerpunkt zweier Massen zu finden.

Der gemeinsame Schwerpunkt zweier Massen liegt bekanntlich auf der Verbindungslinie zwischen den Einzelschwerpunkten und theilt diese Linie nach dem umgekehrten Verhältniss der Massen.

So zum Beispiel lag der Schwerpunkt des Oberarms (*45*) 14,5 cm vom Schultergelenkmittelpunkt, 17,2 cm über der Spalte des Ellenbogengelenks in der Markhöhle des Humerus, der des Unterarms mit Hand 19 cm unter der Spalte des Cubitalgelenks und 10,5 cm über dem Köpfchen des Capitatum innerhalb der Beugemuskeln, 0,5 cm vor dem Ansatz des Ligamentum interosseum am Radius. Der Oberarm wog 2580 g, Unterarm mit Hand 2370 g, der gemeinsame Schwerpunkt würde also auf der Verbindungslinie der genannten Punkte liegen, und zwar würde sein Abstand vom Schwerpunkte des Oberarms sich zu dem vom Schwerpunkte des Unterarms verhalten wie 2370 zu 2580. Da der Abstand der beiden Punkte bei gestrecktem Arm 17,2 $+$ 19 $=$ 36,2 cm beträgt, und 36,2 : (2370 $+$ 2580) 2370 $=$ 17,3, so würde der gemeinsame Schwerpunkt zufällig fast genau in die Spalte des Ellenbogengelenks fallen.

Statt dieser Rechnung kann man den gemeinsamen Schwerpunkt zweier Massen auch einfach durch Messung mittelst eines sogenannten Proportionalzirkels finden (*44*), der die Eigenschaft hat, wenn seinen Spitzen eine bestimmte Spannweite gegeben wird, durch eine dritte Spitze die betreffende Entfernung nach einem gegebenen Verhältniss zu theilen. Für je zwei gegebene Massen muss erst ein entsprechender Zirkel construirt werden.

77. Die zweite, von O. Fischer angegebene Methode erfordert zunächst die Auffindung eines bestimmten Punktes, des „Hauptpunktes" für jeden Körpertheil. Der „Hauptpunkt" ist der Schwerpunkt, der dem betreffenden Körperabschnitt zukommt, wenn man sich die gesammte Masse der übrigen mit dem betreffenden Abschnitte zusammenhängenden Glieder in dessen Endpunkten vereinigt denkt. Die Entfernungen der Hauptpunkte von den Endpunkten jedes Abschnittes heissen „Hauptstrecken". Kennt man die Lage der Hauptpunkte, so braucht man, um die Lage des Gesammtschwerpunktes zu finden, nur, von Einem beliebigen Hauptpunkte ausgehend, die nächstgelegene „Hauptstrecke" jedes einzelnen Abschnittes in beliebiger Reihenfolge nach Richtung und Grösse aneinander zu setzen. Dies ist, sofern die Hauptpunkte einmal bestimmt sind, ein bequemeres Verfahren als das vorher beschriebene (vgl. auch 332) (*43*).

78. Aus der auf die vorbeschriebene Weise (40—58) bestimmten Form der Bewegung und aus den Werthen für Lage und Grösse der einzelnen bewegten Massen kann man nun die Grösse der für die Bewegung erforderlichen Arbeit berechnen (*46*).

Unter Arbeit ist hier nur Arbeit im physikalischen Sinne zu verstehen, nämlich die Bethätigung von Kraft durch Aenderung der Geschwindigkeit bewegter Masse. Denn es handelt sich hier eben nur um diejenige Arbeit, die zur Erzeugung der Bewegung verbraucht wird. Physiologische Arbeit, die durch die Grösse des Stoffumsatzes gemessen werden kann, leistet auch der ruhende Muskel.

Die Bewegung wird in der Regel nicht allein durch die Muskelkräfte beeinflusst, sondern auch durch äussere Kräfte: durch die Erdanziehung, den Widerstand und die Reibung am Boden und Anderes mehr. Diese Kräfte werden als theils mit der Muskelkraft, theils ihr entgegen wirkend in Anschlag zu bringen sein.

Aus diesem Grunde hat Fischer, als er die ausführliche Bearbeitung dieses Gebietes begann, sich zunächst bemüht, für einfachere Fälle die statischen Beziehungen zwischen Muskelwirkung und Erdschwere darzustellen, d. h. diejenigen Bedingungen zu ermitteln, in denen innere und äussere Kräfte unter einfachen Bewegungsbedingungen im Gleichgewicht sind (47).

Für manche Fälle, wie zum Beispiel für die Gangbewegung, kann die Schwierigkeit der Rechnung einigermaassen vermindert werden, wenn man von den seitlichen Bewegungen der Körpertheile absieht und nur die Bewegung in Einer Ebene betrachtet. Immerhin bleibt die Aufgabe so verwickelt, dass hier nur die Grundzüge der Behandlung angedeutet werden können.

An einem einzigen starren Körper, der sich frei im Raum befindet, können sich beliebige Kräfte nur auf zwei Weisen äussern: Erstens durch Verschiebung des Gesammtschwerpunktes, zweitens durch Drehung des Körpers um seinen Gesammtschwerpunkt. Die Summe aller einwirkenden Kräfte wird also gleich sein derjenigen Kraft, die den Schwerpunkt bewegt und derjenigen, die den Körper dreht.

Für eine gegebene Masse m und eine gegebene Geschwindigkeit v ist nun die erstgenannte Kraft $K = \frac{1}{2} mv^2$, die zweite ist für eine gegebene Winkelgeschwindigkeit der Drehung w und einen gegebenen Trägheitsradius des Körpers r, $D = \frac{1}{2} mr^2w^2$. Mithin ist die ganze wirkende Kraft $K + D$

$$= \frac{1}{2} m \left(v^2 + r^2w^2 \right).$$

Diese einfache Rechnung würde schon genügen, die auf den menschlichen Körper wirkenden Kräfte zu bestimmen, wenn dieser etwa nach einem Sprunge mit unveränderter Haltung frei schwebend gedacht wird.

Der erhaltene Werth würde noch das gemeinsame Ergebniss von Sprungkraft und Erdanziehung ausdrücken, sodass man, um die Sprungkraft allein zu bestimmen, die Wirkung der Schwerkraft in jedem Augenblick abziehen müsste.

Hat man es statt mit Einem einzigen, mit zwei oder mehr gelenkig verbundenen Körpern zu thun, so gilt folgender von Fischer aufgestellter Satz:

> Jedes einzelne Glied eines beweglichen Gliedersystems verhält sich den auf es einwirkenden Kräften gegenüber, als sei die Masse aller übrigen mit jedem seiner Gelenkpunkte verbundenen Glieder in diesen Punkten vereinigt (48).

Denkt man sich die Massenvereinigung für ein beliebiges Glied ausgeführt, so hat man an Stelle des ursprünglichen Systems einen einzigen Körper, ein „reducirtes System", von gleicher Masse wie das ursprüngliche System. Der Schwerpunkt dieses reducirten Systems ist derjenige Punkt, der oben als „Hauptpunkt" erwähnt worden ist. (77).

Diesen Punkt hat Fischer als „Hauptpunkt" bezeichnet, weil er für alle die Mechanik der mehrgliedrigen Systeme betreffenden Fragen besondere Bedeutung hat. Der Hauptpunkt hat für jedes Glied eines gegebenen Systems eine bestimmte unveränderliche Lage, die sich ein für alle Mal aus der Massenvertheilung im System berechnen lässt. Da die Schwerpunkte der menschlichen Gliedmaassen nahezu auf der Verbindungslinie der Gelenkpunkte liegen, liegen auch die Hauptpunkte auf dieser Linie.

Der obige Satz kann nun mit Einführung des Begriffes der Hauptpunkte auch so ausgesprochen werden:

> Auf jedes beliebige Glied eines mehrgliedrigen Systems wirken beliebige Kräfte so, wie sie auf das reducirte System (des betreffenden Gliedes) wirken würden (49).

79. Fasst man nun eine beliebige Bewegung eines mehrgliedrigen Systems in's Auge, so kann man die Bewegungen zerlegen in eine Bewegung des Gesammtschwerpunktes und eine Bewegung der Theile des Systems relativ zum Gesammtschwerpunkt. Die Bewegung des Gesammtschwerpunktes ist unabhängig von der Bewegung der einzelnen Theile des Systems und kann infolgedessen behandelt werden, wie bei der Bewegung eines einzigen starren Körpers.

Die Bewegung relativ zum Gesammtschwerpunkt besteht in Verschiebung der einzelnen Glieder gegeneinander ohne Veränderung des Gesammtschwerpunktes. Nun wirken aber, nach dem angeführten Satz, alle beliebigen Kräfte auf jedes einzelne Glied, als wären in seinen Endpunkten die Massen der übrigen Glieder vereinigt, das heisst, als wirkten sie auf das reducirte System. Am reducirten System aber, als an einem einzigen starren Körper, können die Kräfte wiederum nur zweierlei Bewegung hervorbringen: Ortsbewegung des Schwerpunktes, oder Drehung um den Schwerpunkt. Ortsbewegung des Schwerpunktes des reducirten Systems wäre aber gleichbedeutend mit einer Verschiebung der gesammten Masse des ursprünglichen Systems. Es können also nach dem Gange der Betrachtung hier nur Kräfte vorkommen, die Bewegung ohne Ortsveränderung des Gesammtschwerpunktes hervorbringen. Folglich kann die Wirkung der Kräfte an jedem einzelnen Gliede ersetzt werden durch eine Drehung des reducirten Systems um seinen Schwerpunkt, das ist um den Hauptpunkt des Gliedes.

Besteht das ursprüngliche System, wie angenähert der menschliche Körper, aus 12 Gliederstücken, so ist deren Bewegung relativ zum Gesammtschwerpunkt zu ersetzen durch entsprechende Drehung der 12 reducirten Systeme (die sich durch Vereinigung aller übrigen Glieder je in den beiden Gelenkpunkten Eines Gliedes ergeben) um den Hauptpunkt jedes Gliedes. Bei jeder solchen Drehung machen die in den Gelenkpunkten vereinigten Massen der entsprechenden Gruppen von Gliedern alle dieselbe Bewegung. Die Gesammtwirkung ist dieselbe, als würden alle Glieder in einer bestimmten Richtung verschoben. Somit ist die gesammte Verschiebung der Körpertheile bei ruhendem Gesammtschwerpunkt darauf zurückgeführt, dass jedes einzelne Glied eine Drehung und zugleich alle übrigen Glieder eine Verschiebung erleiden. Die Kräfte für diese Einzeldrehungen und Einzelverschiebungen sind wie auf einzelne freie Massen wirkende Kräfte zu berechnen und ergeben die Drehungsmomente, die auf die einzelnen Gelenke des Körpers einwirken.

Bedenkt man, dass das angedeutete Verfahren in der Weise rechnerisch durchgeführt werden muss, dass die einzelnen Bewegungen aus der Veränderung der drei Coordinaten jedes Gelenkpunktes für jede verschiedene Phase der Bewegung erst in Winkelbewegung und Winkelgeschwindigkeit der Gliedmaassen umgewandelt und dann diese zu den Drehungsmomenten der inneren und äusseren Kräfte in Beziehung gesetzt werden, von denen die letzteren zum Theil auch besonders berechnet werden müssen, so ist es klar, dass diese Untersuchungsmethode nur von besonders geschulten Forschern und selbst von diesen nur unter Aufwand unendlicher Mühe gehandhabt werden kann. Dafür aber bildet sie den einzigen Weg zu allgemeiner genauer und zuverlässiger Lösung der Aufgaben der Muskelmechanik und muss, wie Fischer sagt, „überall da Verwendung finden, wo es sich nicht nur um Aufstellung einer Hypothese für die Thätigkeit der Muskeln bei den im Leben ausgeführten Bewegungen des menschlichen Körpers handelt, sondern wo man, auf der Grundlage eingehender und genauer Messungen der Bewegungszustände der einzelnen Körpertheile und deren Aenderungen für den ganzen Verlauf der Bewegung, Berechnungen der Intensität der Muskelspannungen ausführen will" (50).

VI. Untersuchung des Baues von Knochen und Gelenken.

§ 1. Untersuchung der Knochenstructur.

80. Obschon das Verfahren bei der Untersuchung der Gewebe im Allgemeinen zu den einfachen anatomischen Verrichtungen zu rechnen ist, sind mit Beziehung auf die mechanische Function einige Besonderheiten ausgebildet worden, die hier angeführt werden mögen.

Die Bälkchenstructur der Spongiosa (83) wird an Knochenschnitten geprüft, die in verschiedener Richtung aus den Knochen herausgeschnitten werden. Die Herstellung solcher Schnitte ist mit gewöhnlichem Werkzeug selbst für den Geübten nur in kleinerem Maassstabe ausführbar. Es ist daher meist erforderlich, die Schnitte in Elfenbeinschneidereien anfertigen zu lassen, wo Maschinensägen vorhanden sind. In neuester Zeit ist auch eine Doppelsäge für Handgebrauch eigens zu dem Zwecke construirt worden, Schnitte von Knochen und Zähnen herzustellen (51). Zuweilen muss der Schnitt, um den zu untersuchenden Stellen des gesammten Bälkchenaufbau's zu folgen, nicht in einer Ebene, sondern in einer gekrümmten Fläche geführt werden. Dadurch wird die technische Ausführung natürlich noch erschwert (91).

Ferner hat sich herausgestellt, dass ein einzelner dünner Schnitt von der wirklichen Vertheilung der Bälkchen ein weniger zuverlässiges Bild giebt, als die Röntgenaufnahme eines dickeren Schnittes. Denn in der Röntgenaufnahme hat man die Uebersicht über die Gesammtheit einer grösseren Zahl von Bälkchen, die sich zu mehr oder weniger durchlässigen Zügen vereinigen (52). Man zieht es deshalb, besonders für die Demonstration vor, Röntgenbilder an Stelle der wirklichen Schnitte anzuwenden. Uebrigens reichen gute Röntgenaufnahmen ganzer Knochen, selbst am Lebenden, in vielen Fällen schon hin, um Beobachtungen der feineren Structur anzustellen (53).

Die mikroskopische Untersuchung bedient·sich selbstverständlich des bekannten Verfahrens, eingebettete Knochenschliffe zu betrachten (54). Ebenso wird die Festigkeit der Knochen nach rein technischen Methoden geprüft (98).

§ 2. Untersuchung der Gelenkknorpel.

81. Als einer speciell für die Zwecke der Gelenkmechanik erfundenen histologischen Methode ist noch des Verfahrens von Hultkrantz zur Auffindung der Spaltrichtung des Gelenkknorpels zu gedenken (55).

„Wenn man eine genau konische (nicht zu spitzwinklige) Ahle in den Knorpel senkrecht auf seine Oberfläche hineindrückt, lässt dieselbe nach dem Herausziehen gewöhnlich eine feine, gerade Spalte (seltener eine sternförmige Figur) zurück. Wenn man in die in solcher Weise gemachten Spalten feine schwarze Oelfarbe reibt, bekommt man an der Gelenkfläche ein System feiner Linien, die einander ziemlich parallel oder stellenweise leicht divergirend laufen".

„Dass diese Linien in der Richtung der grössten Zugfestigkeit (oder der kleinsten Druckfestigkeit) liegen müssen, scheint mir schon aus den ersten axiomatischen Begriffen der Festigkeitslehre ziemlich klar hervorzugehen. — Nehmen wir an, dass in einem Körper die Zugfestigkeit zweier auf einander winkelrechten Richtungen verschieden gross ist, so müssen natürlich die Elementartheile des Körpers eben in derjenigen Richtung leichter von einander getrennt werden, in welcher die attrahirenden Molecularkräfte, welche ja die Zugfestigkeit bedingen, kleiner sind, schwerer dagegen da, wo sie grösser sind. Beim Ueberschreiten der Festigkeitsgrenze geschieht die Trennung zuerst da, wo die von der einwirkenden Kraft hervorgerufenen Zugspannungen mit der Richtung der kleinsten Zugfestigkeit zusammenfallen, das heisst in einer Linie, die gegen die Richtung der kleineren Zugfestigkeit winkelrecht, und mit derjenigen der grösseren parallel ist".

Dritter Abschnitt.

Vom inneren Bau des Knochengerüstes.

---

§ 1. Beziehungen der Structur zur Festigkeit.

82. Ebenso wie der Bau der Gelenke, eigentlich ein Gegenstand der beschreibenden Anatomie, wegen seiner Beziehungen zu den Gelenkbewegungen in der Speciellen Muskelphysiologie behandelt wird, pflegt auch dem Bau der Knochen, soweit er zur mechanischen Leistung in Beziehung steht, hier eine Stelle eingeräumt zu werden.

Es handelt sich dabei um die Untersuchung der für die mechanischen Verhältnisse wichtigsten Eigenschaft der Knochen, nämlich ihre Widerstandsfähigkeit gegen äussere Kräfte, ihre Festigkeit.

Die Untersuchung könnte sich von diesem Standpunkte aus allerdings darauf beschränken, festzustellen, dass sich die Gestalt der Knochen bei allen normalen Bewegungen nicht wesentlich ändert. Die Knochen werden daher im Allgemeinen als unendlich fest, als absolut starre Körper zu betrachten sein.

83. Die Festigkeit einer gleichartigen zusammenhängenden Masse beruht auf dem Zusammenhang ihrer kleinsten Theile, auf der Cohäsion der Moleküle. Die Festigkeit eines Körpers, der, wie meistentheils die Knochen, nicht gleichartig zusammenhängend den Raum erfüllt, beruht aber nicht allein auf der Festigkeit der Masse, sondern auch auf ihrer Anordnung. Wo sich eine grössere Anhäufung der Masse findet, ist die Cohäsion vieler Moleküle, wo die Masse spärlich vertheilt ist, die Cohäsion weniger Moleküle wirksam. Die Masse der Knochen ist nun innerhalb des Raumes, den die äussere Gestalt des Knochens einschliesst, nichts weniger als gleichartig vertheilt. In der Mitte der langen Knochen zum Beispiel befindet sich bekanntlich die Markhöhle, die gar keine Knochenmasse enthält, in den Wänden des Schaftes dagegen eine fast ganz gleichförmige, dichte Knochenmasse; an den Enden hat die Knochenmasse infolge zahlloser kleiner Höhlungen eine Anordnung, die an den Bau eines Schwammes erinnert. Dementsprechend ist auch, ganz allgemein gesprochen, die Festigkeit des Knochens an diesen verschiedenen Stellen eine sehr verschiedene. Man erkennt das schon daran, dass die verschiedenen Theile von Knochen, die der Verwitterung und anderen zerstörenden Einflüssen ausgesetzt sind, ihre Gestalt in ganz verschiedenem Grade behalten.

Diese Verschiedenheit könnte freilich auch auf eine örtliche Verschiedenheit der Knochensubstanz zurückzuführen sein. Es könnten die Bälkchen der schwammigen Substanz an sich aus minder festem Stoff gebildet sein, als die Wände des Schaftes. Die Verschiedenheit des Materiales müsste aber schon sehr gross sein, wenn sie gegenüber der Verschiedenheit der Massenvertheilung in Betracht kommen sollte. Also wird man nicht sehr weit fehlgehen, wenn man annimmt, die eigentliche Knochensubstanz sei überall gleich fest und die Unterschiede in der Festigkeit der verschiedenen Theile des Knochens beruhen nur auf der Anordnung der Masse.

84. Sobald man auf die Anordung der Knochenbälkchen zu achten begann, fand sich, dass sie zu der mechanischen Leistung

des Knochens in Beziehung steht. An denjenigen Stellen, wo die
von aussen auf den Knochen wirkenden Kräfte die grösste Wirkung
üben, wo also der Knochen, wenn er schwächer wäre, zuerst nachgeben würde, ist die Masse am dichtesten aufgebaut. Um diese
Beziehungen in's Einzelne verfolgen zu können, muss man von der
Art, wie die Festigkeit eines Körpers wirkt, eine Anschauung gewinnen. Die Festigkeit äussert sich darin, dass ein Körper gegenüber äusseren Kräften seine Gestalt behält. Mithin ist die Wirkung
der Festigkeit nichts weiter als die Gegenwirkung gegen den gestalt-
verändernden Einfluss der äusseren Kräfte. Da die Gegenwirkung
der Wirkung gleich ist, so lange der Körper seine Gestalt beibehält, ist mit der Kenntniss der einen auch die der anderen gegeben. Da es sich um Untersuchung eines Gleichgewichtes zwischen
inneren und äusseren Kräften (oder, wie man sich für diesen Fall
ausdrückt, zwischen Festigkeit und Beanspruchung) handelt, so
gehört die Betrachtung in's Gebiet der Statik.

Dies Gebiet der Statik unterscheidet sich von dem gewöhnlichen dadurch,
dass die in Betracht kommenden Kräfte nicht Lageveränderungen einzelner
beweglicher Körper, sondern kleinste Verschiebungen sämmtlicher kleinster
Theilchen einer Masse hervorzubringen streben. Das Verhältniss der Festigkeitslehre zur übrigen Statik ist demnach zu vergleichen etwa dem Verhältniss der
Hydromechanik zur Mechanik fester Körper.

85. Jede Formveränderung eines festen Körpers kann zurückgeführt werden auf Zusammendrücken oder Auseinanderziehen. Da
in der Regel das Volumen des Körpers sich nur sehr wenig ändern
lässt, so treten meist beide Arten der Formänderung in bestimmter
Abhängigkeit von einander ein. Die Grösse und Richtung der
Zug- und Druckwirkungen, die sich bei der Formänderung ergeben,
lässt sich für jeden Punkt eines gegebenen Körpers bestimmen.

Auch ohne dass merkliche Formänderung eintritt, entstehen
bei der Beanspruchung durch äussere Kräfte in einem festen Körper
Zug- und Druckspannungen. Grösse und Richtung dieser Spannungen
lässt sich bestimmen, indem man annimmt, dass jede noch so
kleine Kraft unendlich kleine Formänderungen hervorbringt, deren
Grösse und Richtung den Ausdruck der vorhandenen Spannung
darstellt.

An einem Gummimodell können die Zug- und Druckwirkungen unmittelbar
anschaulich gemacht und gemessen werden. Es möge sich um den einfachsten
Fall handeln, dass die Beanspruchung nur in Einer Ebene geschieht. Man

denke sich eine dicke Gummiplatte von der Gestalt des zu untersuchenden Körpers frei auf einer Tischplatte liegend, die die Ebene der Beanspruchung darstellt. Die Oberfläche des Gummi's sei überall mit kleinen Kreisen bemalt. Die Einwirkung der Beanspruchung werde nun nachgeahmt, indem durch Druck auf den Rand der Gummiplatte in der Richtung der beanspruchenden Kräfte die Gestalt der Gummiplatte ein klein wenig geändert wird. Dadurch wird der Gummi an manchen Stellen gedehnt, an anderen zusammengedrückt. Dies wird sich an den aufgemalten Kreisen deutlich erkennen lassen. Jeder der Kreise wird in einer Richtung gedehnt, in einer anderen zusammengedrückt werden und wird daher Ellipsenform annehmen. Die Richtung grössten Zuges wird durch die Richtung des grossen Durchmessers, die Richtung grössten Druckes durch die Richtung des kleinen Durchmessers der Ellipse gegeben sein. Auch die relative Grösse des Zuges und Druckes an verschiedenen Stellen wird durch unmittelbare Vergleichung der Gestaltveränderung der Kreise zu ermitteln sein. Kennt man die Festigkeit des Gummi's, so ist mit der Grösse der Gestaltveränderung endlich auch die absolute Grösse der Spannungen gegeben.

Dies Verfahren ist nur zur groben Veranschaulichung der Zug- und Druckwirkungen brauchbar. Für genauere Bestimmungen wird man die Berechnung nicht entbehren können.

Zur Berechnung der in einem beliebigen Punkte eines beanspruchten Körpers auftretenden Spannungen bedient man sich gewisser Formeln, zu deren Ableitung es der Kenntniss einer ganzen Reihe von Grundsätzen bedarf. Diese Grundsätze beruhen zum Theil auf Anschauungen über das Wesen der Druckwirkung in festen Körpern, die nur durch längere Beschäftigung mit diesem Gegenstande gewonnen werden können. Es wäre daher vergeblich, hier eine fassliche Darstellung des Verfahrens zu versuchen. Es sei vielmehr auf Fachschriften verwiesen, mit dem Bemerken, dass man auch in diese ohne persönlichen Unterricht durch besonders ausgebildete Fachmänner nicht leicht eindringt. Die Frage, die für den vorliegenden Gegenstand in Betracht kommt, nämlich: welche Form die Spannungen in einem beliebigen Körper bei bestimmter Beanspruchung annehmen, liegt den Technikern, für die die Lehrbücher geschrieben werden, fern, da es für sie vielmehr darauf ankommt, die Grösse von Spannungen festzustellen, deren Richtung bekannt ist.

Aus dem ganzen Gebiete sei hier nur Ein Satz angegeben, der aus der blossen Anschauung einleuchtet:

> dass nämlich die Richtung der grössten Zugspannung und die der grössten Druckspannung aufeinander senkrecht stehen.

86. Wenn man nun für irgend eine Stelle eines Knochens, die vorzugsweise der Einwirkung ganz bestimmter Kräfte in bestimmter Richtung ausgesetzt ist, die Richtung der Zug- und Druckwirkungen bestimmt, die diese Kräfte in dem Knochen als in einem

gleichartigen zusammenhängenden Körper hervorbringen würden, und dann die Richtung untersucht, die die Knochenbälkchen der der schwammigen Knochensubstanz an dieser Stelle haben, so tritt unverkennbar hervor, dass die Bälkchen vorzugsweise in den Richtungen des Zuges und Druckes verlaufen (56). Dies hat bekanntlich der Mathematiker Culmann zuerst am Bau des Oberschenkelkopfes nachgewiesen.

Das Linienschema des „oberschenkelähnlichen Krahn's" von Culmann darf als bekannt angenommen werden. Dass dies Schema mit dem Verlauf der Knochenbälkchen übereinstimmt, ist unbestreitbar. Diese Uebereinstimmung beruht aber zum Theil auf der Darstellungsweise. Die Curven des Schema's bezeichnen nur die Richtung der Spannungen, ohne irgend welche Beziehung zu deren Grösse. Die Bälkchenzüge dagegen beruhen auf der Massenvertheilung und stehen daher in engster Beziehung zur Grösse der Spannung, die jeder Punkt des Knochens ertragen kann. Dieser Unterschied darf nicht ausser Acht gelassen werden. Die Richtung der Spannungen kann natürlich für jeden beliebigen Punkt der Figur angegeben werden, mithin auch für alle diejenigen Punkte, die zwischen den Linien liegen. Also könnten auch in der Mitte des Körpers, mitten in der „Markhöhle", ebensoviele Richtungscurven angegeben werden, wie an irgend einer anderen Stelle, wodurch die Uebereinstimmung des Schema's mit dem Knochenschnitt sehr viel weniger auffällig werden würde. Die Vertheilung der Linien auf dem Schema hängt demnach zum Theil von der willkürlichen Auswahl der zu untersuchenden Punkte ab und nur in sofern zum Theil von der Richtung der Spannungen selbst, als die Linien, die im oberen Theil der Figur annähernd gleichmässig über die Fläche vertheilt sind, sich im unteren Theile an den Rändern zusammenschliessen. Das Schema zeigt also nur den Verlauf der Spannungsrichtungen für eine Anzahl willkürlich gewählter Punkte, und der Vergleich mit dem Knochen lehrt, dass diese Richtungen mit den Richtungen der Bälkchenzüge übereinstimmen.

87. So leicht es ist, sich von der Uebereinstimmung zwischen der Richtung der Knochenbälkchen und der der Zug- und Druckcurven zu überzeugen, so schwer ist es, sich von der Bedeutung dieser Uebereinstimmung eine klare Anschauung zu bilden.

Am Besten geht man vielleicht von der Bemerkung aus, die weiter oben gemacht wurde, dass sich dies Gebiet der Statik durch die Verschiedenheit des betrachteten Objects, nämlich eines starren Körpers, von den sonst in der Statik behandelten Gegenständen unterscheide (84). Man wird also die Auffassung der vorliegenden Verhältnisse dadurch erleichtern, dass man an die Betrachtung beweglicher Constructionen anknüpft. Wirkt auf einen beweglichen Körper eine Kraft, so bringt sie eine Bewegung hervor, und wenn diese Bewegung durch eine Befestigung, sei es mittelst Zug oder Druck, verhindert werden soll, so wird die Befestigung praktisch um so wirksamer sein, je näher sie an derjenigen Stelle angebracht ist, wo die Bewegung des Körpers unter dem Einflusse der angenommenen Kraft am grössten ist.

Man muss auf dem Gebiete der Festigkeitslehre natürlich absehen von der sonst bei statischen Betrachtungen gewöhnlich angenommenen absoluten Starrheit der Körper. Bei rein theoretischer Betrachtung, bei der man absolute Starrheit vorauszusetzen pflegt, würde es selbstverständlich ganz gleich sein, ob der betreffende Körper an einem oder einem anderen Punkte gestützt wird, sofern die wirkenden Kräfte im Gleichgewicht wären.

88. Man stelle sich ein praktisches Beispiel, etwa einen schiefstehenden Mast vor, auf den die Schwere in dem Sinne wirkt, dass sie ihn vollends umfallen zu machen strebt. Soll dieser Mast durch eine Stütze, die mittelst Druck oder durch ein Seil, das mittelst Zug wirkt, in seiner Lage festgehalten werden, so wird diese Befestigung desto wirksamer sein, je näher der Spitze des Mastes sie angreift, die beim Fallen die grösste Bewegung macht. Bringt man nämlich die Stütze oder das Seil ganz niedrig an, so wird schon ein ganz geringfügiges Nachgeben die Spitze des Mastes um ein sehr bedeutendes Stück sinken lassen. Bringt man aber die Stütze oder das Seil an der Spitze an, so wird der Mast

Figur 5.

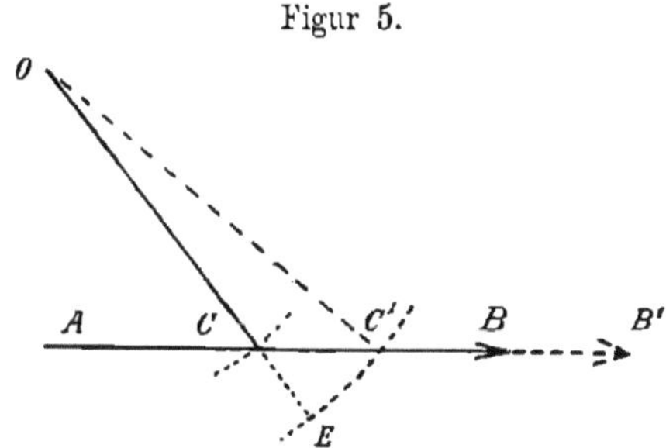

Der Pfeil AB sei durch den schief zu seiner Richtung angreifenden Faden OC festgehalten. Dehnt sich der Faden um die Strecke CE, so kann der Pfeil um das Stück $BB^1 = CC^1$ vorrücken, indem OC die Lage OC^1 erhält. Griffe der Faden in der Richtung der Bewegung AB an, so könnte bei der Dehnung um CE höchstens eine Bewegung gleich CE. stattfinden.
Die gleiche Betrachtung gilt umgekehrt, wenn man sich den Pfeil rückwärts bewegt und die Linie C^1O als eine nachgiebige Stütze denkt.

sich nur um soviel bewegen können, um wieviel eben Stütze oder Seil nachgeben. Hat man also nur eine Stütze oder ein Seil von gegebener Festigkeit zur Verfügung, so wird man den Mast um so sicherer in seiner Lage halten, je näher am Punkte der grössten Bewegung man die Befestigung anbringt. Umgekehrt, will man mit einer möglichst dünnen Stütze oder Seil den Mast möglichst sicher befestigen, so muss die Befestigung am Punkte der grössten Bewegung angreifen.

89. In einem Körper, der sich unter der Einwirkung einer äusseren Kraft verbiegt, findet nun eine Bewegung der kleinsten Theilchen gegeneinander statt, indem sie in bestimmten Richtungen zusammen-, in anderen auseinanderrücken. Dieser Bewegung wirkt der Zusammenhang der Theilchen unterein-

ander, also die Festigkeit des Körpers, entgegen, indem sie die Gestalt des Körpers unverändert zu erhalten strebt. Wo eine grössere Menge kleinster Theilchen angehäuft ist, wird diese Widerstandskraft eine grössere sein. Trotzdem wird aber auch hier ein gewisser Grad von Nachgiebigkeit bestehen bleiben. Diese Nachgiebigkeit wird aber um so weniger in's Gewicht fallen, je grösser die Bewegung ist, die durch die Widerstandskraft gehemmt werden soll. Die grösste Bewegung der Theilchen erfolgt aber natürlich in der Richtung des Zuges und Druckes der äusseren Kraft. Greift die Widerstandskraft schief zu der Richtung dieses Zuges oder Druckes an, so wird die geringste Nachgiebigkeit der Bewegung in der Richtung des Zuges oder Druckes verhältnissmässig viel Spielraum lassen, wirkt aber die Widerstandskraft in der Richtung des Zuges oder Druckes selbst diesem entgegen, so kann die erfolgende Bewegung nur ebensogross werden, wie die Nachgiebigkeit des Widerstandes zulässt. Mithin wird die Massenanhäufung dann am besten der Veränderung der Gestalt entgegenwirken, wenn sie gerade in der Richtung grössten Zuges und Druckes liegt.

90. In dem Vorhergehenden ist die Einwirkung von Zug und Druck auf die Masse eines festen Körpers hergeleitet worden aus der Betrachtung eines beweglichen Systems von starren Körpern. Die Anhäufung der Theilchen einer festen Masse verhält sich eben ganz wie ein Gerüst aus einzelnen unter einander verbundenen Baustücken. Die Verbreitung von Zug und Druck etwa in dem Netzwerk einer Gitterbrücke ist der Richtung nach dieselbe, wie sie in einer einzigen Trägerplatte sein würde, die an Stelle des Gitters gesetzt würde. Daher kann auch die Anschauung der Zug- und Druckcurven ohne Weiteres auf die Structur der Knochen, die ein derartiges Gitterwerk darstellt, angewendet werden, und der Einwand, dass die Beanspruchung nicht nach den betreffenden Curven erfolgen könne, weil keine homogene Substanz vorhanden sei, ist nicht stichhaltig.

§ 2. Beziehung der Structur der Knochen zur Function (57).

91. Schon L. Ward erkannte in der inneren Structur des Oberschenkelhalses die Analogie zur Construction eines Hebekrahn's, bei dem ein schräg stehender Tragbalken durch eine nach seinem oberen Ende gespannte Zugstange oder Kette unterstützt wird. H. v. Meyer untersuchte Schnitte des oberen Endes des Oberschenkelknochens, an denen Culman dann die vollkommene Uebereinstimmung der Bälkchenzüge mit den Zug- und Druckcurven zeigte. Erst Julius Wolff erwies aber durch eingehendere Forschung die allgemeine Bedeutung dieser Beobachtung als Grundprincip für Bau und Gestalt der Knochen überhaupt.

Zunächst galt es nachzuweisen, dass die Knochenstructur durchaus nach der Richtung der Beanspruchung gebildet sei.

Dies geht besonders deutlich aus zwei Thatsachen hervor: Erstens sind die Bälkchenzüge, wie es die Theorie verlangt, stets senkrecht auf einander gerichtet. Hier ist zu erwähnen, dass dieser Punkt auf älteren schematisirten Figuren mitunter falsch dargestellt ist. Zweitens findet man im Knochen, der in jeder anderen Schnittebene ein verwickeltes System von Balkenzügen darstellt, in der theoretisch festzustellenden „neutralen Schicht", die eine gleichmässige Beanspruchung erfährt, auch eine vollkommen gleichmässige Structur. Für den Oberschenkelhals verläuft die neutrale Schicht sagittal in einer nach der Krümmung des Halses gebogenen, ein wenig lateral vom Mittelschnitt verlaufenden Fläche. Ein Knochenschnitt, der diese Schicht aus dem Knochen herauslöst, ist also ein gekrümmtes Blatt, das ganz und gar aus gleichmässigen dorsoventral und kopffusswärts laufenden Bälkchen besteht.

Der schlagendste Beweis liegt aber darin, dass sich die Knochenstructur bei veränderter Beanspruchung im Sinne der Anpassung verändert.

92. Obschon diese Vorgänge in's Gebiet der Pathologie gehören, müssen sie hier zur Ergänzung der physiologischen Beobachtung angeführt werden.

Jede Veränderung der äusseren Form eines belasteten Körpers bedingt eine Abänderung der Richtungen des maximalen Zuges und Druckes und damit eine veränderte Beanspruchung seiner sämmtlichen Elemente. Wenn also ein Knochen durch irgend welche Einflüsse, etwa durch Bruch und Heilung in winklig dislocirter Stellung, in seiner Form verändert ist, so ist seine ursprüngliche, der früheren normalen Gestalt angepasste Structur unzweckmässig geworden und der Knochen wird den veränderten mechanischen Anforderungen nicht mehr genügen können. Er wird erst dann wieder functionsfähig werden, wenn seine durch die Formänderung statisch werthlos gewordenen Bälkchen geschwunden und dafür neue, für die veränderte Form und statische Beanspruchung brauchbare Bälkchenzüge entstanden sind. J. Wolff hat nun a priori in seinem „Gesetz der Transformation der Knochen" ausgesprochen, dass es die Wiederherstellung der Function, nicht der ursprünglichen Form, sein müsse, die für die Structur der Knochenneubildungen maassgebend sei. Diese Anschauung steht in geradem Widerspruch zu der älteren Lehre von der Heilung der Knochenbrüche und von der Entwickelung der Knochenformen überhaupt. Denn man nahm früher an, dass, etwa nach einem Knochenbruch, die im Organismus wirkenden Kräfte bestrebt seien, die ursprüngliche Form möglichst vollkommen wieder herzustellen. Ferner glaubte man, dass das Wachsthum der Knochen wesentlich durch Zug und Druck beeinflusst werde in dem Sinne, dass das Gewebe unter Druck schwinden, unter Zug dagegen zunehmen müsse. Die Knochenvorsprünge, Leisten und Gräten an den Ansatzstellen der Muskeln wurden danach als durch Zug hervorgerufen betrachtet. Nun zeigte Julius Wolff, dass zum Beispiel bei winkliger Heilung eines Röhrenknochens häufig eine vollkommene Abschliessung der Markhöhle bestehen bleibt, obwohl diese doch offenbar ein wesentliches Merkmal der normalen Knochenform darstellt. Er zeigte ferner, dass ganz allgemein bei normal oder pathologisch gekrümmten Knochen die concave Seite, auf der Druckbeanspruchung besteht, eine Anhäufung, die convexe Seite, die auf Zug beansprucht wird, eine Verminderung des Knochengewebes aufweise. Die richtige Erkenntniss dieser Verhältnisse ist mit Erfolg für die Methoden der orthopädischen Behandlung verwerthet worden.

Die besprochenen Lehren beziehen sich nun nicht etwa bloss auf die innere Structur der Knochen, sondern auf den ganzen Knochen überhaupt, also auch auf seine äussere Gestalt. Die äussere Form eines Knochens ist in diesem Sinne nur als die Begrenzung des functionellen Aufbau's anzusehen. Es ist also auch die äussere Gestalt des Knochen's aus ihrer functionellen Bedeutung zu erklären.

93. In diesem Punkte steht der Wolff'schen Lehre vom Knochenbau wiederum eine ältere Auffassung entgegen, die auf L. Fick zurückgeht, dass nämlich die Entwickelung der Knochenformen durch die Entwickelung der benachbarten Weichtheile bedingt sei. Diese Anschauung wird mit dem höchst unglücklichen Ausdruck der „Prägungstheorie" bezeichnet. Wenn es schon aller Anschauung widerspricht, dass die härtere Knochenmasse von der weicheren Umgebung gleichsam geprägt werden könne, so setzt das Wort Prägung überdies noch voraus, dass vor der Formgebung eine grössere ungeformte Masse vorhanden gewesen sei. Dies trifft natürlich für die Knochen nicht zu. Dagegen ist die „Prägungstheorie" (58), soweit sie nur eine gegenseitige Beeinflussung benachbarter Theile im Laufe ihrer Entwickelung behauptet, durchaus nicht von der Hand zu weisen. Da offenbar die Löcher und Kanäle, die Lücken und Furchen in verschiedenen Knochen nur durch ihre Beziehung zu den entsprechenden Weichtheilen zu erklären sind, so ist es sogar nothwendig, diese Theorie in gewissem Masse anzuerkennen.

94. Es entsteht die Frage, wie weit rein morphologische Verhältnisse und wie weit die Function die Gestalt der Knochen bestimmen. Soweit sich diese Frage bisher beantworten lässt, scheint sich zu ergeben (59), dass Function, wenn auch nicht ausschliesslich, so doch in viel grösserem Maasse an der Formbildung betheiligt ist, als man a priori glauben sollte. So hat Roux als ein Beispiel für den Einfluss der benachbarten Gewebe die Form der Tibia aufgestellt: „Die Tibia hat zum Beispiel keine rein functionelle Gestalt, da sie statt des ihrer Function entsprechenden mehr elliptischen Querschnittes durch den Druck der anliegenden Muskeln einen dreieckigen Querschnitt erhalten hat".

Dem gegenüber hat nun H. Hirsch gerade das Schienbein einer eingehenden Untersuchung auf das Verhältniss zwischen Form und mechanischer Function unterworfen. Die theoretische Analyse der Beanspruchung ergab, dass das Schienbein auf Biegung hauptsächlich in der Sagittalrichtung, und zwar am stärksten in seinem proximalen Abschnitt beansprucht werde. An zweiter Stelle steht die Beanspruchung in frontaler Richtung, und zwar auf Durchbiegung lateralwärts. Für diese Beanspruchung ergiebt die theoretische Construction nach den Grundsätzen der Festigkeitslehre eine annähernd mit der wirklichen Gestalt des Schienbeins übereinstimmende Form. Es lässt sich nun auch das Verhältniss der Kräfte feststellen, die in den verschiedenen Richtungen auf das Schienbein wirken, und es zeigte sich bei Festigkeitsprüfungen an einer grossen Zahl von Schienbeinen, dass das wirkliche Verhältniss der Festigkeit in verschiedenen Richtungen mit dem von der Theorie geforderten übereinstimmte. Es folgt demnach, dass die Gestalt des Schienbeins, insbesondere die dreieckige Gestalt des Querschnittes, durch die Function allein ausreichend erklärt ist.

95. Der innere Bau der Knochen ist bisher nur für vereinzelte Stellen untersucht und analysirt worden. Wie oben angedeutet, ist die Frage nach den Einzelheiten dieses Baues eine rein anatomische, da für die grobe physiologische Function die Knochen als vollkommen starr angesehen werden können. Es soll deshalb hier nicht weiter auf die einzelnen Knochen eingegangen werden. Doch sei darauf hingewiesen, dass in solchen Fällen, wo eine physiologische Hypothese eine stärkere Beanspruchung irgend eines Knochens in bestimmter Richtung voraussetzt, die Untersuchung der Structur einen zuverlässigen Prüfstein abgeben kann.

§ 3. Structurverhältnisse der Gelenkknorpel.

96. Neben der Structur des Knochens verdient die Structur der Gelenkknorpel Beachtung.

König hat zuerst an gefrorenen Hüftgelenken festgestellt, dass die Knorpelflächen des Kopfes und der Pfanne einander der Gestalt nach nicht genau entsprechen. Er vermuthete, dass sie durch Druck soweit umgeformt würden, dass sie in grosser Ausdehnung auf einander passten (*12*).

Braune und Fischer haben dies Verhalten beim Kniegelenk nachgewiesen (*60*) und kommen zu dem allgemeinen Ergebniss: „Man findet bei der Vergleichung thierischer Gelenke den Knorpelüberzug dann dünn, wenn die Knochenformen nur wenig von den reinen Formen der Flächenarten abweichen, die eine congruente

Figur 6.

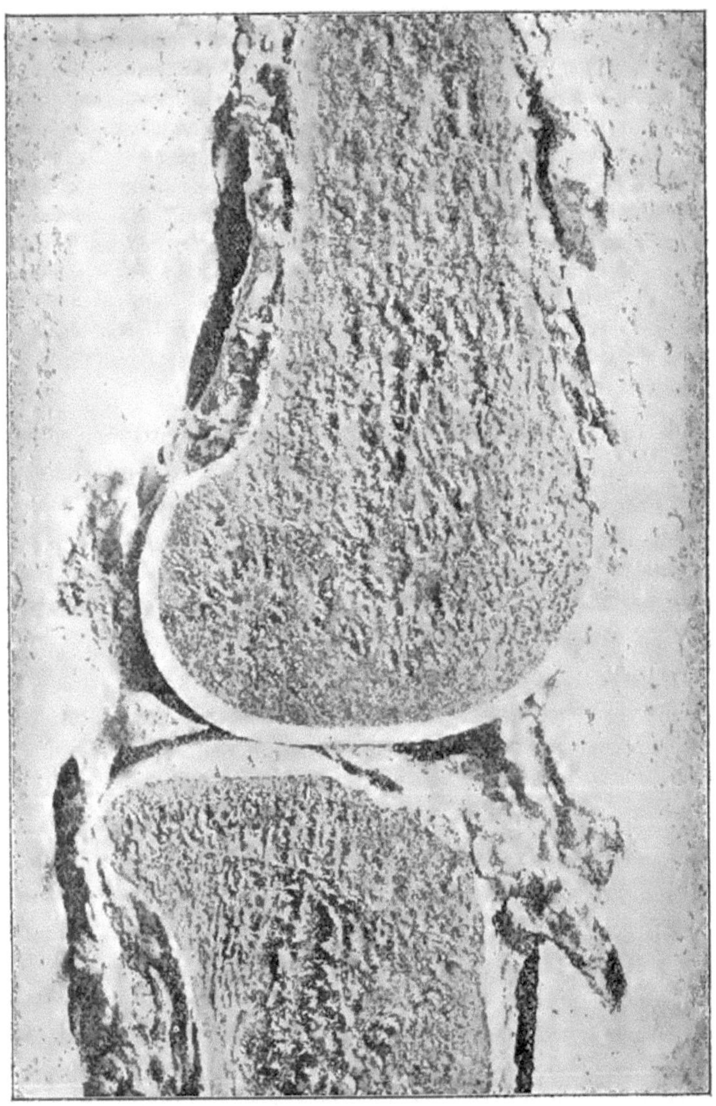

Tafel IX aus: Braune und Fischer, Die Bewegung des Kniegelenkes etc.
Abh. d. math.-phys. Cl. d. Kgl. Sächs. Ges. d. Wiss. Bd. XVII. No. 2. 1891.

Sagittalschnitt durch die äusseren Condylen eines menschlichen Kniegelenkes.
Rechtes Bein desselben Individuums wie in Figur 7.

Figur 7.

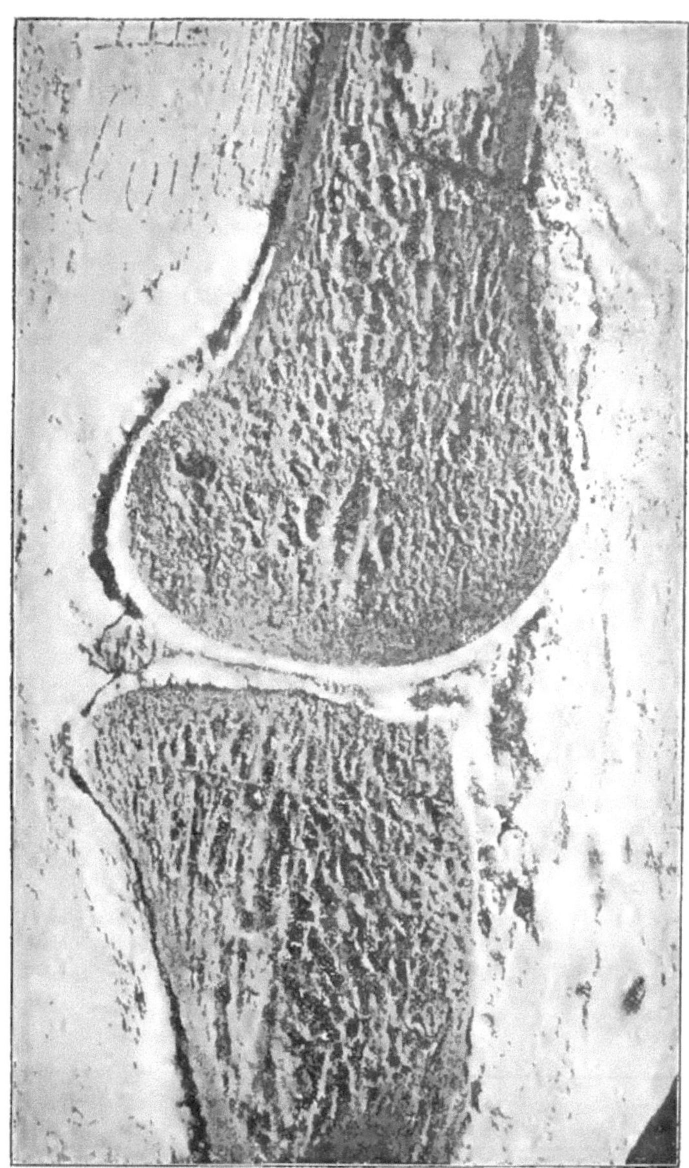

Tafel X von Braune und Fischer. — Vergl. Figur 6.
Entsprechender Sagittalschnitt vom linken Kniegelenk desselben Individuums,
bei starker Zusammenpressung der Knochenenden vermittelst einer Schrauben-
vorrichtung.

Verschiebung auf sich selbst zulassen, wie zum Beispiel bei den Charniergelenken am Fusse des Pferdes, des Rehes etc., dagegen sehr stark angelegt, wenn die Abweichung der Knochenform von einer dieser Flächenarten eine sehr grosse ist, wie zum Beispiel an dem oberen Ende der Tibia beim menschlichen Kniegelenk".

Dies ist mit anderen Worten ungefähr dasselbe, was schon in älteren Lehrbüchern durch die Angabe bezeichnet wird, die Knorpelüberzüge seien da am dicksten, wo sie dem stärksten Druck ausgesetzt wären. Denn offenbar wird bei gleicher Belastung an solchen Stellen, wo die Gelenkflächen am schlechtesten zusammenpassen, wo also die Berührungsstelle am engsten begrenzt ist, jedes einzelne Flächentheilchen dem stärksten Druck ausgesetzt sein (*61*). Mithin schliesst die letztere Fassung die erst angeführte ein, sie ist die allgemeinere und sogar eigentlich allein zutreffende, weil selbstverständlich die absolute Dicke des Knorpels auch von der absoluten Grösse des auftretenden Druckes abhängt. Ein verhältnissmässig gut schliessendes Gelenk bedarf, wenn es sehr starken Druck ertragen soll, eines dickeren Knorpelpolsters als ein Gelenk mit kleiner Berührungsfläche, das nur geringem Drucke ausgesetzt ist. Die Dicke sämmtlicher Knorpelüberzüge des menschlichen Knochengerüstes ist von Werner gemessen und verglichen worden und die Ergebnisse stimmen mit obiger Betrachtung überein (Figur 8 u. 9, S. 68 u. 69).

Die grösste Dicke, über 6 mm, fand sich an der Hinterfläche der Kniescheibe, nächstdem an der von Braune und Fischer bezeichneten Stelle, also da, wo sehr starke Belastung auf schlecht aufeinander passende Gelenkflächen trifft. Dagegen ist auch am Schenkel- und Oberarmkopf, am Ellenbogengelenk und an anderen Stellen, wo die Gelenkflächen zwar in grosser Ausdehnung schliessen, aber durch die grossen auf sie wirkenden Muskelmassen sehr hohem Drucke ausgesetzt werden, eine dickere Knorpelschicht vorhanden, als an weniger belasteten Gelenken, mögen sie auch noch so schlecht zusammenpassen (*61*).

97. In den dicken Knorpelschichten muss nun bei einwirkendem Druck eine gewisse Formveränderung entstehen, die zu inneren Spannungen führt.

Diese Spannungen bis in's Einzelne theoretisch zu verfolgen, würde eine schwierige Aufgabe sein, dagegen lässt sich schon aus der einfachsten Anschauung erkennen, in welchen Richtungen die Spannung hauptsächlich verlaufen muss. Senkrecht auf die Gelenkflächen wird in Folge des äusseren

Druckes auf das Gelenk eine Druckspannung entstehen, in der Fläche dagegen, je nachdem es sich um convexe oder concave Flächen handelt, Druck- oder Zugspannungen. In einer kugelförmigen Masse, die auf eine ebene Unterlage gedrückt wird, sodass sie sich an der Berührungsstelle abplattet, entsteht in Folge der Abplattung erstens eine Druckspannung von der Oberfläche her auf die Mitte der Kugel zu, zweitens in der Berührungsstelle selbst eine oberflächliche Druckspannung von der Mitte der Berührungsstelle auf deren Umkreis zu, endlich in Folge des Auseinanderpressens der nachgiebigen Masse ausserhalb des Randes der Berührungsfläche eine am Rande entlang verlaufende Zugspannung. Bei einer Hohlkugelfläche, in die eine Vollkugel hineingepresst wird, kann statt der an zweiter Stelle aufgeführten Druckwirkung ebenfalls Zugspannung eintreten, da die ganze Kugelschale sich zu vertiefen strebt.

Hultkrantz hat diese Betrachtungen für den Knorpelüberzug des Ellenbogengelenks durchgeführt, und ist zu dem Ergebniss gekommen, „dass in der Trochlea die Zugspannungen hauptsächlich transversal, parallel der Gelenkaxe verlaufen — —, wogegen die stärksten Drucksteigerungen vertical, also der Flexionsebene des Gelenks parallel verlaufen — —". Umgekehrt verhält es sich mit den Knorpelflächen der Incisura sigmoidea. „In der concav-sphärischen Fovea cap. rad. müssen hauptsächlich Zugspannungen und zwar

---

Erklärung der Figuren 8 u. 9 auf Seite 68 u. 69.

Querschnitte durch menschliche Gelenkknorpel nach Werner (61).

Fig. 1. Horizontalschnitt durch die Mitte der Schultergelenkpfanne. labrum glenoidale schraffiert.
Fig. 2. Frontalschnitt durch die Mitte der Gelenkfläche des caput humeri.
Fig. 3. Schnitt durch die Mitte der Gelenkfläche des caput humeri senkrecht zu Schnitt 2.
Fig. 4, 5 u. 6. Frontalschnitte durch die Gelenkfläche des humerus im Ellenbogengelenk der distalsten Linie derselben entsprechend.
Fig. 7. Sagittalschnitt durch die distalste Stelle des eminentia capitata.
Fig. 8. Sagittalschnitt durch die Gelenkfläche der ulna im Ellenbogengelenk, auf der Leiste gegen die Einsattelung der trochlea verlaufend.
Fig. 9. Sagittalschnitt durch die Mitte der Gelenkfläche des Radiusköpfchens.
Fig. 10 u. 11. Frontalschnitte durch die Gelenkfläche des Radiusköpfchens.
Fig. 12 u. 13. Frontalschnitte durch die Gelenkfläche des Femurkopfes 5 mm vor dem vorderen Rande der fovea capitis vorüberführend.
Fig. 14. Schnitt über die Mitte der Gelenkfläche des Femurkopfes vom vordersten zum hintersten Punkte der Circumferenz derselben verlaufend.
Fig. 15. Schnitt auf der Grenze zwischen mittlerem und hinterem Drittel der Condylen des femur quer über dieselben verlaufend.
Fig. 16 u. 17. Frontalschnitte durch die Kniegelenkfläche der tibia über die Mitte der Condylenflächen.
Fig. 18. Sagittalschnitt durch die Mitte der Patellargelenkfläche.
Fig. 19. Sagittalschnitt durch die Mitte der distalen Gelenkfläche der tibia.
Fig. 20, 21, 22 u. 23. Sagittalschnitte durch die Mitte der distalen Gelenkfläche des metacarpus I u. III.
Fig. 24. Sagittalschnitt durch die Mitte der distalen Gelenkfläche des metatarsus I u. III.
Fig. 25. Horizontalschnitt durch die distale Gelenkfläche des metatarsus II auf der Grenze zwischen mittlerem und dorsalem Drittel verlaufend.

Figur 8.

hint R.
vord R
F. 1.
ob R
hint R.
max
vord R
Г 3
cond ext
condyl. int
F 5.
cond ext
cond. int
F 4.
cond. int
cond ext.
F 6.
hint R.
cond R
F 7.
vord R
Г 2
knorpelfreie Knochenleiste
d.
F 8.
hint R.
vord R
F. 9.
lat. R
med. R.
F. 10.
lat R.
med R
F. 11.
lat. R.
med R.
F 12.

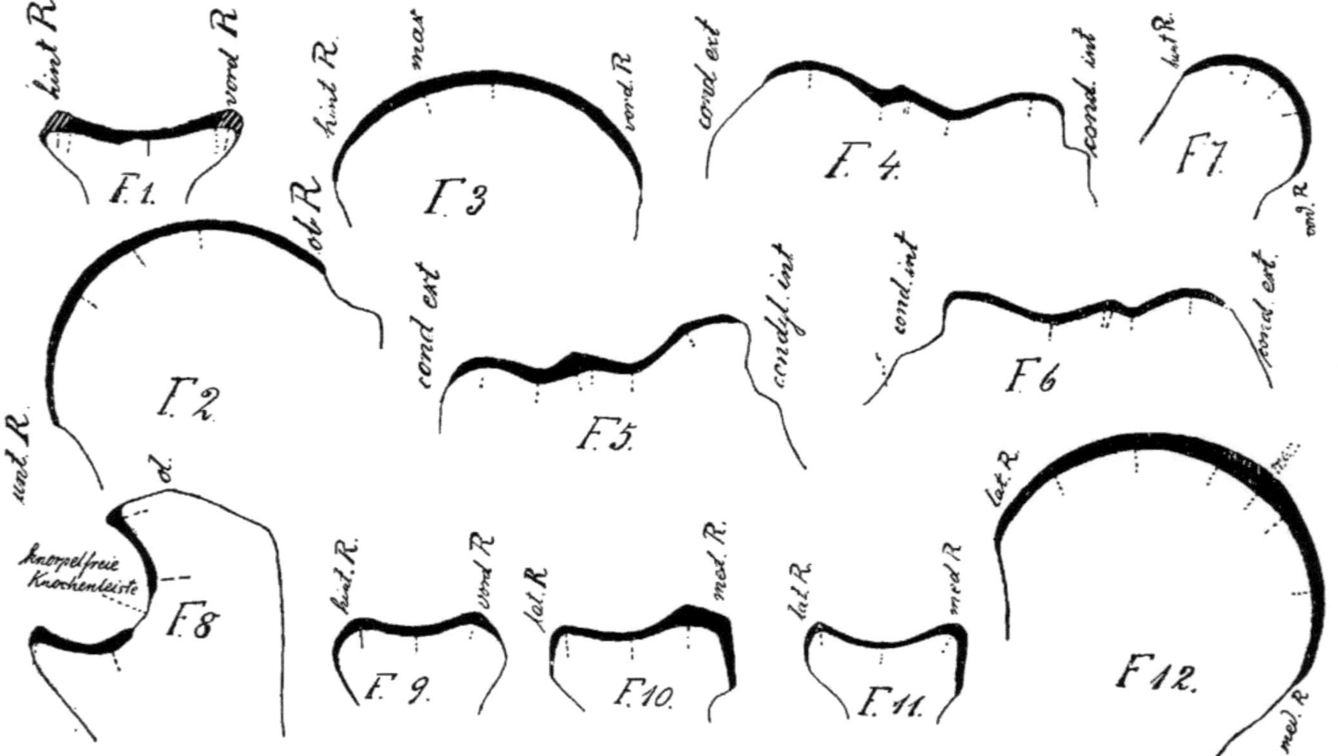

Figur 9.

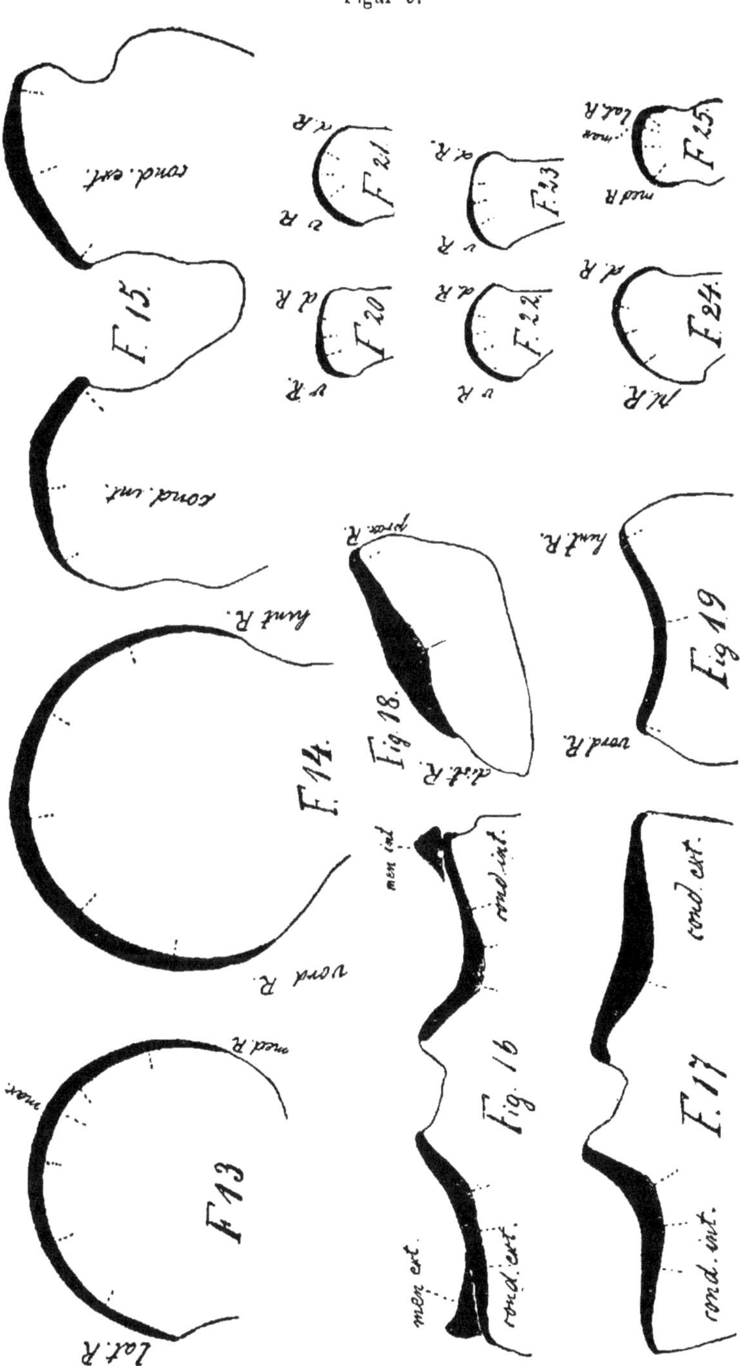

in radiärer Richtung bestehen." Das Capitulum humeri zeigt nach dem oben
ausgeführten Beispiel überwiegend Druckspannungen in radiärer Richtung.

Es lässt sich nun nachweisen (81), dass der Knorpel thatsächlich vermöge seines inneren Baues in der angegebenen Richtung
grösseren Zuges grössere Zugfestigkeit hat (55).

Damit ist auch für die Structur des Knorpels, wenigstens
beim Ellenbogengelenk, eine Beziehung zur mechanischen Function
nachgewiesen.

§ 4.   Die Festigkeit des Knochengerüstes.

98.   Die absolute Widerstandsfähigkeit des Knochengerüstes
kann auf verschiedene Arten untersucht werden. Man kann erstens
die Festigkeit des Knochengewebes an sich feststellen, zweitens die
Festigkeit der einzelnen Gerüsttheile für sich oder im Zusammenhang. Derartige Prüfungen sind mehrfach ausgeführt worden. Es
kommt aber für die Beurtheilung der erhaltenen Werthe sehr viel
darauf an, in welcher Weise die Probe vorgenommen wird.

Ein und dasselbe Material, also auch ein und derselbe Knochen zeigt auf
verschiedene Beanspruchung ganz verschiedene Festigkeit. So wird zum Beispiel ein Draht von gegebenem Querschnitt durch ein gegebenes Gewicht, wenn
es drückend auf ihn wirkt, nicht um ebensoviel verkürzt, wie er verlängert
wird, wenn das Gewicht an ihm zieht.

Daher unterscheidet man technisch eine ganze Reihe verschiedener Arten
der Banspruchung des Materiales, für deren jede ein besonderes Maass der
Festigkeit gilt, nämlich Zug oder Dehnung, Druck, Scheerung, Biegung,
Knickung, Torsion. Jede dieser Arten Beanspruchung ergiebt ausserdem einen
anderen Festigkeitswerth, wenn sie mit einem plötzlichen Stoss einsetzt. Es
ist deshalb die Stossfestigkeit getrennt von der Festigkeit bei allmählich
wachsender Beanspruchung zu untersuchen. Dies hat Triepel mit Bezug auf
die Lehre von der Festigkeit der Knochen besonders hervorgehoben, weil die
Form der Beanspruchung, die in der Praxis zu Knochenbrüchen führt, gewöhnlich durch Stoss erfolgt (*62*).

Was die Prüfung auf absolute Festigkeit anlangt, so zeigt sie,
dass die Festigkeit das Maass der gewöhnlichen Beanspruchung
bedeutend überschreitet. Die Knochen, Bänder, Knorpel, Sehnen
müssen nicht bloss die Belastung aushalten können, die ihnen bei
verschiedenen Stellungen des Körpers zufällt, sondern sie müssen
auch äussere Gewalten, und plötzliche Stösse bis zu einem gewissen
Maasse ertragen können, um die Functionsfähigkeit des Organismus
aufrecht zu erhalten.

In der Technik pflegt man so zu verfahren, dass man die Beanspruchung, der ein Theil einer Construction ausgesetzt sein wird, genau berechnet, den betreffenden Theil aber nicht bloss in der dazu ausreichenden Stärke herstellt, sondern das gefundene Maass noch mit einem gewissen Factor, dem Sicherheitsfactor, multiplicirt, der oft das mehrfache der Einheit beträgt. Auf diese Weise wird die Construction sowohl gegen unvorhergesehene grössere Beanspruchung, wie auch gegen etwa vorkommende Mängel in der Beschaffenheit des Materiales gesichert.

Die überschüssige Sicherheitsfestigkeit ist bei Knochen, Knorpeln und Bändern grösser als bei Muskeln und Sehnen, bei denen im Gegentheil die Beanspruchung zuweilen die Grenze der Festigkeit erreicht.

Triepel erkennt in dem Umstande, dass die Knochen eine überschüssige Festigkeit zeigen, eine Ausnahme von der häufig als allgemeines Gesetz betrachteten Lehre, dass die Natur sich zur Erreichung ihrer Zwecke stets der kleinsten zureichenden Ursache bediene.

99. Von der Festigkeit der Gewebe kann nachfolgende Uebersicht eine Vorstellung geben (*63*).

Festigkeit verschiedener Gewebe
(nach Triepel und Anderen).

Art des Materials	Art der Beanspruchung	Grösste Belastung in K. (Kilogramm)	Grösse der Formänderung in Procenten	Festigkeit $= \dfrac{K}{mm^2}$ (rund)
Knorpel:				
Stäbe von 16 mm im Quadrat und 70 mm lang	Zug	2,72	13	0,15
Würfel 5 mm³	Druck	39,3	7,5	1,5
Knochen:				
Stäbchen von 2,4 mm Querdm. aus Compacta der Tibia . .	Zug	12,41	< ¼ (Wertheim)	10,00 (Hülsen)
Würfel 5 mm	Druck	426	—	15,0
Stäbchen, feucht, 3 . 2 . 80 mm	Biegung	2,2	12	—
Würfel 10 mm, Spongiosa aus Lendenwirbel, frisch	Druck	96,25	—	0,9
Sehne:				
Plantaris, 2,239 mm² frisch, n. Triepel	Zug	9,5	5	5

Die Festigkeit der Bänder der einzelnen Gelenke ist von Fessler geprüft worden, der ziemlich verschiedene, im Allgemeinen sehr hohe Werthe fand. Um den Femur aus dem Hüftgelenk auszureissen, bedurfte es in einem Falle der Zugkraft von nicht weniger als 1000 Kilogramm.

Ueber die Widerstandsfähigkeit der einzelnen Theile des Knochengerüstes bringt Triepel eine ausführliche Zusammenstellung der Ergebnisse von ihm selbst, von Lesshaft und namentlich von Messerer.

Es mögen hier nur einige Maximal- und Minimalzahlen angeführt werden:

1. Lendenwirbel, in senkrechter Richtung auf Druck beansprucht:

30 jähr. Mann . . . 1000 kg
80 jähr. Weib . . .   240 „

2. Brustkorb in transversaler Richtung comprimirt:

Rippenbrüche bei 30 jähr. Mann . . . 200 kg
„   „ 82 jähr. Weib . . . 40 „

in sagittaler Richtung:

40 jähr. Mann . . . 60 kg
82 jähr. Weib . . . 40 „

3. Becken: Crista gegen Crista transversal gedrückt führt zur Zerreissung der Artic. sacroil. bei 180 kg. Acetabulum gegen Acetabulum ebenso, Bruch bei 450—170 kg.

Symphyse gegen Kreuzbein sagittal gedrückt. Bruch der Schambeinäste bei 250—170 kg. Kreuzbein gegen die Tubera ischii in longitudinaler Richtung gedrückt, führt zu Bruch in den Gelenkpfannen bei 2338—500 kg.

4. Röhrenknochen, quer zusammengepresst, zeigen die ersten Sprünge:

Belastung mit Kilogramm:

	Hum.	Rad.	Uln.	Fem.	Tib.	Fib.
31 jähr. Mann	850	525	550	1300	600	300
24 jähr. Weib	600	390	310	1100	650	310

vollständige Zerquetschung des Femur bei 2900 kg
„   „ der Tibia bei > 4100 „

5. Röhrenknochen auf Biegung beansprucht durch

Last in Kilogrammen:

	Hum.	Rad.	Uln.	Fem.	Tib.	Fib.
Max.	300	140	140	475	500	55
Min.	120	55	70	230	135	21

6. Röhrenknochen, auf Knickung (Strebfestigkeit) beansprucht,
Last in Kilogrammen:

	Clav.	Hum.	Rad.	Uln.	Fem.	Tib.	Fib.
Max. . . .	192	505	334	235	810	1060	61
Min. . . .	90	250	105	90	400	450	20
Bruchstelle .	überall	oben oder unten	Mitte	überall	Hals	unteres Ende	Mitte

Vierter Abschnitt.

Gelenklehre.

I. Allgemeine Gelenklehre.

§ 1. Begriff und Eintheilung der Gelenklehre.

100. Die Lehre von den Gelenken stellt sich nach dem in der Einleitung Gesagten dar als eine Anwendung der Kinematik auf den besonderen Fall der Bewegung des Knochengerüstes. Man kann sie eintheilen in Allgemeine Gelenklehre, in der die Theorie des Baues der thierischen Gelenke enthalten ist, und Specielle Gelenklehre, die Bau und Bewegungsform der einzelnen Gelenke behandelt.

101. Die Allgemeine Gelenklehre soll also die Theorie des Baues der Gelenke entwickeln. Hierzu gehört vor Allem die Bestimmung des Begriffes „Gelenk", die Eintheilung dieses Begriffes nach seinen verschiedenen Merkmalen und die Bestimmung der einzelnen Merkmale. Unter diesen kommt wesentlich in Betracht die Beweglichkeit, die zu untersuchen ist auf ihre mechanisch-anatomische Grundlage, ihre Form und ihren Umfang.

Der Begriff Gelenk umfasst im weitesten Sinne alle Verbindungen der Theile eines Organismus.

Es ist nämlich ein eingeführter Gebrauch, ganz unbewegliche Verbindungen, wie die Knochennaht, in der Gelenklehre zu besprechen. Andererseits werden in die Gelenklehre Verbindungen durch zusammenhängende biegsame

Weichtheile, wie Knorpel und Bänder aufgenommen, und es würde keinen Sinn haben, die Verbindung durch Weichtheile anderer Art auszuschliessen.

102. Die Gelenkverbindungen sind nun einzutheilen in unbewegliche und bewegliche. Die beweglichen Gelenke theilen sich nach der Art der Beweglichkeit ein in drei Arten:

1. Die beiden gegen einander beweglichen Theile können ohne besonderen Bewegungsmechanismus in einander übergehen, und die Beweglichkeit kann trotzdem durch die Biegsamkeit der verbindenden Theile hervorgebracht werden.

2. Es kann ein besonderer Bewegungsmechanismus vorhanden sein, ohne dass die Bedingungen zu voller Beweglichkeit erfüllt sind, sodass die thatsächlich erfolgenden Bewegungen wiederum hauptsächlich auf der Nachgiebigkeit der betreffenden Theile beruhen.

3. Es kann ein eigentliches Gelenk vorhanden sein, ein Bewegungsmechanismus, der freie Bewegung von mehr oder minder bestimmter Form zulässt.

Vom anatomischen Standpunkt pflegt man statt dieser drei Arten der Gelenkverbindungen nur zwei zu unterscheiden, nämlich die erste Form als Synarthrosis, die zweite und dritte als Diarthrosis.

§ 2. Beweglichkeit ohne festes Gerüst.

103. Man kann diese Eintheilung beibehalten, selbst wenn man alle Arten beweglicher Verbindung mit in Betracht zieht, die in der organischen Welt überhaupt vorkommen. Es gehören dann in's Gebiet der Synarthrosen auch alle diejenigen organischen Gebilde, in denen nicht besondere Gerüsttheile mit einander verbunden sind, sondern in denen die natürliche Nachgiebigkeit der betreffenden Substanzen die Beweglichkeit ermöglicht.

Hier wäre die Formänderung des Protoplasma's namentlich in den Pseudopodien der Protozoen anzuführen, sofern es sich bloss um active Contraction eines Theiles ihrer Masse und passives Nachgeben eines anderen Theils handelt. Aber die Bewegung des Protoplasma's zeigt häufig den wesentlichen Unterschied gegenüber der hier in Betracht kommenden Bewegungsweise, dass es sich dabei nicht um blosse Formänderung, sondern um Massenverschiebungen handelt. Wenn zwei Pseudopodien einen Fremdkörper erfassen, indem das Protoplasma an ihren Spitzen durch nachströmende Massen zum Vielfachen seiner anfänglichen Menge anwächst, so hat dieser Vorgang bei den Bewegungsorganen der höheren Thiere kein Analogon.

104. Als Beispiel seien hier die Bewegungen der Weichthiere angeführt. Die Theorie dieser Bewegung ist im Allgemeinen genau dieselbe, wie die der

mit festen Gerüsten und Gelenken versehenen Gliedmaassen. Der Unterschied ist nur, dass die einzelnen Theile der Körpermasse nicht besonders für die einzelne Function ausgebildet sind, sondern beliebig bald die Rolle der Muskeln, bald die Rolle der Knochen und Gelenke des höher entwickelten Bewegungsapparates übernehmen. Denn die Krümmung etwa eines Medusenarmes kommt dadurch zu Stande, dass sich die Muskulatur an einer Seite zusammenzieht, während die andere Seite entweder in dem anfänglichen Zustande beharrt, oder sich sogar durch die Thätigkeit von Ringmuskeln ausdehnt (294). Es bleibt aldann eine mittlere Schicht in ihrer Länge unverändert und stellt gleichsam den Knochen des bewegten Gliedes dar, der durch die Contraction nach der Seite der Contraction hingezogen, durch die Ausdehnung an der anderen Seite nach der Seite der Contraction hinüber gedrückt wird. Will man den Vorgang genauer analysiren, so lässt sich dies nach denselben Grundsätzen durchführen, nach denen die Formveränderung fester Körper in Folge von Zug- und Druckspannung beurtheilt werden.

Vom mechanischen Standpunkt aus sind dieser Bewegungsweise gleich zu setzen die Bewegungen vieler Organe selbst der höchsten Thierformen, wie beispielsweise der Rüssel des Elephanten, die Zunge des Menschen (298).

Einen besonders interessanten Fall dieser Form der Bewegung gewähren die Pedicellen der Echinodermen, bei denen ein mit Wasser unter Druck gefüllter Hohlraum die Stelle des gelenkigen Gerüstes, die contractile Wand des Hohlschlauches die bewegende Muskulatur vertritt.

Obschon diese Form der Bewegung als Urform bezeichnet werden muss, und es daher nahe liegt, sie als einfachste und unvollkommenste Bewegungsform anzusehen, trifft weder das eine noch das andere zu. Die subjecte Erfahrung im Gebrauch der Zunge genügt schon zum Beweise, dass die Mannichfaltigkeit und Feinheit der Bewegungen, die grade durch den Wechsel der passiven und activen Rolle in jedem Theile des Organs erreicht werden kann, die Fähigkeiten der zu besonderen Leistungen ausgebildeten Bewegungswerkzeuge in manchen Beziehungen übertrifft.

§ 3. Hautskelet.

105. Eine neue Stufe erreicht die Entwickelung der Bewegungsorgane, wenn durch Entstehung fester Gerüsttheile die zu bewegenden Massen bestimmte Formen erhalten. In höherem Grade geschieht dies nur bei zwei Thierkreisen, nämlich bei den Arthropoden und bei den Wirbelthieren. In jedem der beiden Thierkreise nimmt das Gerüst eine verschiedene typische Form an, nämlich bei den Gliederthieren die einer äusserlichen festen Bekleidung, eines Hautskelets, bei den Wirbelthieren die eines inneren Knochengerüstes. Im ersten Falle liegen also die bewegenden Weichtheile, Muskeln und Sehnen, innerhalb des festen Gerüstes, im zweiten ausserhalb.

Abgesehen von ihrer Lage unterscheiden sich die festen Gerüsttheile der beiden Thierkreise durch ihre chemische Zusammensetzung, indem die Knochen bekanntlich durch Kalksalze und der Hautpanzer der Gliederthiere durch seine

Chitinschicht ihre Starrheit erhalten. In mechanischer Beziehung wichtig ist die physikalische Verschiedenheit dieser beiden Substanzen: Die Knochen sind starr und ziemlich spröde, das Chitin dagegen äusserst elastisch, wie Horn.

106. Die Gelenke des Hautgerüstes zeigen ebenso mannichfache Formen, wie die des Knochengerüstes, und zwar kann man leicht mehrere Typen unterscheiden, die eine von der oben beschriebenen, der Synarthrose angehörigen, Form bis zur eigentlichen Gelenkbildung fortschreitende Entwickelungsreihe darstellen. Geht man aus von einer gleichmässigen Bekleidung eines Gliedes durch eine festere Wandung, so ist bei dieser ersten typischen Form die Beweglichkeit auf die elastische Durchbiegung des Gerüstes beschränkt. Die Beweglichkeit ist bei der zweiten Form bedeutend erhöht, indem an beliebig vielen Stellen des Gliedes die Wandung verdünnt und in Form einer eingestülpten Falte nach innen eingezogen ist. Dadurch entsteht die fernrohr- oder schachtelhalmartige Bildung, die man an den Antennen und anderen Anhängen der Gliederthiere bemerkt und durch die ein hoher Grad allseitiger Beweglichkeit erzielt wird. In einer dritten Form ist der gleiche Mechanismus für Bewegung nach Einer Seite ausgebildet, indem die Verdünnung und Einziehung der Wandung sich im Wesentlichen auf Eine Seite beschränkt, sodass auf dieser Seite eine Höhlung entsteht. Diese Form bildet den Uebergang zu einer vierten, bei der die Höhlung zu einer förmlichen Knickung ausgebildet ist, und die dabei entstehenden seitlichen Falten förmlich zu zwei Gelenken mit Kopf und Pfanne ausgebildet sind. Die Bewegung ist dann vollkommen auf Beugung in einer Ebene beschränkt. An diese Form schliessen sich endlich eine Reihe zum Theil sehr verwickelter Gelenkbildungen an, bei denen neben dem für die Hautskeletverbindung charakteristischen Zusammenhang durch ganz dünne Häute (Synarthrosis) auch den Knochengelenken analoge Verbindungen unzusammenhängender Gelenktheile (Diarthrosis) vorkommen.

Eine Eigenthümlichkeit der Gelenke des Hautgerüstes ist ferner, dass unter ihnen sogenannte „geschlossene Gelenke" vorkommen. Dies sind Gelenke, deren Theile in sich einen fest geschlossenen, obschon beweglichen Zusammenhang darstellen, wie es bei den Gliedern einer Kette der Fall ist. Solche Gelenke kommen bei den Wirbelthieren nur in seltenen Fällen, zum Beispiel beim Kiefergelenk des Dachses vor.

§ 4. Synarthrosis.

107. Die Verbindungen der Knochen bei den höher entwickelten Thieren lassen sich nach einer ähnlichen Stufenfolge von der Synarthrosis zur Diarthrosis eintheilen. Ausgehend von der unveränderlichen Verbindung zweier Knochen durch unmittelbare Verwachsung ihrer Substanz, stellt sich als erster Typus die Verbindung durch die Naht, Sutura, dar.

An solchen Stellen, wo sich normaler Weise ein Gelenk befinden sollte, wird die vollkommene Verwachsung zweier Knochen als Ankylosis bezeichnet.

Im Allgemeinen vereinigt die Naht beide Knochen ebenso fest, als wären sie verwachsen. Dies geht daraus hervor, dass bei gewaltsamer Trennung der Nahtverbindungen gewöhnlich auch an einzelnen Stellen die Knochen selbst zerbrechen, zweitens daraus, dass nicht selten im Verlauf einer Naht thatsächlich verwachsene Stellen vorkommen. In mechanischer Beziehung ist also die Naht ganz allgemein als vollkommen unbewegliche Verbindung anzusehen. Daher hat auch die Unterscheidung verschiedener Formen der Naht nur morphologische Bedeutung.

Die Nahtverbindung kommt dadurch zu Stande, dass Vorsprünge des einen Knochens in entsprechende Lücken des anderen Knochens eingreifen. Besonders ausgeprägt und deutlich erkennbar ist dies Verhalten bei den platten Knochen des Schädeldaches, die durch von beiden Seiten weit vorspringende vielfach ausgezackte Bälkchen zusammengeschlossen sind. Dies bezeichnet man als echte Naht (Sutura sensu strenuo). In einzelnen Fällen deckt der eine Knochen den anderen mit einer Kante, sodass eine schräge, ziemlich glatte Stossfläche entsteht. Dies nennt man Schuppennaht (sutura squamosa). Findet die Vereinigung durch breitere, nur mit kleineren Unebenheiten in einander schliessende Flächen statt, so nennt man die Verbindung Harmonie (Harmonia).

108. Als Abarten der Harmonie lassen sich zwei Arten der Knochenvereinigung auffassen, bei denen ein schmaler Knochentheil in eine Lücke zwischen zwei anderen Knochen oder in der Substanz eines einzelnen Knochens gleichsam eingekeilt ist. Man unterscheidet hierbei die Verbindung durch Einkeilung auf einer längeren Strecke, wie die des Rostrum ossis sphenoidei im Vomer (Schindylesis) von der Einkeilung eines zapfenförmigen Körpers, wie ihn die Zahnwurzeln darstellen (Gomphosis). Die letzte Form der Verbindung kommt nur an dieser Stelle vor und ist offenbar ihrem Wesen nach von den übrigen Knochenverbindungen durchaus verschieden. Für die mechanische Betrachtung ist es aber gleichgültig, ob es sich um die Verbindung zweier Knochen, oder eines Knochens mit einem Zahn handelt. Daher wird die Gomphosis in der allgemeinen Gelenklehre mit Recht aufgeführt.

109. An die Verbindung durch Naht nebst ihren Abarten sind nun diejenigen Synarthrosen anzuschliessen, bei denen die beiden Knochenstücke durch zusammenhängende Weichtheile verbunden sind. Unter diesen ist zunächst die Verbindung durch lange Bänder (Syndesmosis) vorwegzunehmen.

Als typisches Beispiel wäre zu nennen die Verbindung der Schildknorpelhörner mit dem Zungenbein, am eigentlichen Skelet das Ligamentum stylomaxillare. Auch die Membranae interosseae im Unterarm und Unterschenkel wären wohl hierher zu rechnen, ebenso etwa das Ligamentum apicum, die Ligamenta flava zwischen den Wirbelbögen und andere mehr.

Die Verbindung durch ein langes schmales Band gestattet natürlich eine sehr freie Bewegung. Sie verhindert einzig und allein, dass sich die Knochenstücke weiter von einander entfernen.

Im Falle der Membrana interossea ist nicht nur die Entfernung, sondern auch die seitliche Verschiebung in der Ebene der Membran verhindert, solange die Membran angespannt ist.

110. Eine der Syndesmose ähnliche Form hat mehrfach die Verbindung der Knochen durch Knorpel, die als Synchondrose bezeichnet wird. Sind zwei Knochen, wie zum Beispiel das Brustbein mit den unteren Rippen, durch lange und schmale Bänder von Knorpel verbunden, so gestattet die Biegsamkeit des Knorpels eine fast ebenso freie Beweglichkeit, wie das Band bei der Syndesmose. Namentlich ist die Drehung, freie seitliche Verschiebung und die gegenseitige Annäherung der Knochenenden in viel geringerem Maasse beschränkt, als bei den später anzuführenden Gelenkarten. Doch ist in mechanischer Beziehung der Unterschied zu bemerken, dass der Knorpel stets eine bestimmte Stellung einzuhalten strebt, sodass die beiden Knochen nur durch Ausübung einer gewissen Kraftanstrengung gegen einander bewegt werden können, und, wenn sie sich selbst überlassen bleiben, zu einer durch die Gestalt des Knorpels bestimmten Ruhelage zurückkehren.

111. Eine viel grössere Rolle spielt unter den Knochenverbindungen diejenige Form der Synarthrose, bei der die Knochen eng aneinander gelagert und durch Bandmassen in grosser Ausdehnung verbunden sind. Diese Verbindung ist so häufig, dass sie unter der Bezeichnung Synarthrose kurzweg allein verstanden wird. Die Synarthrosen in diesem Sinne bilden die eine grosse Hauptgruppe der Gelenkverbindungen überhaupt, die der der eigentlichen Gelenke oder Diarthrosen gegenüber steht.

In anatomischer Beziehung ist die Grenze zwischen beiden Arten so schwer zu ziehen, dass Luschka (*64*), da er bei fast allen als Synarthrosen geltenden Gelenken die Merkmale der Diarthrose aufzufinden vermochte, die Bezeichnung Halbgelenke einführte. Auf der anderen Seite geht die Synarthrose hinwieder vermittelst unmerklicher Zwischenstufen in die Harmonie über. Es ist ferner hervorzuheben, dass anatomisch, oder genauer histologisch, die Synarthrosen nach der Art des verbindenden Gewebes eingetheilt werden in Symphysen, Synchondrosen und eigentliche Synarthrosen. Symphysen sind solche Verbindungen, in denen Faserknorpel, Synchondrosen solche, in denen hyaliner Knorpel die Bindeschicht bildet. In mechanischer Beziehung sind diese Verbindungen im Allgemeinen als gleichwerthig anzusehen, da ihnen allen nur eine sehr geringe, vielfach überhaupt nicht nachweisbare Beweglichkeit zukommt. In diesen Fällen würde die Verbindung also einer starren Vereinigung, wie etwa durch Harmonie, gleichkommen. Dies gilt jedoch nur von solchen mechanischen Beanspruchungen, bei denen es sich um grössere Bewegung unter dem Einfluss langsam wirkender Kräfte handelt. Gegenüber der Einwirkung plötzlicher Stösse wird die Elasticität der knorpligen Zwischenschicht ohne Zweifel dazu beitragen, Brüche des Knochens zu verhüten und so die Widerstandsfähigkeit des Gerüstes zu erhöhen. Bei Beanspruchungen dieser Art, die bis an die Grenze der Gesammtfestigkeit oder gar darüber gehen, wird dann auch ein Unterschied zu bemerken sein zwischen der Verbindung durch den zähen Faserknorpel und der durch den mehr oder minder spröden hyalinen Knorpel. Diejenigen Fälle, in denen der Synarthrose eine etwas grössere Beweglichkeit zukommt, sind ausnahmslos solche, in denen sich schon der Uebergang zur Diarthrose nachweisen lässt. Als solcher Fall sei die Verbindung der Wirbelkörper unter einander aufgeführt.

Diese Form der Verbindung wird in mechanischer Beziehung von L u d w i g durch die Angabe bezeichnet,

> „dass der Umfang ihrer Winkelbiegung im Verhältniss zur Grösse der bewegenden Kräfte im Allgemeinen wächst mit der Länge und abnimmt mit der Vergrösserung des Querschnittes der verbindenden Masse" (*65*).

112. Bei genauerer anatomischer Untersuchung findet man ebensowohl bei den Synarthrosen wie bei den Diarthrosen, dass fast jede einzelne Knochenverbindung ihren bestimmten eigenthümlichen Charakter hat, sodass die gemeinsame Einordnung in grössere Gruppen schwer durchzuführen ist. Erst die specielle Gelenklehre lässt also die genaue mechanische Analyse der einzelnen Gelenke zu.

§ 5. Diarthrosis oder eigentliche Gelenkverbindung.

113. Den Synarthrosen stehen die Diarthrosen als Gelenkverbindungen mit ausgebildetem Bewegungsmechanismus gegenüber (102). Dieser Mechanismus hat bei den Wirbelthieren insgemein die Form, dass die zwei gegen einander beweglichen Knochen mit freien Oberflächen aneinander stossen und nur durch die umgebenden Weichtheile zusammengehalten werden.

Eine seltene Ausnahme bildet das „geschlossene Gelenk" (106), bei dem der Zusammenhang durch übergreifende Knochenränder gesichert ist.

Die Enden der Knochen bilden da, wo sie einander berühren, mehr oder minder regelmässige Flächen, die man als „Gelenkflächen" bezeichnet. Meist ist die eine Gelenkfläche convex, die andere concav, man nennt dann die erste den Gelenkkopf, die zweite die Gelenkpfanne. L. F i c k hat darauf hingewiesen, dass der Gelenkkopf meist dem distalen, die Pfanne dem proximalen Knochen zukommt, und hat diesen Befund durch Versuche über die Gestaltung bildsamer Massen unter dem Einfluss wiederholter Bewegung zu erklären versucht. Doch sind die Bedingungen in der Natur von denen des Versuchs verschieden, auch kommen Ausnahmen von dem erwähnten Befunde vor (*66*).

Die Gelenkflächen sind mit einer Schicht hyalinen Knorpels von wechselnder Dicke überzogen (96). Rings um die Gelenkfläche entspringt an jedem der beiden Knochen eine Membran aus Bandfasern, die zu dem anderen Knochen hinüberziehen und sich dort ebenfalls am Rande der Gelenkfläche ansetzen. Die Membran hüllt also die beidem Gelenkenden zusammen ein und schliesst das Gelenk nach aussen ab. Daher heisst sie die Faserkapsel. Innen ist sie von einer Haut überzogen, die die Synovialhaut heisst. Das ganze so entstehende Gebilde heisst Gelenkkapsel, der eingeschlossene Raum der Binnenraum des Gelenkes, die Synovialhöhle, der Kapselraum, der Gelenkraum, die Gelenkhöhle. Diese verschiedenen Bezeichnungen sind nicht vollständig gleichwerthig, da in vielen Fällen die Kapsel Ausstülpungen zeigt, die mit dem Gelenk nichts zu thun haben. In diesem Falle ist also die Synovialhöhle ein weiterer Begriff als „Binnenraum des Gelenkes". Der Kapselraum ist mit einer dickflüssigen, schlüpfrigen Flüssigkeit, der Synovia oder Gelenkschmiere, vollständig erfüllt. Ebenso wie an vielen anderen Stellen, wo die Anatomie von Räumen oder Höhlen spricht (wie die Pleurahöhle, die Peritonealhöhle u. A.) ist die Gelenkhöhle eigentlich kein Raum, denn die Knochen passen meist recht genau zusammen und die Kapsel schliesst aussen dicht an. Daher sind selbst in den grössten Gelenken normaler Weise nur wenige Cubikcentimeter Synovia vorhanden, die die Spalten zwischen Knochen und Kapsel vollkommen ausfüllen.

Die Gelenkkapsel ist immer verhältnissmässig weit und schlaff, sodass sie der Bewegung des Gelenkes Spielraum lässt. Ausser durch die Gelenkkapsel sind die beiden Knochen meist durch weitere, mehr oder minder deutlich von der Gelenkkapsel zu trennende Faserzüge, die Gelenkbänder, verbunden. Sind die Gelenkbänder mit der Kapsel innig verwachsen, so bezeichnet man sie als „Verstärkungsbänder". Bänder können auch im Innern des Gelenks von Knochen zu Knochen ziehen, wobei sie aber die Kapsel nicht frei durchsetzen, sondern stets von der Synovialhaut überzogen sind. Solche Bänder nennt man Zwischenknochenbänder, Lig. interossea.

Dieser Bau der eigentlichen Gelenke bringt es mit sich, dass die gelenkig verbundenen Theile gegen einander äusserst leicht beweglich sind.

Selbst unter dem stärksten Druck kann der Gang der thierischen Gelenke ohne Fehler als völlig reibungslos angesehen werden.

114. Die Wirkung der Weichtheile auf das Gelenk ist nicht auf das blosse Verbinden der beiden Knochen beschränkt, sondern sie besteht in einem festen Zusammendrücken, dessen verschiedene und in weiten Grenzen wechselnde Kräfte weiter unten besprochen werden sollen (115—119).

Die Form der möglichen Bewegung der beiden Knochen gegen einander unter der Voraussetzung, dass sie fest aneinander gepresst werden, hängt von zwei Bedingungen ab: Erstens von der Gestalt der Flächen, die zusammenstossen, zweitens von der Beschaffenheit der Weichtheilverbindungen (176).

Der erste Punkt leuchtet von selbst ein und wird durch die weiter unten anzustellenden kinematischen Betrachtungen noch ausführlicher erwiesen werden.

Der zweite ist bisher noch nicht genügend beachtet und hervorgehoben worden.

Dies kommt wohl daher, dass schon auf die Voraussetzung, unter der die Bewegungsmöglichkeit hier besprochen wurde, nämlich die dauernde Zusammenpressung der beiden Gelenktheile, nicht hinreichender Werth gelegt worden ist. An Stelle dieser Forderung findet sich bei A. Fick ein Satz, der als Grundlage der Lehre von den Diarthrosen bezeichnet wird (66) und der besagt, dass in den Gelenken nur solche Bewegungen möglich seien, bei denen der Binnenraum des Gelenkes eine unveränderte Grösse behält. Man darf wohl sagen, dass der Gedanke hier ziemlich unglücklich ausgedrückt ist. Denn die Raummenge der Synovia, die den Inhalt der Gelenkhöhle ausmacht, bleibt selbstverständlich stets dieselbe, da aber der Gelenkraum von aussen nur durch die schmiegsame Kapselwand begrenzt ist, und, wie oben angegeben, bei vielen Gelenken die Kapsel umfangreiche Ausstülpungen nach aussen zeigt, so steht die Grösse des Binnenraums in gar keiner bestimmbaren Beziehung zu den Gelenkbewegungen. Die Grundlage der Lehre von den Gelenkbewegungen, die mit diesem verfehlten Satze angegeben werden sollte, ist in Wirklichkeit der Umstand, dass die Knochenenden nicht auseinander weichen können, sondern stets gegeneinander gepresst werden.

Wenn die Zusammenpressung der beiden Knochen als eine Hauptbedingung für die Bewegungsform der Gelenke erkannt wird, wird es auch nicht auffallen, dass die Form der verbindenden Weichtheile bestimmend auf die Bewegung einwirkt. Dies spricht sich in dem Umstande deutlich und unzweifelhaft aus, dass es Gelenke von völlig gleicher Flächenform und ganz verschiedener Bewegungsform giebt (144).

Von den Gelenken, die als Walzengelenke bezeichnet werden, zeigen nämlich nicht wenige statt der eigentlichen Walzenform (149) die Form einer sanduhrartig eingezogenen Walze, mit anderen Worten eine Sattelform. Nach der Fläche beurtheilt, würden sie also als Sattelgelenke zu bezeichnen sein (162). Dass sie nicht die Bewegungsform der Sattelgelenke haben, beruht allein auf der Wirkung der Seitenbänder, die demnach als ein wesentliches Merkmal des Walzengelenkes anzusehen sind. Von diesem Falle, in dem die Gelenkverbindung eine Bewegung nicht gestattet, die ihr der Flächenform nach zukommt, ist der Fall wohl zu unterscheiden, dass bestimmte Bewegungen in einem

Gelenk nicht vorkommen, dessen Mechanismus sie wohl zulassen würde (222. Dies ist hinsichtlich der Rotation in den Metacarpophalangealgelenken der Fall (232).

115. Die Bewegungsform ist also von der Gestalt der Gelenkflächen und von der Einwirkung der Weichtheile abhängig. Diese beiden Einflüsse begrenzen die Bewegungsmöglichkeit sowohl nach Richtung, wie nach Umfang. Umfang der Bewegung heisst der grösste Ausschlag eines Knochens gegen den anderen, den der Gelenkmechanismus zulässt. Der Umfang wird also gemessen durch eine Winkelgrösse.

Die Begrenzung des Umfanges bezeichnet man als die „Hemmung" der Gelenkbewegung. Je nachdem sie von der Gestalt der Knochen selbst oder von der Wirkung der Weichtheile abhängt, unterscheidet man Knochen-, Bänder- und Muskelhemmung.

In älteren Schriften ist die Betrachtung der Gelenkhemmungen ausschliesslich auf Knochen- und Bänderhemmung beschränkt. Es finden sich zahlreiche Angaben über mögliche Hemmungsmechanismen, die auf rein theoretischer Betrachtung der Gelenkflächen beruhen. Ganz geringfügige Ungleichmässigkeiten der Flächen werden als Hindernisse angesehen, die der Bewegung eine Grenze setzen sollen. Dem gegenüber ist auf einen Satz zu verweisen, der oben bei der Erörterung des Knochenbaues ausführlich dargestellt worden ist (87): Soll ein bewegter Körper an der Bewegung gehindert werden, so geschieht dies am wirksamsten an derjenigen Stelle des Körpers, die bei der Bewegung die grösste Bahn durchläuft. Soll also eine Gelenkbewegung, beispielsweise die Beugung des Unterschenkels im Knie, gehemmt werden, so wären Vorsprünge an der Gelenkfläche selbst das ungeeignetste Mittel, da der Theil des Unterschenkels, der dem Knie am nächsten ist, die kleinste Bewegung macht. Thatsächlich ist die einzige wirksame Hemmung das Anschlagen der Fersen an die Tubera ischii.

Das Gleiche gilt von der Bänderhemmung. Man hat Bänder, die dicht am Mittelpunkt des Gelenkes ansetzen, als Hemmungsbänder bezeichnet, ohne zu bedenken, dass eine wirksame Hemmung nur an einem fern vom Gelenk gelegenen Punkte angreifen darf. In neuerer Zeit wird daher auch der Muskelhemmung die wichtigste Rolle bei der normalen Gelenkhemmung zuerkannt.

Die Einwirkung der Flächengestalt und insbesondere der Druck, den die zusammenhaltenden Weichtheile auf die Gelenke ausüben, bedingen in manchen Fällen eine bestimmte Ruhelage des Gelenkes. Häufig ist indessen die Ruhelage schwer zu erkennen.

Man bezeichnet diese Ruhelage wohl auch als „Normalstellung" der Gelenke. Dieser Begriff ist dann sorgfältig zu unterscheiden von denjenigen

„Normalstellungen", die als Grundlage für Messungen in besonderen Fällen angenommen werden. Ferner muss mit der Ruhelage die Mittellage oder Mittelstellung des Gelenkes nicht verwechselt werden, nämlich die Stellung, von der aus der Bewegungsumfang nach beiden Seiten gleich ist.

§ 6. Die zusammenhaltenden Kräfte.

116. Nachdem hiermit die Haupteigenschaften der Diarthrose angegeben sind, sollen zuerst die Kräfte besprochen werden, die die Gelenkenden zusammenhalten.

In erster Linie ist der Muskelzug zu nennen, weil er nicht nur dauernd am stärksten einwirkt, sondern auch den grössten absoluten Druck auf die Gelenke ausübt.

Wie in dem Abschnitte über Muskelmechanik anzugeben sein wird (252), sind die Muskeln im lebenden Körper dauernd angespannt. Da alle Muskeln, die über ein Gelenk hinwegziehen, mittelbar die beiden Knochen verbinden, so ist die Gesammtwirkung stets die, die Knochen gegen einander zu drücken. Bei der Thätigkeit der Muskeln wirkt, weil die Muskeln im Allgemeinen der Richtung der Knochen, an denen sie ziehen, nahezu parallel laufen, ein verhältnissmässig grosser Theil der Muskelkraft in der Richtung des Knochens, und es wird dann der Druck, der auf die Gelenkflächen geübt wird, ausserordentlich hoch.

Fischer (67) schätzt den Druck auf das Ellenbogengelenk, wenn durch Beugung des Arms ein halber Centner gehoben wird, auf mehrere Centner.

Selbst bei tiefster Narkose, also vollkommener Erschlaffung aller Muskeln, ist die Spannung der Oberschenkelmuskulatur noch gross genug, um das Gewicht des ganzen Beines zu tragen (68).

117. In derselben Weise, wie die Spannung der Muskeln, muss die Spannung der Haut wirken.

Macht man an irgend einer Stelle der Haut einen geraden Schnitt, der sie ganz durchtrennt, so ziehen sich bekanntlich beide Hautränder sogleich weit zurück. Dies beweist, dass die Haut gespannt war.

Ebenso ist es mit den Fascien. Wie gross die Summe dieser Spannungen sein mag, ist schwer zu sagen, doch mag sie gegenüber dem Gewichte der Extremitäten immerhin in Betracht kommen.

118. Die Befestigung durch Bänder spielt hier deshalb eine untergeordnete Rolle, weil sie nur für einen Theil der Gelenke überhaupt in Betracht kommt. Solche Gelenke, die eine allseitige Bewegung gestatten sollen (Kugelgelenke, Eigelenke und Andere),

können nämlich an keiner Stelle durch Bänder zusammengehalten werden, weil sonst auch die Bewegung an dieser Stelle verhindert sein würde.

Man denke sich zwei mit Gelenkfläche aneinanderstossende Knochen an einer Seite durch ein Band fest zusammengehalten. Offenbar würde es dadurch unmöglich werden, das Gelenk nach der entgegengesetzten Seite zu beugen (149). Die Befestigung auf Einer Seite würde aber nicht einmal genügen, ein Auseinanderweichen der Flächen zu verhindern, sondern es müsste dazu noch ein Band auf der entgegengesetzten Seite vorhanden sein. Dadurch würde die Bewegung auf die beiden Richtungen nach den freigebliebenen Seiten des Gelenks beschränkt. Soll sich also ein Gelenk frei nach allen Seiten bewegen, so müssen alle Bänder lose sein.

Bei den Gelenken, die sich nur nach einer oder zwei Seiten bewegen, wie die Walzengelenke, können die Knochen durch Bänder fest vereinigt werden.

119. Unter den Kräften, die die Gelenke zusammenhalten, wird gewöhnlich auch der Luftdruck angeführt. Doch lässt sich gegen diese Lehre soviel einwenden, dass sie wohl schon aus den Lehrbüchern ausgemerzt worden wäre, wenn nicht mehrere zum Theil äusserliche Umstände ihr einen Rückhalt gäben. Diese Umstände sind erstens das hohe wissenschaftliche Ansehen, in dem ihre Urheber, die Gebrüder Weber, mit Recht stehen, zweitens, dass die Beobachtungen, auf die sich die Lehre stützt, unbestreitbar richtig sind, drittens, dass die Lehre auch in alle Leitfäden der Physik aufgenommen ist.

Es sei nun zunächst die Frage erörtert, unter welchen Bedingungen der Luftdruck zwei Körper zusammenhalten kann.

Solange die beiden Körper getrennt sind, wirkt der Druck der Luft gleichmässig auf ihre ganze Oberfläche und setzt daher der Verschiebung der beiden Körper in beliebiger Richtung gar keinen Widerstand entgegen. Nähert man die Körper einander, so ändert sich daran nichts, so lange noch eine Luftschicht zwischen den beiden Körpern ist. Berühren sich endlich die beiden Körper mit einem Theil ihrer Oberfläche so genau, dass keine Luft mehr dazwischen ist, so kann die Luft allerdings nicht mehr auf die Berührungsstelle drücken und es könnte also scheinen, als müsste sie dann die beiden Körper zusammenhalten. Das ist aber nicht der Fall, denn „Zusammenhalten" bedeutet, dass der Entfernung des einen Körpers von dem anderen Widerstand geleistet wird. Es wird sich aber nach wie vor der eine Körper vom anderen entfernen lassen, weil ja im Augenblick, wo die allermindeste Verschiebung eintritt, schon Luft in dem Spaltraum ist.

120. Die Prüfung dieser Angaben durch den Versuch ist deshalb nicht ausführbar, weil sich andere, der Betrachtung fremde Kräfte geltend machen würden. Die Oberfläche der Körper, die man zum Versuch verwendete, würden selbst bei inniger Berührung stets eine minimale Luftschicht zwischen sich haben, oder wenn das nicht der Fall wäre, würden die Massen beider Körper

einander durch Cohäsion festhalten, ja sie könnten in einander verschmelzen. Auch die Adhäsion, von der unten die Rede ist, würde störend eingreifen. Die Betrachtung gilt eben nur unter theoretisch vollkommenen Bedingungen. Dagegen lässt sich das Gesagte gut veranschaulichen durch das Verhalten von Glasplatten in einem Quecksilbergefäss, die trotz des starken Quecksilberdruckes sich ohne Weiteres beliebig umherbewegen und, wenn sie aufeinander gelegt sind, von einander trennen lassen.

121. Von einem Zusammenhalten durch die Luft kann deshalb nur die Rede sein, wenn die Luft verhindert ist, in den Spaltraum einzutreten. Dies ist zum Beispiel der Fall bei einem Hohlcylinder, in den ein Vollcylinder stempelartig eingesetzt ist. Ist der Spaltraum so eng, dass keine Luft hindurch kann, so kann die Luft nicht hinter den Stempel treten, und alsdann widersetzt sich der Luftdruck dem Ausziehen des Stempels. Macht man in den Boden des Cylinders ein Loch, so kann hier Luft eintreten, der Luftdruck wirkt dann auf beide Seiten des Stempels und der Stempel ist frei beweglich. Da es hierbei nur auf die Einwirkung des Druckes der Luft ankommt, so ist es nicht nothwendig, dass gerade Luft in den Cylinder eintrete, man kann sich zum Beispiel den Boden nachgiebig denken, sodass er dem Stempel folgt und in dem Maasse, als der Stempel ausgezogen wird, in den Cylinder von hinten eintritt. Oder man kann sich denken, dass das Loch in eine Flüssigkeit eintaucht, dann wird statt Luft Flüssigkeit in den Cylinder eintreten. Dies ist das bekannte Princip der Saugpumpe.

Die Bedingung also, unter der der Luftdruck zwei Körper zusammenhält, ist die, dass bei der Entfernung der Körper von einander weder Luft noch ein anderer Stoff zwischen die Körper eintreten kann.

122. Die Gebrüder Weber nahmen an, dass diese Bedingung für das Hüftgelenk erfüllt sei, indem sie sich auf ihren berühmten Versuch beriefen (*69*). Durchschneidet man an der Leiche bei frei herabhängendem Bein alle Weichtheile, die das Hüftgelenk umgeben und auch die Gelenkkapsel, so bleibt der Oberschenkelkopf trotzdem in der Pfanne hängen. Bohrt man von oben ein Loch durch das Hüftbein in die Pfanne, so fällt der Oberschenkel sogleich heraus. Drückt man den Oberschenkelkopf wieder ein und schliesst das Loch mit dem Finger, so hängt das Bein wieder fest, nimmt man den verschliessenden Finger fort, so fällt das Bein wieder herab. Dieser Versuch ist wiederholt nachgeprüft worden und hat stets dasselbe Ergebniss gehabt. Das Hüftgelenk verhält sich also beim Weber'schen Versuch wie ein Cylinder mit luftdicht schliessendem Stempel.

Gegen diesen Versuch ist zunächst der Einwand erhoben worden, es sei die Adhäsion der beiden Gelenkflächen und der dazwischen liegenden Schicht Synovia, die das Festhängen des Schenkelkopfes bewirke. Diesem Einwand wird schon durch die Probe mit dem Bohrloch die Spitze abgebrochen, spätere Untersucher haben ihn ungültig befunden, weil die Adhäsion unter den gegebenen Bedingungen nur viel zu schwache Wirkung hat (*70*).

123. Die Verhältnisse im lebenden Körper sind aber von denen beim Versuch insofern verschieden, als das Gelenk vollständig von Flüssigkeit oder,

was mechanisch gleichbedeutend ist, nachgiebigem flüssigkeithaltigem Gewebe
umgeben ist. Man muss also annehmen, dass der von aussen wirkende Luftdruck sich durch das umgebende Gewebe hindurch bis in die Flüssigkeits-
schicht fortpflanzen würde, die zwischen Schenkelkopf und Pfanne steht. Gegen
diese Vorstellung hat man geltend gemacht (*71*), dass der Rand der Pfanne
des Hüftgelenks ringsum eine biegsame knorplige Erhöhung trägt, die sich an
den Schenkelkopf anschmiegt und den Binnenraum des Gelenkes wie ein Ventil
abschliessen könnte. Wenn nämlich am Schenkelkopf gezogen werde, sodass
er aus der Pfanne herauszuweichen begönne, so ströme nothwendig die Gelenkflüssigkeit nach dem entstehenden Hohlraum in der Pfanne zu, und dieser
Strom müsste sich selbst sofort den Weg absperren, indem er den freien Rand
des ringförmigen Pfannenknorpels gegen den Schenkelkopf anpresse. Durch
den ventilartigen Schluss des Knorpelrandes werde also der Gelenkraum gegen
das Eintreten von Flüssigkeit von aussen her geschützt und dadurch der
Schenkelkopf in der Pfanne zurückgehalten. Gegen diese Hypothese wäre vom
physikalischen Standpunkte nichts einzuwenden. Sie wäre experimentell zu
erproben, indem man versuchte, ob der Weber'sche Versuch auch unter Wasser
oder Oel gelingt, was a priori zweifelhaft scheint.

124. Aber selbst wenn die Gelenkflüssigkeit von aussen nicht in den
Spaltraum des Gelenks eindringen kann, ist damit die Gültigkeit des Weber-
schen Versuchs für die Verhältnisse am Lebenden nicht erwiesen (263). Denn
es befinden sich, wie im speciellen Theil näher anzugeben ist, im Innern des
Gelenks Weichtheile, die von Blutgefässen durchsetzt sind. Das Blut in den
oberflächlichen Gefässen des ganzen Körpers steht natürlich ausser dem durch
die Herzthätigkeit erzeugten Blutdruck auch noch unter dem Druck der
Atmosphäre, und wenn es in den Gefässen der Synovialhaut fliesst, überträgt
es diesen Druck auch an diese Stelle. Der Abschluss des Atmosphärendrucks
von der Berührungsfläche des Schenkelkopfs und der Pfanne müsste also durch
die Gefässwandungen geleistet werden. Nun ist es aber leicht zu zeigen, dass
die Gefässwände und die sie umgebenden Gewebe dazu nicht im Stande sind.
Im Gegentheil ist offenbar, dass, wenn der Schenkelkopf aus der Pfanne zu
rücken strebte, die im Innern der Pfanne befindlichen Weichtheile ebenso
schwellen würden, wie die Haut unter einem Schröpfkopf. Die Blutgefässe im
Gelenkinnern spielen eben die Rolle des Bohrloches beim Weber'schen Versuch, und das lebende Gelenk entspricht daher dem zweiten Theile des Versuchs, bei dem der Schenkel nicht von der Luft getragen wird.

125. Obschon es durch diese Ueberlegung (*66*) so gut wie ausgeschlossen
erscheint, dass der Luftdruck die Theile eines lebenden Gelenks überhaupt zusammenhalten kann, sei nun noch die Frage besprochen, welche Bedeutung
die Leistung des Luftdrucks haben würde, wenn sie im vollen Umfange der
Weber'schen Darstellung thatsächlich bestände. Die Gebrüder Weber be-
rechneten, dass der Luftdruck auf dem Querschnitt des Oberschenkelkopfes
eben genüge, die Last des Beines zu tragen (*67*). Demnach würde der
Schenkelkopf nach Durchschneidung der Weichtheile nebst Gelenkkapsel, vom
Luftdruck getragen in der Pfanne schweben, genau wie die Kuppe einer Queck-

silbersäule im zugeschmolzenen Ende einer Barometerröhre, deren Länge genau dem herrschenden Luftdruck entspricht. Wer je eine solche Röhre in den Händen gehabt hat, weiss, wie bei dem leisesten Stosse aufwärts oder abwärts das Quecksilber zu tanzen beginnt. Ebenso müsste, sobald das Hüftgelenkpräparat angestossen würde, der Oberschenkelkopf aus der Pfanne heraustanzen. Ferner müsste, wie schon frühzeitig eingewendet worden ist, bei niedrigem Barometerstande das Gewicht des Beines für den verminderten Luftdruck zu gross sein. Drastisch sagt E. Rose: „Beispielsweise also geht der Kurgast in Gastein (etwas über 3000', durchschnittlich 25 Zoll [Barometerstand]) mit Luftdruck, auf den benachbarten Bergen fängt die Last an, auf der Schneekoppe trägt man 2, auf dem Piz Langard (10000') 8 Pfund mit sich herum! und diese kleine Zugabe entgeht einem dort so ganz und gar!

Werden die Muskeln beim Spaziergehen in Gastein müde, so fallen beide Schenkelköpfe heraus und der Kranke kann sehen, wie er mit verrenkten Oberschenkeln wieder nach Hause kommt *(68)*.“

126. Diese Bemerkung geht indessen vielleicht etwas zu weit. Freilich berechnen die Gebrüder Weber, dass das Gewicht des Beines genau der Wirkung des Luftdruckes gleich sei, und sehen darin sogar den besonderen Vorzug einer „äquilibrirten Aufhängung“. Aber es ist zu bedenken (und man muss sich 'wundern, dass weder die Gebrüder Weber noch die späteren Autoren hierüber irgend etwas sagen), dass der Begriff „das Gewicht des Beins“ ein ganz unbestimmter ist. Wenn man das Bein in der Höhe des Hüftgelenkes abschneidet, so schneidet man wahrscheinlich mehrere Kilogramm Haut und Muskeln mit ab, die sich von selbst tragen, und mithin nicht am Hüftgelenk hängen würden. Bei Berücksichtigung dieses Umstandes könnte sich ein Ueberschuss zu Gunsten des Luftdrucks ergeben, der wenigstens die Schwankungen des Barometerstandes reichlich aufwiegen würde. Aber trotz dieses Ueberschusses würde die Grenze, bei der der Luftdruck überwunden wird, in sehr vielen Fällen erreicht werden, und in allen diesen Fällen müssten, um das Herausgleiten des Schenkelkopfes zu verhüten, andere Kräfte den Luftdruck unterstützen. Wenn also in jedem Augenblicke viel grössere Kräfte bereit sind, wo bleibt die Bedeutung der hypothetischen Luftdruckwirkung? Dazu kommt der noch wichtigere Umstand, dass die vorstehenden Erwägungen sich ausschliesslich auf das Hüftgelenk beziehen. Bei keinem anderen Gelenk liegt es so nahe, die Möglichkeit des Abschlusses der Gelenkhöhle anzunehmen.

127. Bei dem Metacarpophalangealgelenk kann man sogar unmittelbar zeigen, dass in dem Maasse, als man die Knochen von einander zieht, die Haut zu beiden Seiten der Strecksehne von aussen einfällt, sodass also hier offenbar der Luftdruck durch Vermittlung der nachgiebigen Gewebe und Flüssigkeiten auf die Berührungfläche der Knochen wirkt. Diese einfache Beobachtung steht im vollsten Widerspruch zu der von A. Fick ausgesprochenen Ansicht, dass in solchen Fällen ein Vacuum in der Gelenkhöhle entstehe *(72)*.

Aeby kommt zu dem Ergebniss, dass bei allen Gelenken der Luftdruck genüge, die entsprechenden Körperabschnitte zu tragen, aber bei seinen Versuchen ist ein ventilartiger Abschluss des Gelenkspaltes künstlich hergestellt, indem von der durchschnittenen Gelenkkapsel ein breiter Rand ringsherum stehen gelassen wurde. Dieser Rand verhindert das Eintreten von Luft, aber im lebenden Körper besteht kein Hinderniss, das den äusseren Druck von der Gelenkflüssigkeit zwischen den Gelenkflächen abhalten könnte (*70*).

Gesetzt aber auch, der Luftdruck wirke etwa auf das Handgelenk ganz in Weber's Sinne, und die Fläche, auf die er wirkt, werde mit 10 Quadratcentimeter, also wohl reichlich mit dem Doppelten des wirklich anzunehmenden Werthes, eingeschätzt, so würde ein Gewicht von 10 Kilogramm, das an der Hand hinge, vom Luftdruck getragen werden. Und was will das sagen bei einem Gelenk, das in unzähligen Fällen mit dem Vielfachen dieser Last in der unregelmässigsten Weise beansprucht wird?

Selbst wenn man also die Weber'sche Lehre vom Druck der Luft auf die Gelenke im weitesten Maasse festhält, wozu nach dem im Vorstehenden Gesagten kein Grund ist, würde diese Wirkung hinter der der vorgenannten Kräfte so weit zurückstehen, dass sie ohne Schaden ganz vernachlässigt werden dürfte.

Diese Auffassung wird gestützt durch die bekannte Erfahrung, dass bei Bruch des Oberschenkelhalses, wo die Verbindung des Gelenkkopfes mit der Pfanne ausser Wirkung gesetzt ist, das Bein nicht länger, sondern vielmehr kürzer wird.

§ 7. Darstellung der Beweglichkeit auf Grund der Flächengestalt.

128. Man hat versucht, die Theorie der Bewegung der Diarthrosen, ohne Berücksichtigung der Bandverbindungen allein aus der Gestalt der Gelenkflächen abzuleiten.

Dies Vorgehen wird durch die Gestalt einzelner Gelenke, die sich bestimmten Bewegungsformen fast mit mathematischer Genauigkeit anpassen, gerechtfertigt, es lässt sich aber, wie aus dem Folgenden hervorgehen wird, nicht gut einer allgemeinen Betrachtung der Diarthrosen zu Grunde legen. Nichts desto weniger mag hier dieser Gedankengang entwickelt werden, weil sich daraus zugleich eine deutliche Anschauung vom Einfluss der Flächenform auf die Bewegung gewinnen lässt.

Die Gelenkflächen stossen unter Druck aufeinander. Dieser Druck wird allen Bewegungen des Gelenks Widerstand leisten, bei denen sich die beiden Flächen voneinander entfernen müssen. Wird dieser Widerstand überwunden, so können beliebige Bewegungen ausgeführt werden.

Die Grösse des Widerstandes wird aber abhängen von der Festigkeit der Flächen, denn, wenn diese unter dem Einfluss des Druckes nachgeben, können ebenfalls beliebige Bewegungen ausgeführt werden, diesmal, ohne dass sich die Flächen von einander entfernen, aber indem die Gestalt der Flächen selbst verändert wird.

129. Um zu bestimmten, für eine Bewegungstheorie verwerthbaren Voraussetzungen zu gelangen, hat man sich daher genöthigt gesehen, von vereinfachenden Annahmen über die Grösse des Druckes und die Festigkeit der Gelenkflächen auszugehen, und zwar hat man beide als unendlich gross angenommen.

„Unendlich" gross bedeutet bei diesen, wie bei allen exacten Betrachtungen nur, dass alle andern in Rechnung gezogenen Grössen der „unendlich grossen" gegenüber verschwinden.

Die Voraussetzung der theoretischen Betrachtung lautet also:

1. Die Flächen seien absolut starr und unnachgiebig. (Von dieser Annahme kann im Laufe der Betrachtung Abstand genommen werden.)

2. Der Druck, der die Flächen gegeneinander presst, ist unendlich gross, oder, was dasselbe besagt: Es sollen nur solche Bewegungen in Betracht gezogen werden, bei denen die Gelenkflächen sich nicht von einander entfernen. Dies ist A. Fick's Satz von der Unveränderlichkeit des Gelenkraums (114).

130. Zur ersten von diesen Annahmen muss noch Folgendes bemerkt werden: Absolut starre Körper können einander, wenn sie nicht grade an der Berührungsstelle beide genau die gleiche Flächen bilden, nur in minimaler Ausdehnung, in Punkten oder Linien, berühren. Zwei materielle Körper, insbesondere zwei knorpelüberzogene Gelenkflächen berühren einander stets in einer Fläche von gewisser Ausdehnung. Bei der Annahme starrer Gelenkflächen nimmt man nun nicht diejenige Form an, die der unbelasteten Gelenkfläche entspricht, bei der punktförmige Berührung vorkommen könnte, sondern die der aufeinandergepressten Knorpelflächen (96), die einander in einiger Ausdehnung berühren. Wie gross diese Berührungsstelle ist, macht für die theoretische Betrachtung keinen Unterschied. Daher ist auch die Eintheilung der Gelenke in „Berührungsgelenke" und „Schleifgelenke" zu verwerfen. Genau gesprochen sind alle Gelenke Berührungsgelenke, in Wirklichkeit aber werden selbst Gelenke von ausgesprochener „Berührungsgelenk"-Form unter dem Druck ihrer Verbindung zu Schleifgelenken (67).

131. Man hat es nun mit zwei absolut starren, mit einander übereinstimmenden Flächen zu thun, die sich nicht von einander entfernen dürfen. Die Bewegung des Gelenks beschränkt sich unter diesen Umständen auf die Bewegung, die zwei solche Flächen gegeneinander ausführen können. Die Verschiebung einer Fläche,

die einer andern genau anliegt, ohne jede Entfernung der beiden Flächen von einander, kommt der Verschiebung eines Theiles einer Fläche auf der Fläche, oder der Verschiebung einer Fläche in sich selbst gleich.

Die Möglichkeit derartiger Verschiebungen von Flächen gegeneinander hängt von rein geometrischen Bedingungen ab, die im Folgenden anschaulich gemacht werden sollen:

Zunächst ist klar, dass jedes Stück einer Ebene beliebig auf der Ebene verschoben werden kann, ohne sich von der Ebene zu entfernen. Ebenso kann offenbar ein Stück einer beliebigen krummen Fläche auf derselben Fläche verschoben werden, ohne von ihr abzuweichen, wenn die Form der Fläche, das heisst ihre Krümmung, für jede Lage, die das Flächenstück während der Verschiebung einnimmt, dieselbe bleibt. In andern Worten: Eine Fläche lässt sich nur in solchen Richtungen in sich selbst verschieben, in denen ihre Krümmung gleich bleibt. Durch gleichbleibende Krümmung zeichnet sich die Kreislinie aus. Folglich kann eine Fläche in sich selbst verschoben werden in solcher Richtung, in der sie kreisförmige Krümmung hat.

132. Wenn also ein Gelenk kreisförmig gekrümmte Flächen hat, so wird Bewegung nach der Richtung der kreisförmigen Krümmung erfolgen können. Kreisförmige Krümmung hat nun vor Allem die Kugelfläche, die sich nach allen Richtungen vollkommen gleichmässig krümmt, ferner sämmtliche sogenannten Rotationsflächen, die man sich entstehend denken kann, indem eine beliebige Linie um eine beliebige Gerade mit gleichbleibendem Abstande aller ihrer Punkte herumbewegt wird.

Solche Flächen sind der Cylindermantel, den eine Gerade beschreibt, wenn sie um eine parallele Gerade in gleichbleibendem Abstand herumgeführt wird, der Kegelmantel, den eine Gerade beschreibt, wenn sie um eine sie schneidende Gerade mit gleichbleibendem Abstande aller ihrer Punkte herumgeführt wird, endlich alle Flächen, die durch Herumführen einer Linie in gleichem Abstand um eine Gerade entstehen und die man sich übrigens als aus Abschnitten von Cylinder- und Kegelmänteln zusammengesetzt denken kann. In allen solchen Flächen ist Verschiebung in der Drehungsrichtung möglich.

133. Zu den Rotationsflächen kommt nun noch eine besondere Art Flächen hinzu, die sich ebenfalls durch gleichbleibende Krümmung auszeichnet, nämlich die Schraubenflächen.

Eine Schraubenfläche wird von einer Geraden beschrieben, die um eine auf ihr senkrecht stehende Gerade als Axe gedreht und gleichzeitig in der Richtung dieser Axe verschoben wird. Werden beide Bewegungen ganz gleichförmig ausgeführt, so ist es klar, dass jedes neu entstehende Stück der Fläche dem vorhergehenden gleich sein muss. Folglich kann diese Fläche sich in sich selbst verschieben, aber nur, indem dabei die Drehung um die Axe genau eingehalten wird. Denn nähert oder entfernt man sich von der Axe, so wird die Krümmung der Fläche stärker oder schwächer, weil auf die gleiche Verschiebung längs der Axe ein kleinerer oder grösserer Kreisbogen entfällt. Andere Schraubenflächen entstehen überhaupt bei jeder Drehung einer Linie um eine Axe mit gleichzeitiger Verschiebung in der Richtung der Axe.

134. Die Schraubenfläche gestattet Verschiebung nur in Einer Richtung, nämlich in der Richtung der Drehung um die Schraubenaxe. Die Rotationsflächen gestatten ebenfalls Verschiebungen nur in Einer Richtung, nämlich senkrecht zur Rotationsaxe. Die Kugelfläche, die nach allen Richtungen gleichmässig gekrümmt ist, gestattet Verschiebung in jeder beliebigen Richtung und ausserdem Drehung des verschobenen Flächenstückes um sich selbst. Die Kugelfläche verhält sich in dieser Beziehung wie eine Ebene, die ja auch als Oberfläche einer Kugel von unendlich grossem Radius aufgefasst werden kann.

Nun entsprechen thatsächlich viele Gelenkflächen annähernd sowohl den Voraussetzungen, als auch den eben angegebenen Flächenformen und zeigen auch die entsprechende Bewegungsform. Man kann also die Bewegung dieser Gelenke nach der Flächenform beurtheilen und unterscheidet dann als Einaxige Gelenke, die nur Bewegung um Eine Axe zulassen, diejenigen Gelenke, deren Flächen sich der Form der Schraubenflächen oder Rotationsflächen nähern. Die Gelenke mit annähernd kugelförmiger Fläche, die Bewegungen um beliebige durch den Mittelpunkt der Kugel gelegte Axen, also um unendlich viele Axen gestatten, werden als „Dreiaxige Gelenke" bezeichnet, wobei man an drei, aufeinander senkrechte Axen zu denken hat.

Jede beliebige Verlagerung eines Flächenstückes auf einer Kugel lässt sich nämlich durch Bewegungen um drei solche Axen erreichen, mithin schliesst die Möglichkeit der Bewegung um drei aufeinander senkrechte Axen jede beliebige Lage der Bewegungsaxe ein.

135. Nun zeigt sich aber, dass gewisse Gelenke Bewegungen um zwei aufeinander senkrechte Axen zulassen.

So ist die Handwurzel gegen den Unterarm beweglich, erstens in der Richtung dorsal- und palmarwärts, also um eine radioulnar gelegene Axe, zweitens in der Richtung radioulnarwärts, also um eine dorsoventrale Axe. Dagegen ist die Hand nicht gegen den Unterarm drehbar.

Diese Bewegungsform lässt sich nicht in derselben Weise, wie die vorher erwähnten, aus der Flächengestalt erklären. Denn die einzige Fläche, die nach zwei Richtungen die gleiche Krümmung besitzt, also Bewegung um zwei Axen gestattet, ist die Kugelfläche und diese gestattet wiederum zugleich Drehung um die dritte, auf den zwei anderen senkrechte Axe. Es giebt also eigentlich keine Flächenform, die Bewegung um zwei und nur um zwei Axen gestattet. Allenfalls kann man den Cylindermantel als eine solche Fläche auffassen.

Dieser hat insofern eine Ausnahmestellung unter den übrigen Rotationskörpern, als er in der Richtung der Rotation kreisförmig gekrümmt ist, dabei aber in der Richtung parallel zur Axe gradlinig verläuft. Daher kann er auch als durch gradlinige Bewegung eines Kreises senkrecht zu seiner Ebene entstanden gedacht werden. Aus dieser Anschauung heraus ist klar, dass die Cylinderfläche in sich selbst auch parallel zur Axe verschieblich sein muss. Diese gradlinige Verschiebung lässt sich, wie es schon für die Bewegung ebener Flächenstücke angedeutet wurde, als Bewegung um eine unendlich ferne Axe auffassen. Die Cylinderfläche verhält sich eben in der Richtung ihrer gradlinigen Erstreckung wie eine Ebene. Also kann man sagen, der Cylindermantel gestattet Verschiebung um zwei Axen, erstens um die Längsaxe des Cylinders, nämlich die Rotation, zweitens um eine zu dieser senkrechte, aber unendlich weit entfernte Axe, nämlich die gradlinige Längsverschiebung. Drehung um eine dritte quer zum Cylinder stehende Axe ist aber ausgeschlossen, da die gradlinige Richtung der Fläche stets der Cylinderaxe parallel bleiben muss. Dieser Umstand ist in der vorhergehenden Betrachtung deshalb übergangen, weil die Längsverschiebung auf einer Cylinderfläche unter den Bewegungen der wirklichen Gelenke nirgends mit Bestimmtheit nachgewiesen ist. Das Cricoarytaenoidgelenk kann als ein solcher Mechauismus angesehen werden (156) (*74*).

136. Diese Eigenschaft des Cylindermantels ist zwar für die Erklärung der „zweiaxigen" Gelenke nicht verwerthbar, weil bei diesen nicht geradlinige Verschiebung, also Drehung um eine unendlich ferne Axe, sondern wirkliche Drehung um eine ganz nahe an der Fläche liegende Axe in Frage kommt. Sie gewährt aber ein Hülfsmittel, um die Theorie auch der zweiaxigen Gelenke auf Grund der Flächengestalt durchzuführen. Man denke sich eine Flächenform, die zwischen der der Kugeloberfläche und der des Cylindermantels die Mitte hält, also in Einer Richtung wie Kugel und Cylinder kreisförmig, in der darauf senkrechten Richtung weder wie die Kugel ebenso kreisförmig, noch wie der Cylinder gradlinig,

sondern mit einer schwachen Krümmung versehen ist. Diese Fläche wird also etwa eiförmige Gestalt haben (157).

Eine solche Fläche ist in sich selbst nur in der Richtung ihrer kreisförmigen Krümmung verschieblich, denn es leuchtet ein, dass die Eischale in der Mitte, wo das Ei den grössten Umfang hat, schwächer gekrümmt ist als an den Enden, und dass daher der mittlere Theil der Schale eben nur längs des Mittelumfangs ohne Abweichung verschoben werden kann. Streng genommen also würde ein Gelenk, das eiförmige Flächen hat, Bewegung nur um die Längsaxe des Eies gestatten. Aber in dem Maasse, in dem die Gestalt der Fläche der Kugelform angenähert ist, wird sich auch bei Bewegung um eine auf die Längsaxe senkrechte Axe im Mittelpunkte des Eies nur eine verhältnissmässig geringe Abweichung der Flächen bemerkbar machen. Und in dem Maasse, in dem die Eiform sich der Cylinderform nähert, wird die Drehung um eine dritte zu den beiden ersten senkrechte Axe ausgeschlossen sein. Das heisst, die Drehung wird in einem gewissen beschränkten Umfang wiederum mit sehr geringer Abweichung der Flächen möglich sein. Daher lässt sich die Bewegung der „zweiaxigen“ Gelenke auf die Eigenschaften der eiförmigen Fläche zurückführen, indem man die Möglichkeit geringer Abweichungen in die Betrachtung aufnimmt (73).

Man bezeichnet den geringen, für die Bewegung derartig gestalteter Gelenke erforderlichen Grad der Abweichung beider Flächen von einander als „Dehiscenz“. In weiterem Sinne kann dies Wort auch zur Bezeichnung des Abstandes an sich incongruenter Gelenkflächen, oder gar des Klaffens gewaltsam auseinandergerissener Gelenkflächen angewendet werden.

Was von den eiförmigen Flächen gesagt worden ist, gilt mit gewissen Abänderungen auch von den sattelförmigen Flächen. Diese sind streng genommen nicht einmal in Einer Richtung in sich selbst verschieblich, werden aber trotzdem, unter Berücksichtigung einer gewissen Dehiscenz, als zweiaxige Gelenke betrachtet. Hierbei kann man sich darauf berufen, dass in Wirklichkeit die vorhandene Dehiscenz verschwinden wird, indem die nachgiebigen Knorpel sich einander anpassen (96).

Man lässt also hier die Annahme fallen, dass die betrachteten Flächen absolut starr sein und nicht von einander abweichen sollen.

Damit giebt man aber den Zweck der ganzen Betrachtung auf, nämlich, dass sich die Bewegungsmöglichkeit aus der Flächenform exact ableiten lässt.

137. Statt eines rein zweiaxigen Gelenks, wie es die Theorie in dem cylinderförmigen Gelenk erkennt, und wie es das Handgelenk thatsächlich darstellt, gelangt man von der Betrachtung der Flächenform aus immer nur zu Gelenkformen, die Bewegung um zwei Axen, daneben aber, wenn auch in beschränktem Maass, Bewegung um die dritte darauf senkrechte Axe gestatten. Ebensowenig wie für die zweiaxigen Gelenke genügt die Betrachtung der Flächenform für solche Gelenke, die nahezu ebene oder ganz unregelmässig gekrümmte Flächen haben. Diese pflegt man bei der Eintheilung als „Gelenke mit unbestimmten Axen" zusammen zu stellen, womit aber über ihre mechanische Eigenthümlichkeit nichts ausgesagt ist. Endlich giebt es Fälle, in denen zwar die Gelenkform eine bestimmte Bewegung andeutet, die Bewegung selbst aber entweder beschränkter oder freier ist als nach der Flächenform zu erwarten wäre. Die Bewegung kann sogar eine Form annehmen, wie sie durch einfache Verschiebung von Flächen aufeinander überhaupt nicht zu Stande kommen kann.

Aus allen diesen Gründen ist die Betrachtung der Gelenkflächen allein nicht genügend um einer allgemeinen Darstellung der Gelenkbewegungen als Grundlage zu dienen.

§ 8. Die Gelenkmechanik vom Standpunkte der Bewegungsform.

138. Man kann die Theorie der Gelenke ferner entwickeln, indem man die Form der Bewegung ins Auge fasst. Die Bewegung ist natürlich von dem ganzen Mechanismus, einschliesslich der Bänder, abhängig und somit muss hier das Wesen der einzelnen Gelenkformen schärfer hervortreten.

Bei genauer Untersuchung der Bewegungsform findet man für fast jedes Gelenk besondere, oft sehr verwickelte Verhältnisse. Um aus diesen allgemeine Gesetze abzuleiten, muss man von allen beobachteten Einzelheiten absehen, und nur die Grundzüge der Bewegung ins Auge fassen. Dies kann auf dem Wege erreicht werden, dass man zuerst rein theoretisch die verschiedenen Formen möglicher Bewegungen feststellt, und dann untersucht, inwiefern die beobachteten Bewegungen diesen Formen entsprechen.

139. Die Bewegungsform untersucht man in der Weise, dass man sich den einen der gelenkig verbundenen Körpertheile feststehend und den anderen gegen den ersten bewegt denkt. Unter diesen Bedingungen scheiden aus der Zahl aller theoretisch möglichen Bewegungen des untersuchten Körpertheils alle diejenigen aus, bei denen eine Trennung der beiden Gelenktheile von einander stattfinden würde.

Es handelt sich also nur um solche Bewegungen, in denen ein Theil des bewegten Körpers annähernd an seiner Stelle bleibt.

Um diese Bedingung exact ausdrücken zu können, sieht man von kleinen Bewegungen, wie sie in materiellen Gelenken stets vorkommen werden, ab, und betrachtet zunächst einen Punkt des bewegten Körpers als im Raume feststehend.

Es wäre dann der Körper um den festen Punkt nach allen Seiten frei drehbar, oder, was dasselbe ist, er kann um jede beliebige durch den Punkt gehende Grade gedreht werden, er kann also auch um drei auf einander senkrechte Graden gedreht werden (40).

Es ist also hier die Bewegungsweise des dreiaxigen Gelenks gegeben.

Vom Standpunkte der Bewegungsform bezeichnet man diese Beweglichkeit als die Beweglichkeit von drei Graden der Freiheit. (Der vierte Grad der Freiheit würde der sein, bei dem auch noch der Drehpunkt selbst längs einer Linie, der fünfte der, bei dem der Drehpunkt auf einer Fläche, der sechste, der der grösstmöglichen Freiheit, der, bei dem der Drehpunkt im Raume frei beweglich ist) (75).

Diese Betrachtungsweise deckt sich, wie man sieht, beinahe mit der vorhergehenden. Eine in einer Kugelschale eingeschlossene Kugel ist gleichzeitig das Modell eines dreiaxigen Gelenks, und das Modell eines Körpers, dessen Einer Punkt nämlich der Mittelpunkt der Kugel an Einer Stelle des Raumes festgehalten ist.

140. Bei den Bewegungen, die ein Körper um einen feststehenden Drehpunkt, also mit dem dritten Grade der Freiheit ausführt, beschreibt jeder andere Punkt des Körpers Bahnen, die auf einer Kugeloberfläche liegen.

Man kann sich die Bewegung des Körpers also dadurch veranschaulichen, dass man die Bewegung eines seiner Punkte auf einer im Raum feststehenden Kugelschale verfolgt. Bei drei Graden der Freiheit kann der betreffende Punkt auf der Kugel in zwei aufeinander senkrechten Richtungen umhergeführt, und ausserdem um sich selbst gedreht werden. (Genauer ausgedrückt, wird dabei der Körper um die Grade Linie gedreht, die den betrachteten Punkt mit dem festen Drehpunkt verbindet.)

141. Denkt man sich nun ausser dem erst betrachteten Drehpunkt noch einen zweiten Punkt des Körpers im Raume festgelegt, so kann sich der Körper nur noch um die Linie drehen, die diese beiden Punkte verbindet. Die Beweglichkeit entspricht der des einaxigen Gelenks, sie hat nur Einen Grad der Freiheit.

142. Dazwischen liegt die Bewegungsfreiheit von zwei Graden, die dadurch gekennzeichnet ist, dass sich der Körper um alle Axen drehen kann, die in Einer Ebene liegen.

Es ist also von den drei aufeinander senkrechten Axen eine fortgefallen. Jeder Punkt des Körpers wird sich wiederum auf einer Kugelschale beliebig bewegen lassen, indem sich jede kleinste Verschiebung des Punktes als eine Drehung um eine der möglichen Axen darstellt. Es wird aber keine Drehung des betrachteten Punktes möglich sein. Da es schwer ist, sich von dieser Art der Beweglichkeit eine Anschauung zu verschaffen, so sei die Bedingung noch auf eine andere Weise ausgedrückt: Man denke sich durch den Körper zwei auf einander senkrechte Axen, die in derselben Ebene liegen. Es sollen dann alle Bewegungen freigegeben sein, die so entstehen können, dass der Körper erst um die eine Axe gedreht wird, indem die andere die Bewegung mitmacht und dann um die zweite Axe in ihrer neuen Stellung. Ein Bewegungsmechanismus, der diese Bedingungen verwirklicht, ist die sogenannte „Cardanische Aufhängung", wie sie für Compasse, Lampen etc. auf Schiffen gebraucht wird.

Die Beweglichkeit, die unter diesen Umständen gegeben ist, lässt sich folgendermaassen veranschaulichen. Man denke sich eine Kugel von einer Kugelschale umgeben, auf der ein Meridiansystem wie auf einem Globus aufgetragen ist. Auf der inneren Kugel sei ebenfalls eine Linie gezogen, die in die Richtung eines Meridians fällt. Die Bedingung, durch die die drei Grade der Freiheit, die die Kugel in ihrer Schale hat, auf zwei beschränkt werden, kann dann so ausgedrückt werden, dass alle Bewegungen möglich sein sollen, bei denen die auf der Kugel gezogene Linie die Richtung der Meridiane auf der Schale beibehält.

143. Diese drei Bewegungsformen von Einem, zwei oder drei Graden der Freiheit stellen also die Grundformen vor, denen die Gelenkbewegungen mehr oder weniger genau angenähert sein müssen. Man wird also jede einzelne Gelenkform bezeichnen und zugleich

ihre wesentlichen Eigenthümlichkeiten angeben können, indem man sagt: es ist ein Gelenk von dem oder dem Grade der Freiheit, dessen Bewegung noch diese oder jene Abweichung vom allgemeinen Gesetz zeigt.

Doch wird man mit dieser Betrachtung nur den allergröbsten Zügen der Gelenkbewegung gerecht werden können. Denn erstens kann Bewegung von Einem Grade der Freiheit ganz ausserordentlich verschiedene Formen annehmen. Der Begriff erweitert sich dann zu dem der „Zwangläufigkeit". Als „zwangläufig" bezeichnet man eine Bewegung, die durch beliebige Bedingungen in eine bestimmte Form gezwungen ist, also nur Einen Grad der Freiheit, nämlich der Bewegung in der aufgezwungenen Bahn, aufweist. Ueber die Form der Bewegung ist damit aber garnichts ausgesagt.

Eine Kugel in einer Kugelschale hat drei Grade der Freiheit. Denkt man sich die Kugel mit einem Stift versehen, der in einem Schlitz der Kugelschale läuft, so ist nur noch ein Grad der Freiheit (Hin- und Herführen des Stiftes in dem Schlitz) übrig. Der Schlitz kann aber eine ganz beliebige, etwa eine S-förmige Krümmung haben. Es besteht dann bei Bewegung von Einem Grade der Freiheit ganz verschiedene Bewegungsform. Es kann ferner, wie das bei verschiedenen Gelenken thatsächlich der Fall ist, mit der Bewegung Rollung zwangläufig verbunden sein. Eine solche Bewegung ist dann von Einem Freiheitsgrade, obgleich sie Elemente der Bewegungen um drei Axen in sich schliesst (222).

Die Schraubenbewegung, die bei der obigen Betrachtung der Einfachheit wegen ausser Acht gelassen worden ist, gehört ebenfalls unter die zwangläufigen Bewegungen.

144. Zweitens hat die Betrachtung der Bewegungsform den Nachtheil, dass gleiche Bewegungsform durch sehr verschiedene Mechanismen hervorgebracht werden kann, die gar keine weiteren Beziehungen zu einander haben (114).

145. Drittens kommen Fälle vor, in denen die Bewegung bei der Beurtheilung der Gelenkmechanik geradezu irreleitet. Es giebt nämlich Gelenke, die einen grösseren Grad der Bewegungsfreiheit gestatten, als in ihnen ausgeübt wird. Solche kann man entweder nach ihren Eigenschaften als von höherem, oder nach der thatsächlichen Bewegung, als von niedrigerem Freiheitsgrad betrachten (114).

Man sieht also, dass sich auch auf diese Weise keine Grundlage für eine einheitliche Darstellung der Gelenke gewinnen lässt.

§ 9. Die einzelnen einfachen Mechanismen.

a) Amphiarthrose oder Wackelgelenk.

146. Gegenüber den Schwierigkeiten, auf die man bei Betrachtung der Gelenkformen aus einheitlichem Gesichtspunkte stösst, bleibt nichts übrig, als sich an die Gelenke selbst zu halten und deren einzelne Typen, wie sie sich vom allgemein mechanischen Gesichtspunkt aus darstellen, nebeneinander zu betrachten.

Dieses Verfahren ist auch deswegen das allein zweckmässige, weil unter den thatsächlich vorkommenden Gelenkformen die theoretisch möglichen Formen durchaus nicht vollständig vertreten sind. Selbst wenn man also einen allgemeinen Gesichtspunkt fände, von dem aus alle Gelenke zu betrachten wären, würde man doch nachträglich zu willkürlichen Einschränkungen genöthigt sein.

147. Wenn zwei starre Körper mit ebenen Flächen zusammenstossen, so sind, ohne dass sie von einander getrennt werden, wie oben erwähnt, sowohl Verschiebungen in allen möglichen Richtungen, als auch Drehungen um zur Berührungsebene senkrechte Axen möglich. Sind aber die beiden Körper an mehr als Einem Punkte durch senkrecht zur Berührungsebene gespannte undehnbare Bänder mit einander verbunden, so ist gar keine Bewegung mehr möglich.

Denn bei jeder Verschiebung oder Drehung müsste die Richtung der Bänder statt senkrecht schräg zur Berührungsebene zu stehen kommen, und die Bänder müssten also gedehnt werden. Bei dieser Art der Verbindung hätte man es also nach der theoretischen Anschauung mit einem Bewegungsmechanismus zu thun, der keinerlei Bewegung gestattet. Handelt es sich aber statt um starre Körper um überknorpelte Knochen, und sind diese statt durch absolut undehnbare Bänder durch organische Fasermassen verbunden, so wird ein geringer Grad von Beweglichkeit in den angedeuteten Richtungen möglich sein.

In dieser Form stellt die beschriebene Verbindung denjenigen Gelenktypus dar, der hier an erster Stelle aufgeführt werden soll und der als „Amphiarthrose“ oder „Wackelgelenk“ unterschieden wird. Während es für die Theorie genügt, die Verbindung an mindestens zwei Stellen in Betracht zu ziehen, sind thatsächlich die Amphiarthrosen allseitig durch eine straffe Gelenkkapsel verbunden, die oft durch dicke Bänder allseitig verstärkt wird. Es wird dadurch insbesondere die Drehung auf ein Minimum eingeschränkt, während seitliche Wackelbewegungen noch in etwas grösserem Umfange möglich sind.

Ebenso wie sich in der Theorie kein Unterschied ergiebt, wenn die an zwei Punkten fest verbundenen Körper mit ebener Berührungsfläche, die so schon keinerlei Bewegung gegen einander machen können, nun in einer Fläche von beliebiger unregelmässiger Form zusammenpassend gedacht werden, macht es auch für die wirklichen „Wackelgelenke" keinen wesentlichen Unterschied, ob sich ihre Berührungsfläche einer Ebene nähert, oder ob sie andere Form zeigt. Wesentlich für den Typus ist nur, dass die beiden Flächen in grösserem Umfange auf einander passen.

148. Als Begriffsbestimmung für die Amphiarthrose ergiebt sich demnach,

> dass sie diejenige Form der Diarthrose ist, bei der ebene oder unregelmässige, aber schliessende Gelenkflächen durch Bänder allseitig verbunden sind, sodass nur in Form des Nachgebens der Verbindung eine Bewegung möglich ist.

Die Amphiartrosen bilden daher hinsichtlich ihrer Bewegungsweise ein Mittelding zwischen Synarthrosen und Diarthrosen, denn sie haben eine Ruhestellung, nämlich die der gleichmässigen geringsten Spannung ihrer Bänder. Bei jeder Bewegung werden die Bänder angespannt und üben daher einen Widerstand gegen die Bewegung, der dem elastischen Widerstande der Synarthrosen zu vergleichen ist. Auch anatomisch bilden die Amphiarthrosen eine Uebergangsform, insofern als bei manchen Amphiarthrosen die Gelenkhöhle kaum nachzuweisen ist, während die Bänder so grossen Raum einnehmen, dass die Verbindung der Symphyse gleichkommt (111). Andererseits nähern sich viele Amphiarthrosen den anderen Formen der Diarthrosis, indem ihre Flächen mehr oder minder bestimmten Gesetzen folgen und dadurch in bestimmten Richtungen grössere Beweglichkeit gewähren.

b) Das Walzengelenk.

149. Wenn in einem Wackelgelenk mit ebenen Flächen die Beweglichkeit nach Einer Richtung stärker ausgebildet wird, so ist erstes Erforderniss, dass die Kapselbänder an den Stellen des Gelenkrandes, die bei der Bewegung von einander entfernt werden, so schlaff sind, dass sie der Bewegung Spielraum lassen. Denn bei der Beugung des Gelenks nach Einer Richtung wird das Gelenkband an der entgegengesetzten Seite angespannt. Damit also das Gelenk in einer Ebene frei beweglich sei, müssen die in dieser Ebene liegenden Gelenkbänder schlaff sein. Die in der darauf senkrechten Richtung können aber ihre volle Straffheit behalten, wenn nur die Flächen hinlänglich nachgiebig oder in hinreichendem Grade der Form der Bewegung angepasst sind.

Die Anpassung der Flächenform an die Bewegung in Einer Richtung besteht darin, dass sich die Fläche der eines Rotationskörpers mit auf die Bewegungsrichtung senkrechter Axe nähert.

Die Amphiarthrose kann so in das Walzengelenk übergehen: Die allseitig straffe Bandverbindung wird auf zwei straffe Seitenbänder eingeschränkt und die ebene oder unregelmässige Gelenkfläche geht in eine Walzen- oder Rotationsfläche über, deren Krümmungsrichtung der Richtung der Bewegung entspricht, deren Axe also ungefähr senkrecht zur Längsaxe der Knochen liegen muss. Diese beiden Kennzeichen des Walzengelenks stehen in gegenseitiger Abhängigkeit: Je mehr die Fläche sich der eines idealen Rotationskörpers nähert, um so schärfer wird die Bewegung auf die Drehung um die Axe des Rotationskörpers und um so strenger wird die Verbindung durch die Seitenbänder auf die Anheftung grade an der Stelle der Drehaxe beschränkt.

Umgekehrt wird bei breiterem Bestehen der Seitenbänder eine eigentliche Drehung um eine Axe unmöglich sein, und es wird daher die Gestalt der Flächen nicht die Form eines Rotationskörpers inne zu halten brauchen. Es können in diesen Fällen sehr complicirte Bewegungsformen auftreten, die sich aber mehr oder weniger dem Typus der idealen Walzengelenkbewegung nähern. Wesentlich ist für diese Zwischenformen, dass die Bewegung eine mehr oder minder zwangläufige ist, das heisst, dass sie stets in genau derselben Bahn verläuft. In eben diesem Umstand liegt die Annäherung an das Walzengelenk, da dies den Typus der Bewegungen in Einer Richtung darstellt.

150. Die Begriffsbestimmung des „Walzengelenkes" würde demnach folgende Merkmale enthalten:

> Die Form der Berührungsfläche nähert sich der eines Rotationskörpers, dessen Axe annähernd senkrecht zur Längsaxe der Knochen liegt, und die Bewegung ist durch starke Seitenbänder auf eine zwangläufige Drehung um diese Axe eingeschränkt. Es sei hier ausdrücklich hervorgehoben, dass die Flächengestalt an sich für den Begriff des Walzengelenkes unwesentlich ist, da die später aufzuführenden Zapfengelenke dieselbe Flächenform, aber ganz andere Bewegungsweise darbieten (154).

Aus der gegebenen Beschreibung geht hervor, dass der Begriff des Walzengelenks ebenso wie der der Amphiarthrose eine grosse Zahl verschiedener Unterformen umfasst. Daher hat man, indem bald diese, bald jene Form als die Hauptform angesehen wurde, eine grosse Zahl von verschiedenen Bezeichnungen für dieses Gelenk angenommen, die hier folgen.

„Walzengelenk", „Cylindergelenk" (bei Ludwig „Säulengelenk") bezeichnet den idealen Typus der vollkommenen Cylinderform, die aber in Wirklichkeit kaum vorkommt. Eben aus diesem Grunde eignet sich die Benennung zur gemeinsamen Bezeichnung der ganzen Gruppe.

„Scharniergelenk", oder mit dem deutschen Ausdruck „Gewerbe- (richtiger wohl „Gewinde-) gelenk" (76), bezeichnet zwar anschaulich die ideale Bewegungsform, nämlich die Beugung in Einer Ebene. Der Mechanismus eines Scharniers weicht aber von dem aller Wirbelthiergelenke, streng genommen von dem aller thierischen Gelenke überhaupt, wesentlich ab.

Das Scharnier besteht bekanntlich darin, dass von beiden gegen einander beweglichen Theilen ineinandergreifende Stücke vorspringen, die sich um eine gemeinsame durch alle die vorspringenden Stücke hindurchgehende Axe drehen. Etwas Aehnliches findet sich an den thierischen Gelenken nur insofern, als mitunter in einander greifende Knochenvorsprünge vorhanden sind.

„Ginglymus" (vom griechischen Glymos, die Thürangel) bedeutet dasselbe wie Scharniergelenk.

Endlich hat man vom Standpunkte ausschliesslicher Berücksichtigung der Flächengestalt als eine besondere Gelenkform das „Kegelgelenk" unterscheiden wollen, das aber nach der oben gegebenen Bestimmung bald den Zapfen-, bald den Walzengelenken zuzuzählen ist (154), da es sich nur durch die Eigenthümlichkeit seiner Rotationsfläche unterscheidet.

151. Dass diese Unterscheidung unwesentlich ist, geht daraus hervor, dass die Berührungsfläche der meisten Walzengelenke statt der Cylinderfläche, die durch Rotation einer Geraden entsteht, eine Form zeigt, die durch Rotation einer gegen die Rotationsaxe convexen Curve entsteht (vergl. Fig. 14 (163)) und die also näherungsweise als Mantel eines Doppelkegels bezeichnet werden kann. Man hat nun von jeher diese Doppelkegelfläche einfach als eine gefurchte Cylinderfläche aufgefasst, indem man in diesem Falle die Einfurchung unter der Bezeichnung „Leitfurche" als unwesentlich ansah.

Thatsächlich weicht die Gestalt einer Walzengelenkfläche mit Leitfurche nicht von der einer Sattelgelenkfläche ab (162). Hier zeigt sich deutlich die

Mangelhaftigkeit der durch ausschliessliche Berücksichtigung der Flächenform entstandenen Anschauung. Denn der Grund, warum in dem einen Falle
ein „Walzengelenk mit Leitfurche", im anderen ein ganz anderer Typus das
„Sattelgelenk" anzunehmen ist, liegt darin, dass im ersten Falle die Seitenbänder die Bewegung zu einer zwangläufigen machen. Es ist also einerseits
unumgänglich, die Seitenbänder als wesentlichen Bestandtheil der Walzen-

Figur 10.

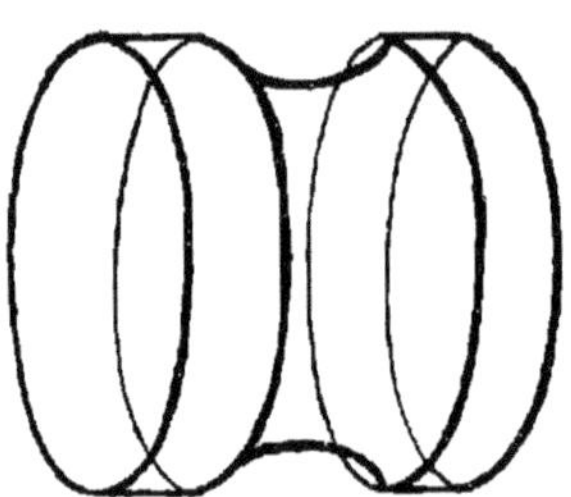

Walzengelenk mit Leitfurche. Ist der Boden der Furche gerundet, wie in der
Figur, so stellt er eine Sattelfläche dar. Das Gelenk unterscheidet sich dann
vom Sattelgelenk wesentlich durch die Seitenbänder.

gelenke aufzufassen, andererseits muss die Begriffsbestimmung die Gelenke mit
Leitfurche, also von Doppelkegelform und mithin auch die einfache Kegelform
einschliessen. Die Begriffsbestimmung wird aber dadurch insofern zu weit,
als sie auch einen Theil der Schraubengelenke mit umfasst. Das ist jedoch
deswegen nur ein geringer Fehler, weil sich die betreffenden Schraubengelenke thatsächlich von Walzengelenken wenig unterscheiden.

c) Gelenke mit schraubenförmigen Flächen.

152. Unter der Bezeichnung „Schraubengelenk" sind bisher
in der Allgemeinen Gelenklehre alle Gelenke zusammengefasst
worden, die schraubenförmige Flächen haben. Hierbei werden
grundverschiedene Mechanismen, die ganz verschiedenartiger Bewegung dienen, unmittelbar nebeneinander gestellt.

Die Schraubengelenke zerfallen nämlich in zwei ganz verschiedene
Gruppen, je nachdem sie entweder den Walzengelenken oder den später zu
besprechenden Zapfengelenken verwandt sind (154). Die Unterschied lässt
sich anschaulicher als an den wirklichen Gelenken, bei denen die Schraubenform der Flächen meist nur ganz schwach angedeutet ist, an der Vorstellung
von den in der Technik verwendeten Schrauben und Schraubenmuttern aus-
einandersetzen (244). Die Schraubenmutter bewegt sich bekanntlich auf der
zugehörigen Schraubenspindel, indem sie sich gleichzeitig dreht und auf der
Spindel fortschiebt (41). Man unterscheidet rechtsgewundene Schrauben, bei

denen, wenn die Spindel senkrecht steht, der Schraubengang im Sinne des
Uhrzeigers hinabläuft, von linksgewundenen, bei denen der Schraubengang in
gleichem Falle aufwärts läuft. Hat man es nun nicht mit einer regelmässig
geformten Mutter, sondern mit einem beliebigen Körper zu thun, der sich auf
der Schraubspindel fortschraubt, so wird es von der Gestalt dieses Körpers
abhängen, welche Bewegung stärker bemerkbar wird. Fällt die Längsaxe des
Körpers in die Richtung der Schraubspindel (vgl. Fig. 12 (155)), so wird sich
der Körper um seine Längsaxe drehen, wird also durch die Drehung keine
wesentliche Lageänderung erfahren, dagegen wird die Fortschiebung auf der
Längsaxe deutlich bemerkbar sein. Fällt dagegen die Längsaxe des Körpers
in eine Richtung quer zur Schraubspindel (vgl. Fig. 11), so wird bei der
geringsten Drehung die Lage des ganzen Körpers eine andere, während die
Verschiebung längs der Spindel noch verschwindend klein sein kann.

Die Bewegungsform der Schraubengelenke ist also verschieden,
je nach der Lage der Schraubenaxe zur Längsaxe des Knochens.

Bei den Walzengelenken liegt die Krümmungsaxe der Gelenkflächen quer zur Längsaxe der Knochen. Es sollen hier zunächst
diejenigen Schraubengelenke besprochen werden, die dem zweiten
oben erwähnten Fall entsprechen, bei denen also die Schraubspindel quer zur Längsaxe steht, und die also den Walzengelenken
ähnlich sind.

d) Schraubengelenke mit querer Axe.

153. Die angegebene Art der Schraubengelenke kann beschrieben werden als Walzengelenk mit schräg verlaufender Leitfurche. Hierin liegt zugleich die Angabe, dass die Bewegungsform
der der Walzengelenke ähnlich ist, das heisst in Drehung um eine
quer zur Längsaxe des Knochens gelegene Axe besteht. Dadurch,
dass die Leitfurche nun schräg zu dieser Axe verläuft, und gleichsam einen Schraubengang darstellt, in den die anstossende Gelenkfläche des bewegten Knochens eingreift, findet gleichzeitig mit der
Drehung eine Parallelverschiebung dieses Knochens längs der Walzenfläche statt.

Die Grösse dieser Parallelverschiebung lässt sich mittelst der oben (24)
angegebenen Methode der „Führungslinie" bestimmen. Sie kann aus
mehreren Ursachen immer nur eine sehr geringe Grösse erreichen. Erstens
beträgt der Winkel, um den sich ein Gelenk bewegen lässt, im günstigsten
Falle etwa 180°, die Leitfurche müsste also schon sehr schräg verlaufen, um
in einem halben Umgang um die Walze einen merklichen Grad von Verschiebung hervorzubringen. Zweitens würde bei einer stärkeren Verschiebung

Figur 11.

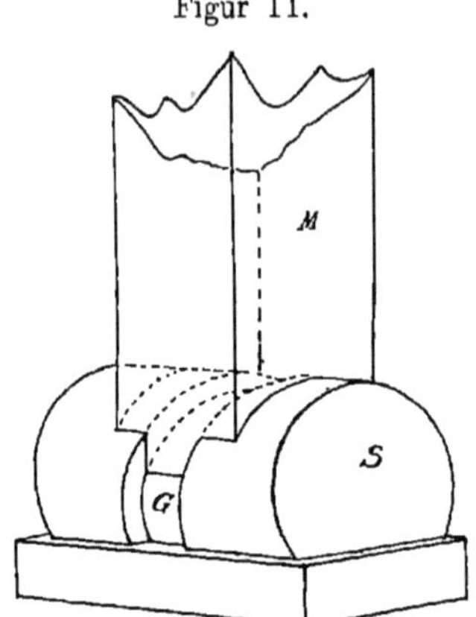

Schematisches Modell eines Schraubengelenkes mit querer Axe. Die Schraubspindel S ist feststehend gedacht. Der Körper M, zu dessen Längsaxe die
Schraubspindel quer gerichtet ist, bewegt sich auf ihr längs des Schraubenganges G. Es ist zu beachten, dass der Schraubengang nicht grade, sondern
schräg von hinten rechts nach vorn links über den Spindelkörper S hinläuft.

die Befestigung des Gelenks durch Seitenbänder unmöglich sein, weil straffe
Seitenbänder mit der Parallelverschiebung unvereinbar sind.

Thatsächlich ist die Steilheit der Schraube, das ist die Schrägung der
Leitfurche, überall so gering, dass die seitliche Verschiebung innerhalb der
Dehnbarkeitsgrenzen der Seitenbänder fällt.

Die Begriffsbestimmung des Schraubengelenks mit querer Axe
würde demnach etwa so lauten:

> Es ist ein Walzengelenk mit schräger Leitfurche, bei
> dessen zwangläufiger Bewegung ausser der Drehung um
> die Walzenaxe auch eine Parallelverschiebung längs der
> Axe stattfindet.

e) Zapfengelenk.

154. Ein Beispiel dafür, dass bei gleicher Flächengestalt die
Bewegungsform der Gelenke völlig verschieden sein kann (144),
bildet das Zapfengelenk, Drehgelenk, Radgelenk, Trochoïdes, das
der Flächenform nach mit dem Walzengelenk identisch ist. Der
Unterschied zwischen beiden Formen besteht darin, dass beim
Walzengelenk die Axe der Rotationsfläche quer zur Längsaxe der
Knochen liegt, während die Axe der Gelenkfläche des Zapfengelenks
mit der Längsaxe des Knochens zusammenfällt.

Der dadurch hervorgebrachte Unterschied der Bewegungsform ist sehr
gross, denn bei der Bewegung des Zapfengelenks findet überhaupt keine
wesentliche Lageveränderung, sondern nur eine Drehung des bewegten Körpertheils statt. Ein zweiter wesentlicher Unterschied liegt darin, dass die Seitenbänder, die beim Walzengelenk eine so wichtige Rolle spielen, beim Zapfengelenk gänzlich in den Hintergrund treten. Statt dessen finden sich bei dem
Zapfengelenk Bandschlingen, die den einen Gelenkkörper zu einem den andern
vollständig umschliessenden Ringe ergänzen. Dabei kann entweder der um-
schlossene Körper eine hohle, rollenähnliche Rotationsfläche haben, sodass ihn
die Bandschlinge in der Furche hinziehend auch vor Längsverschiebung bewahrt, oder er kann eine gewölbte, fassförmige Fläche darbieten, die sich in
einer entsprechenden Höhlung des anderen Knochens und der Bandschlinge
dreht.

Die Gelenkfläche kann entweder den ganzen Umfang des zapfenförmigen
Knochentheils einnehmen, wo sich dann ein sehr grosser Umfang der Drehungs-
bewegung ergiebt oder bei beschränkter Drehungsmöglichkeit nur einen Theil.
Man hat nach der Gestalt der Gelenkfläche noch verschiedene Formen dieses
Gelenks unterscheiden wollen, als das eigentliche Zapfen- oder Kegelgelenk,
dessen Flächenform eben diesen Gebilden entspricht und das Drehgelenk, das
eine annähernd cylindrische Fläche haben soll. Diese Unterscheidung ist wohl
überflüssig.

Die Begriffsbestimmung für das Zapfengelenk lässt sich so
fassen:

> Es ist ein Gelenk, in dem ein drehrundes Knochenstück
> so in einer röhrenförmigen Umhüllung eingeschlossen ist,
> dass es sich nur um eine eigene Längsaxe drehen kann.

f) Schraubengelenk mit Zapfengelenkform.

155. Wie dem Walzengelenk, dessen Drehaxe quer zur
Knochenlängsaxe steht, das Schraubengelenk mit querer Axe entspricht, so entspricht dem Zapfengelenk, in dem sich der Knochen
um seine Längsaxe dreht, ebenfalls eine Form des Schraubengelenks. Diese Form geht aus dem Zapfengelenk hervor, wenn man
sich die Rotationsfläche des Zapfengelenks mit einer schrägen Leitfurche versehen denkt.

Von dieser Furche braucht auch nur die eine Seite ausgebildet zu sein,
so dass die Gelenkfläche nur einen ganz kleinen Abschnitt aus einem sehr viel
grösseren Schraubengang darstellt. Unter diesen Umständen kommt es auch
nicht darauf an, dass die Flächen sich wirklich genau nach den Gesetzen der
Schraubenfläche richten, ja es brauchen die beiden Gelenkkörper einander in
der Schraubenfläche nur in Einem Punkte zu berühren. Das Wesentliche ist,
dass die Fläche schräg zur Drehaxe verlaufe, sodass eine Steigung der theo-

retisch angenommenen Schraube nachzuweisen ist. Eine solche schrauben-
förmig ansteigende Fläche bewirkt bei der Drehung des Gelenks Fortrücken
in der Richtung der Drehaxe, und in dieser Form der Bewegung liegt das
sicherste Kennzeichen für die vorliegende Art der Schraubengelenke.

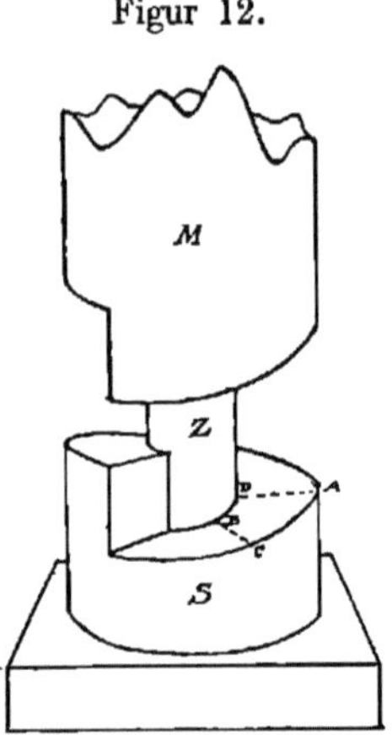

Figur 12.

Schematisches Modell eines Schraubengelenkes mit Zapfengelenkform. Die
Schraubspindel S ist feststehend gedacht. Der Körper M, dessen untere Fläche
in der Zeichnung von der entsprechenden Fläche von S abgehoben dargestellt
ist, dreht sich um die Schraubenaxe Z, wie die Umhüllung eines Zapfengelenks
um den Zapfen. Die Längsaxe des cylindrischen Körpers M fällt mit der
Drehungsaxe der Schraube zusammen. Von dem ganzen Mechanismus ist in
wirklichen Gelenken meist nur ein kleines Stück Schraubenfläche, entsprechend
etwa ABCD ausgebildet.

Demnach ist der Begriff dieser Gelenkform etwa folgendermaassen zu bestimmen:

Das Schraubengelenk mit Zapfengelenkform ist ein
Zapfengelenk mit schräger Leitfurche, in dem zugleich mit
der Drehung ein Fortrücken des bewegten Gelenktheiles
in der Richtung der Drehaxe stattfindet.

g) Freies Walzengelenk oder eigentliches Cylindergelenk.

156. Verf. glaubt, in dem Giessbeckenschildknorpelgelenk das Beispiel
einer Gelenkform zu erkennen (74), deren thatsächliches Vorkommen be-
zweifelt worden ist (135). Diese Gelenkform, die „freies Walzengelenk" genannt werden möge, hat eine walzenförmige Fläche, ebenso wie ein Walzengelenk, aber keine straffen Seitenbänder, sondern nur eine lose Kapsel. In
Folge dessen ist in diesem Gelenk sowohl Beugung im Sinne der Krümmung
der Walzenfläche als auch freie Verschiebung längs der Walzenaxe möglich.

Finden beide Bewegungen zugleich statt, so beschreibt die Längsaxe des bewegten Knochens eine Schraubenfläche. Die Bewegung ist dann der eines Schraubengelenks mit querer Axe gleichzustellen, mit dem Unterschiede, dass es sich beim Schraubengelenk um eine zwangläufige Bewegung handelt, weil ja die Verschiebung in der Längsrichtung durch die schräge Leitfurche bestimmt ist, während bei dem freien Walzengelenk die Bewegung jede beliebige Zwischenform zwischen reiner Scharnierbewegung und reiner Längsverschiebung annehmen kann. Beim Schraubengelenk ist eben das Fortrücken in einem bestimmten, durch die Schrägheit der Leitfurche gegebenen Verhältniss an die Scharnierbewegung gebunden, beim freien Walzengelenk sind beide Bewegungsformen unabhängig von einander und können in jedem beliebigen Verhältniss gemischt auftreten.

Die Begriffsbestimmung für diese Gelenkform wäre demnach so aufzustellen:

> Das freie Walzengelenk ist ein Gelenk mit walzenförmiger Gelenkfläche, in dem sowohl freie Drehung um die Walzenaxe als auch freie Verschiebung längs der Walzenaxe stattfindet.

Es bleibt bei dieser Betrachtung dahingestellt, ob nicht durch die Anordnung der auf das Gelenk wirkenden Muskeln und die anderen Weichtheilverbindungen die thatsächlich vorkommenden Bewegungen sich auf eine bestimmte Schraubenbewegung beschränken. Vom Standpunkte der Allgemeinen Gelenklehre ist jedenfalls die Möglichkeit der freien von der Beugung unabhängigen Verschiebung zu beachten.

h) Eigelenk.

157. Denkt man sich das Wackelgelenk nicht nur in Einer Richtung, sondern nach zwei etwa aufeinander senkrechten Richtungen durch Erschlaffen der Gelenkbänder und geeignete Krümmung der Fläche beweglich gemacht, und zwar so, dass durch stärkere Krümmung in der einen, schwächere in der andern, ein verschiedener Grad der Beweglichkeit in beiden Richtungen entsteht, so erhält man die als Eigelenk bezeichnete Gelenkform.

158. Wie schon oben bei der allgemeinen Betrachtung über den Einfluss der Flächengestalt erklärt wurde (136), kann in einem Gelenk mit eiförmiger Fläche, wenn die beiden Gelenkkörper starr und unnachgiebig sind und genau auf einander passen, überhaupt keine Bewegung stattfinden. Die Bewegungsmöglichkeit in den Eigelenken beruht also ganz und gar darauf, dass die beiden Gelenkflächen nicht absolut genau zusammenschliessen, oder dass sie so schmiegsam sind, dass sie die zur Bewegung erforderliche Formänderung erlauben.

Der letztere Umstand spielt offenbar die geringere Rolle, denn sonst müsste den Eigelenken wie den Wackelgelenken eine bestimmte Ruhelage zukommen. Ausserdem ist der Druck, durch den einzelne Eigelenke wie z. B.

das Handgelenk zusammengepresst worden, im Vergleich zur Grösse ihrer Oberfläche zu klein, um eine starke Aenderung der Knorpeldicke hervorzubringen. Die beiden Flächen des Eigelenks dürfen also nicht vollkommen genau aufeinanderpassen, sondern es wird der hohle Theil des Gelenks eine etwas schwächere Krümmung haben als der dazu gehörige Gelenkkopf.

159. Demnach berühren sich die Flächen, genau genommen, nur in Einem Punkt, und werden in gewissem Umfange auf einander wackeln oder rollen und sich auch gegen einander drehen können.

Sieht man von diesen Bewegungen ab, so stellen sich die Hauptbewegungen des Eigelenks dar, als die Bewegung eines Walzengelenks sowohl in der Richtung der stärkeren wie auch der schwächeren Krümmung. Die Axen dieser beiden Krümmungen werden nun in verschiedener Entfernung von der Fläche gelegen sein, und in Folge dessen wird ein gleicher Ausschlag in der Richtung der schwachen Krümmung einer kleineren Winkelbewegung des beweglichen Theiles entsprechen, als in der Richtung der stärkeren Krümmung. Durch gleichseitige Bewegung um beide Axen werden Bewegungen in allen Richtungen möglich. Um dabei eine richtige Vorstellung von der stattfindenden Verschiebung der Gelenkflächen zu behalten, muss man sich erinnern, dass der gleiche Ausschlag, auf die beiden verschieden weit von der Fläche liegenden Axen bezogen, verschiedenen Winkelgrössen entspricht. Macht man in dem Gelenk Bewegungen um beide Axen nach allen Seiten bis zu einer bestimmten Winkelgrösse, so wird deshalb in der Richtung der stärkeren Krümmung eine viel grössere Bewegung stattfinden als in der Richtung der schwachen Krümmung.

160. Diese Beschreibung der Bewegungsform muss deswegen einigermaassen unbestimmt bleiben, weil der ganze Mechanismus auf der ungenauen Uebereinstimmung der Flächen beruht. Man ist aus diesem Grunde auch lange Zeit nicht im Stande gewesen, eine bestimmte Flächenform anzugeben, der sich die Gelenkflächen nähern müssen, um einem bestimmten Umfange und einer bestimmten Form der Bewegung zu entsprechen. Diese Unsicherheit hat wieder darin ihren Ausdruck gefunden, dass die Benennungen des Gelenkes von einer ganzen Reihe verschiedener Flächenformen entlehnt sind, ohne dass irgend ein Zusammenhang zwischen diesen Flächen und der Function des Gelenkes nachgewiesen wäre.

Von diesen Benennungen seien hier folgende erwähnt:

„Eigelenk“ empfiehlt sich durch Kürze, Anschaulichkeit, und hält sich nur an die allgemeinsten Eigenschaften der Fläche. Gleichbedeutend ist „Ovalgelenk“. „Ellipsoïdgelenk“ dagegen erweckt den Eindruck, als handle es sich um eine bestimmte geometrisch definirte Körperform, um ein eigentliches Ellipsoïd, während, wie eben bemerkt, die Krümmungsgesetze des Ellipsoïdes zu der Function des Gelenks keine Beziehung haben. In dieser Beziehung ist die Bezeichnung „Sphaeroïdgelenk“ vorzuziehen.

Um der Unbestimmtheit, die in allen Angaben über den Mechanismus des Eigelenks bemerklich wird, ein Ende zu machen, und eine Theorie der thatsächlichen Bewegungen zu begründen, insbesondere aber, um die Beziehungen der Drehungsmöglichkeit zu den anderweitigen Bewegungen festzustellen, ist es von Interesse, die ideale Flächenform aufzusuchen, die den Anforderungen an den Mechanismus am Vollkommensten entspricht. Die hierbei anzustellenden Betrachtungen kommen mit den gleichartigen Betrachtungen über die Flächengestalt des Sattelgelenkes überein, und mögen mit diesen zusammen besprochen werden (162).

161. · Es sei hier nur die Thatsache nochmals hervorgehoben, dass ein Eigelenk, das keine Drehung der Gelenkflächen aufeinander zulässt, undenkbar ist.

Denn nimmt man starre Flächen an, so wird, wie oben angedeutet wurde, die Möglichkeit jeder Bewegung ausgeschlossen, falls die Flächen aufeinanderpassen. Falls sie einander nur in Einem Punkte berühren, ist wieder Drehungsmöglichkeit gegeben. Nimmt man nachgiebige Flächen an, so muss abermals Drehung in gewissem Umfange möglich sein.

Hierbei ist noch in Betracht zu ziehen, dass, selbst wenn die Flächenform nur sehr geringe Drehung gestattet, doch die Möglichkeit der Drehung im beträchtlichen Umfange vorhanden ist, sobald die Entfernung der beiden Gelenktheile von einander sich nur im Allergeringsten vergrössert. So gut wie man mit der Gestaltveränderung der Knorpel rechnet, so gut muss man aber auch damit rechnen, dass die Knochen eines Gelenks in Wirklichkeit nicht mit unendlich grosser Kraft zusammengehalten sind (136).

Man muss demnach die Drehungsmöglichkeit zu den eigenthümlichen Merkmalen des Eigelenks zählen, obschon die Drehung nicht als normale, sondern nur als passive Bewegung vorkommt.

Die Begriffsbestimmung des Eigelenks würde nach Allem dem etwa folgendermaassen zu fassen sein:

Das Eigelenk ist ein Gelenk, in welchem die Knochen in einer eiförmigen, das heisst in einer Richtung stark, in der darauf senkrechten Richtung schwächer gekrümmten Fläche annähernd vollkommen aufeinanderpassen und an keiner Seite durch straffe Bänder verbunden sind. Die Bewegungen sind Drehungen um eine oder beide Krümmungsaxen, wobei die Drehung um die Axe der stärkeren Krümmung grössere Bewegungsfreiheit erreicht. Es besteht passive Rotationsfreiheit.

i) Sattelgelenk.

162. Im Vorhergehenden ist das Walzengelenk als eine Amphiarthrose dargestellt worden, deren Flächen der Bewegung in einer Richtung vollkommen angepasst sind, und das Eigelenk als eine Amphiarthrose, deren Flächengestalt nach zwei Richtungen in gewissem Grade der Bewegung angepasst ist.

Ebenso kann man sich auch das Sattelgelenk aus der Amphiarthrose hervorgehend denken, indem die Anpassung an dieselbe Beweglichkeit wie beim Eigelenk zwar auf die gleiche Weise, aber in anderer Form hergestellt ist.

Figur 13.

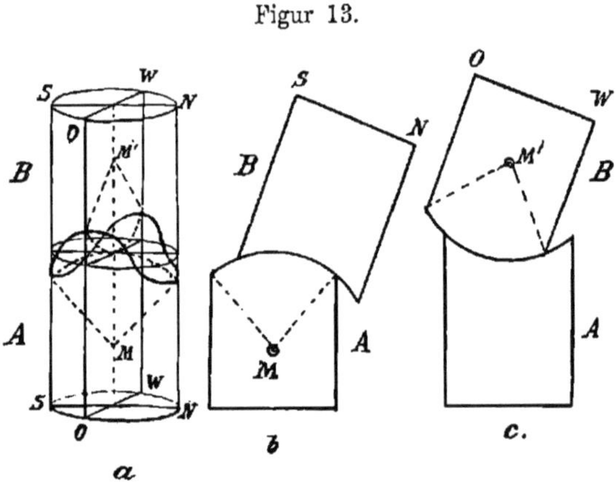

a Schematische Darstellung eines Sattelgelenkes. — b und c Schnitte durch die in Figur a dargestellten Körper in den Ebenen SNNS und OWWO. Die Bewegungsform ist durch Verschiebung des Körpers B angedeutet.

Man denke sich zwei Knochen A und B, Fig. 13a, die zunächst in einer Ebene zusammenstossen mögen. Es soll nun die gemeinsame Berührungsfläche der Bewegung in einer bestimmten Richtung dadurch angepasst werden, dass sie die Form einer Rotationsfläche mit auf die Bewegungsrichtung senkrechter Axe annimmt. Dies kann geschehen, indem die Gelenkfläche von A zur Vollcylinderfläche, die Gelenkfläche von B zur entsprechenden Hohlcylinderfläche wird. Oder umgekehrt B kann die Vollcylinderfläche und A die Hohlcylinderfläche erhalten. Dies ist in Fig. 13 b und c veranschaulicht. Für die Bewegungsform im Allgemeinen ergiebt sich dabei kein Unterschied, da sie in beiden Fällen aus einer Scharnierbewegung besteht, nur dass die Drehungsaxe einmal in M, Fig. 13b, das andere Mal in M^1, Fig. 13c, gelegen ist. Betrachtet man nun nach Fig. 13a den Fall, dass A der Vollkörper, B der Hohlkörper für die

Bewegung in der Richtung SN ist, und denkt sich nun weiter das Gelenk der Bewegung auch in einer zweiten auf die erste senkrechte Richtung angepasst, und zwar in ganz derselben Weise, in dem sich die Fläche von A auch in der neuen Richtung der eines Vollcylinders nähert, dessen Axe senkrecht auf die neue Bewegung steht, so gelangt man zum Eigelenk. Für die Bewegung in der zweiten Richtung ist es aber wiederum gleichgültig, ob der eine oder der andere Körper zum Vollkörper oder Hohlkörper wird. Für die erste angenommene Bewegungsrichtung (NS, Fig. 13a) sollte A Vollkörper, B Hohlkörper sein. Nimmt man auch für die zweite Bewegung A zum Vollkörper, so erhält A die nach zwei Richtungen abgerundete Gestalt der Eigelenkfläche, B die entsprechende Hohlform. Nimmt man aber für die zweite Bewegungsrichtung (OW, Fig. 13a) B zum Vollkörper, A zum Hohlkörper, so erhält die Gelenkfläche von A eine Form, die in der ersten Bewegungsrichtung convex, in der zweiten, darauf senkrechten Richtung concav gekrümmt ist, eine Form, die als „Sattelfläche" bezeichnet wird.

Die Bewegungsform bleibt dabei im Allgemeinen dieselbe wie beim Eigelenk, nur dass die Drehungsaxen für die erste und zweite Bewegung nicht auf derselben, sondern auf verschiedenen Seiten des Gelenks gelegen sind.

In der erst angenommenen Richtung bewegt sich die hohle Krümmung von B auf der convexen von A, um eine im Körper A gelegene Axe, in der zweiten Bewegungsrichtung gleitet die convexe Krümmung von B auf der hohlen Krümmung von A, und dreht sich dabei um eine in B selbst gelegene Axe (Vergl. Fig. 13a und b).

Die Anpassung der Amphiarthrose an Bewegung in zwei aufeinander senkrechten Richtungen ist also für jede der beiden Richtungen beim Eigelenk in gleicher, beim Sattelgelenk in verschiedener Form durchgeführt.

163. Diese Ableitung der Sattelgelenkform aus der Amphiarthrose ist hier gegeben, um die Beziehungen des Sattelgelenks zum Eigelenk und ihre Gleichheit in Bezug auf die Beweglichkeit ins rechte Licht zu stellen. Dagegen entbehrt sie vielleicht der Anschaulichkeit, die den Vorzug derjenigen Darstellung bildet, die A. Fick in seiner ersten Behandlung des Sattelgelenkmechanismus giebt (77). Diese ist im Grunde genommen eine Herleitung des Sattelgelenks aus dem Walzengelenk. Zwei Körper, die sich in einer Cylinderfläche berühren, können sich gegen einander durch Drehung um die Cylinderaxe bewegen. Quer zur Krümmung des Cylinders kann aber keine Bewegung stattfinden, weil in dieser Richtung die Flächen nicht gekrümmt sind. Denkt man sich aber quer um den Cylinder eine Furche von kreisförmigem Querschnitt gegraben, so wird die kreisförmige Höhlung der Furche eine hohle Krümmung in einer Richtung, die ursprüngliche Wölbung der Cylinderfläche eine convexe Krümmung in der andern Richtung ergeben, sodass eine Sattel-

fläche mit Bewegungsfreiheit nach zwei aufeinander senkrechten Richtungen
entsteht. Diese Darstellung ist wohl anschaulicher, hat aber den Fehler, dass
sie von exacten Formen ausgeht, also einen Cylinder, eine Kreisform annimmt
und dadurch leicht zu falschen Vorstellungen führen kann. Denn weder ist
es für ein Sattelgelenk nothwendig, dass die Krümmungen kreisförmig seien,
noch lässt sich die bei der Beschreibung der Fläche vorhandene Exactheit der
Anschauung beibehalten, sobald die Bewegung in Betracht gezogen wird.
Denn ebenso wie beim Eigelenk ist streng genommen beim Sattelgelenk eine .
Bewegung nur dadurch möglich, dass die Flächen nicht genau zusammenschliessen. Daher ist die ebenfalls von A. Fick zur Veranschaulichung des
Sattelgelenks gegebene Beschreibung vielleicht noch zutreffender, wonach die

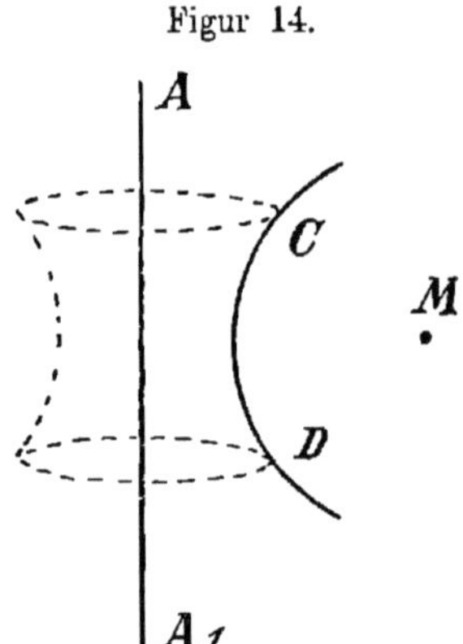

Figur 14.

Der Kreisbogen CD mit dem Mittelpunkt M erzeugt durch Rotation um die
Gerade AB einen Rotationskörper mit Sattelfläche.

Gelenkflächen als die Flächen zweier überkreuzt auf einander gelegten Hyper-
boloïde bezeichnet werden. Dies erweckt aber wieder den falschen Begriff,
dass die Flächen nothwendig gerade nach den Gesetzen des Hyperboloïds gestaltet sein müssen, während eigentlich weiter nichts über sie ausgesagt werden
sollte, als dass es Flächen sind, die in einer Richtung convex, in der andern
concav gekrümmt seien.

Dies ist im Grunde genommen schon deutlich genug mit dem einen
Worte: Sattelgelenk ausgesprochen. Von der Bewegungsform des Sattelgelenks giebt eben auch die Bewegung des Reiters im Sattel, der nach rechts
und links hinabrutschen und sich nach vorwärts und rückwärts überbeugen
kann, eine einleuchtende Anschauung. Auch die beschränkte Möglichkeit der
Rotation wird durch dieses Bild gut angedeutet. Sehr gut entsprechen dem
unbestimmten Charakter des Gelenks die französische und englische Bezeichnung: „Articulation à emboîtement réciproque" und Articulation by re-
ciprocal reception".

164. Ebenso anschaulich ist die Herleitung der Sattelflächen aus der Betrachtung der Oberfläche ringförmiger Körper. Statt den Cylinder aus der obigen Darstellung mit einer Furche zu versehen, kann man ihn sich auch zum Ringe gebogen denken. Zwei ringförmige Flächen, die kreuzweis auf einander liegen, wie es an der Berührungsstelle je zweier Ringe einer gespannten Kette geschieht, veranschaulichen sehr einfach den Mechanismus des Sattelgelenks.

Von dieser Anschauung ist Henke bei der Darstellung des Sattelgelenks ausgegangen (78), indem er die Flächen als die Flächen zweier vollkommen gleichen kreisrunden Ringe mit kreisförmigem Querschnitt ansah, deren Dicke

Figur 15.

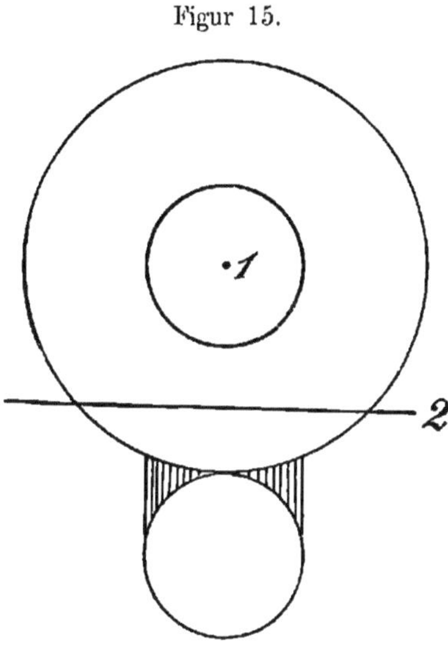

Darstellung des Sattelgelenkes nach Henke. Zwei congruente Kreisringe umfassen einander gegenseitig. Jeder von ihnen kann, indem der andere stillsteht, Drehungen um zwei auf einander senkrechte Axen, nämlich 1 und 2, ausführen.

gerade so gross ist, wie die Weite ihrer Oeffnung. Zwei solche Ringe sollen in einander greifen, so dass der eine die Dicke des andern umspannt und sie einander gegenseitig vollständig erfüllen. Sie berühren einander dann nur in zwei Linien, nämlich in den beiden Dickenumfängen, die je der andere Ring umspannt. Das den Kreuzungspunkt der beiden Berührungslinien umgebende Oberflächenstück eines der Ringe kann dann an der Innenseite des andern gleiten, indem es ihn immer noch in zwei gekreuzten Linien berührt. Sobald es aber nach der Aussenseite des Ringes verschoben wird, kommt es auf immer flachere Krümmungen zu liegen und wird schliesslich, statt wie Anfangs auf einer Kreislinie zu gleiten, auf der convexen Seite des Ringes führungslos umher rollen können. Daher kann diese Beschreibung der Flächen auch nur zur Veranschaulichung der Bewegungsform des Sattelgelenks im Allgemeinen,

nicht als eine exacte Angabe derjenigen Flächenform gelten, die der Bewegungsform des Sattelgelenks entspricht.

165. Die Frage, welche Flächenform dem Mechanismus des
Sattel- und Eigelenkes am vollkommensten angepasst sei, ist wiederholt bearbeitet worden. Als wichtigstes Ergebniss dieser Untersuchungen ist der oben mehrfach ausgesprochene Satz zu betrachten:

> dass mit der Beweglichkeit eines Gelenkes mit sattel-
> förmiger oder eiförmiger Fläche auch Drehbarkeit der
> Flächen innerhalb eines gewissen Umfanges untrennbar
> verbunden ist (*79*).

166. Im Uebrigen ist O. Fischer zu dem Ergebniss gekommen, dass
die gesuchte ideale Form der Ei- und Sattelflächen nicht einfach geometrisch
bestimmbar sei, dass sie aber mit grosser Annäherung auf folgendem Wege
gefunden werden könne: Ein Stück von der inneren Fläche eines Kreisringes
hat sattelförmige, von der äusseren eiförmige Krümmung. Diese beiden
Flächenstücke entsprechen aber der Bewegungsform der betreffenden Gelenke
insofern nur unvollkommen, weil sie der Bewegung in einer Richtung (nämlich der längs des Ringes) mit mathematischer Genauigkeit, der in der darauf
senkrechten Richtung aber nur sehr ungenau angepasst sind. Es gilt, die Un-
genauigkeit auf beide Richtungen gleichmässig zu vertheilen und auf den
geringsten möglichen Grad einzuschränken. Dies ist zu erreichen, indem man
sich zunächst die Ringfläche so verwandelt vorstellt, dass sie der ersten Bewegung ungenau, dafür aber der zweiten genau angepasst ist. Dies gilt von
den Rotationsflächen, die durch Rotation der betreffenden Oberflächenstücke
um tangential durch die Mitte des Ringkörpers gehende Axen entstehen.
Rotirt das äussere Oberflächenstück, das einer Eigelenkfläche entspricht, so
schneidet es aus dem Körper des Ringes ein spindelförmiges Stück heraus,
rotirt das innere Oberflächenstück, die Sattelgelenkfläche, so bildet es einen
rollenförmigen Körper, der über den entsprechenden Abschnitt des Ringkörpers
aussen weit vorspringt. Zwischen den erst betrachteten Ringoberflächenstücken
und den entsprechenden Oberflächenstücken der an zweiter Stelle betrachteten
Rotationsflächen muss die ideale Gelenkfläche liegen, die gleichweit von der
einen wie von der andern Form entfernt ist und folglich beiden Bewegungen
mit einem gleichen Grade von Vollkommenheit angepasst ist (*80*).

167. Die so gefundene Fläche ist zugleich die Fläche, die für einen
gegebenen Grad von Beweglichkeit in den beiden Krümmungsrichtungen die
geringste Gestaltänderung der beiden Flächen erfordert und die Drehungsmöglichkeit auf das kleinste Maass beschränkt. Diese Beschränkung der
Drehungsfreiheit durch den Widerstand der Flächen gegen einander bringt es,
wie O. Fischer bemerkt, mit sich, dass mit der seitlichen Bewegung, sobald
diese von den Hauptkrümmungsrichtungen abweicht, ein bestimmter Grad von
Rotation nothwendig verbunden ist. Das heisst, die erforderliche Gestalt-

Figur 16.

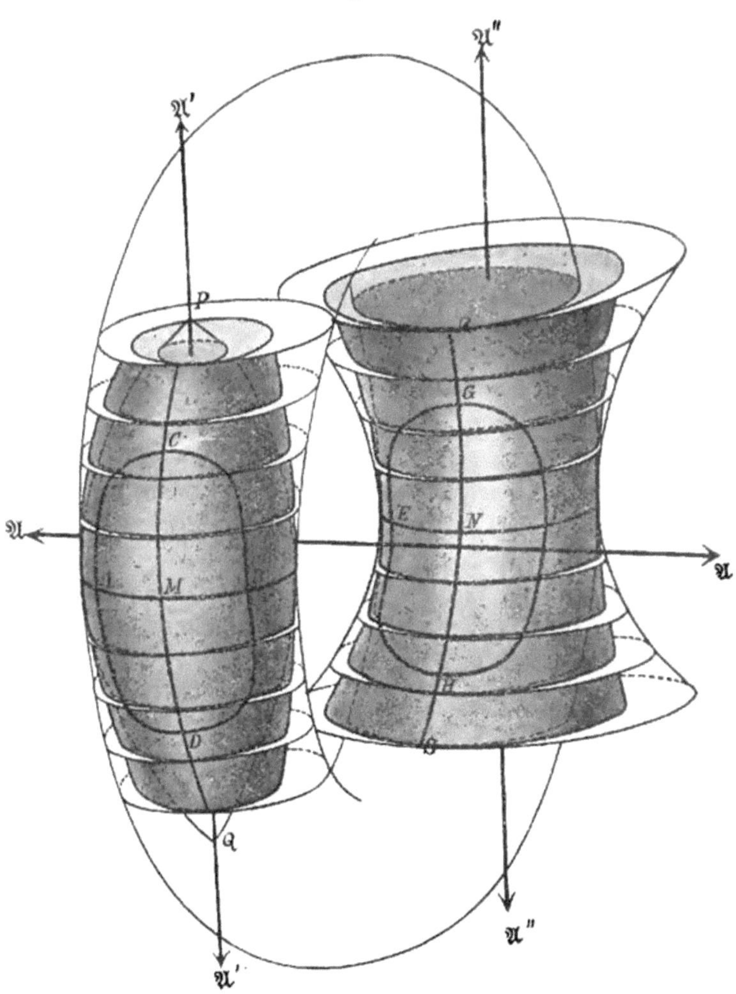

Darstellung der idealen Sattelgelenk- und Eigelenkflächen nach O. Fischer. Durch Rotation des äusseren Ringumfanges um die Axe 𝔄'𝔄' entsteht ein spindelförmiger Körper mit den Spitzen P und Q, der durch punktirte Linien angegeben ist. Denkt man sich nun eine Fläche, die zwischen der Oberfläche dieses Spindelkörpers und der des ursprünglichen Ringes die Mitte hält, wie durch die ausgezogenen Linien innerhalb des Ringkörpers angedeutet, so stellt ein Stück des äusseren Umfanges ABCD die Fläche des idealen Eigelenkes dar, die den Bewegungsbedingungen am Vollkommensten entspricht. In derselben Weise entsteht durch Rotation des inneren Umfanges um 𝔄"𝔄" ein Sattel-flächenkörper, zwischen dessen Oberfläche und der des Ringes, die hier mit punktirten Linien angegeben ist, diejenige Fläche liegt, deren inneres Stück EFGH den Bedingungen für das ideale Sattelgelenk entspricht.

änderung für schiefe Bewegungen ist geringer, wenn gleichzeitig der bewegte Gelenktheil in bestimmtem Maass um seine Längsaxe gedreht wird. Das Gesetz dieser Drehung stimmt mit dem Listing'schen Gesetz für die Raddrehung des Auges überein.

Die Grösse der möglichen Drehung ist von der Verschiedenheit der beiderseitigen Flächenkrümmung abhängig, die ihrerseits zum Umfang der Flexionen in Beziehung steht.

168. Die Begriffsbestimmung des Sattelgelenks könnte mit Beziehung auf die des Eigelenks in die Form gekleidet werden: Das Sattelgelenk ist ein Eigelenk, dessen eine Flächenkrümmung negativ ist. Verständlicher ist es aber, wenn mit der Anschauung bis auf die Amphiarthrose zurückgegangen wird:

> Das Sattelgelenk ist ein Gelenk, dessen Fläche der Bewegung in einer Richtung durch convexe, der Bewegung in darauf senkrechter Richtung durch concave Krümmung annähernd angepasst ist. Das Sattelgelenk gestattet Bewegungen um die beiden Krümmungsaxen seiner Fläche, die auf verschiedenen Seiten des Gelenks liegen, und in beschränktem Maasse Drehung der Flächen aufeinander. Dieser allseitigen Beweglichkeit entsprechend sind die Gelenkbänder allseitig schlaff.

k) Kugelgelenk.

169. Betrachtet man die verschiedenen Gelenkformen als höhere Entwicklungsstufen der Amphiarthrosis, so stellt das Kugelgelenk die höchste dieser Stufen dar, weil es nämlich nicht nur die grösste Bewegungsfreiheit gewährt, die in einem Flächengelenk überhaupt möglich ist, sondern auch die vollkommenste Sicherung für die Lage des Drehpunktes gewährt.

> Das Kugelgelenk ist die Gelenkform, bei der sich ein kugelförmiger Gelenkkopf in einer entsprechenden Pfanne bewegt. Die Bewegung ist freie Drehung in jeder beliebigen Richtung um den Mittelpunkt der Kugel.

Diese Bewegung wird, wie oben angegeben, als Bewegung um drei Axen (140), oder Bewegung vom dritten Grade der Freiheit bezeichnet, da drei aufeinander senkrechte Axen alle andern möglichen Axen beliebiger Drehungen um den Mittelpunkt zwischen sich einschliessen.

Bei der Bewegung tritt in jedem Augenblick ein neuer Theil des Kopfes in die Pfanne ein und ein entsprechender Theil aus, da aber der Kopf kugelförmig und mithin auf allen Seiten genau gleich gestaltet ist, bleibt die Lage des Mittelpunktes zur Pfanne unverändert.

Je nachdem die Pfanne einen grösseren oder kleineren Abschnitt der Kugel umfasst, ist die Bewegung des Kugelgelenks mehr oder weniger eingeschränkt. Man hat deshalb den ersten Fall als eine besondere Gelenkform unter der Bezeichnung Enarthrosis oder Nussgelenk von dem gewöhnlichen Kugelgelenk unterschieden. Diese Trennung ist wohl überflüssig.

Bei genauer Untersuchung der wirklichen Gelenke stellen sich Abweichungen der Flächenform von der idealen Kugelgestalt heraus, doch sind diese nicht so gross, dass sie die Bewegungsform im Ganzen beeinflussen.

l) Berührungsgelenk mit rollender Bewegung.

170. Ein Mechanismus, der zwar in ausgebildeter Form im Körper nicht vorkommt, dem aber verschiedene Gelenke, besonders Kniegelenk und Sattelgelenk annähernd entsprechen, ist der des Berührungsgelenks mit rollender Bewegung. Dies kann aus der Amphiarthrose mit ebenen Flächen in der Weise entstehend gedacht werden, dass sich nur die Eine Fläche durch Abrundung der Bewegungsform anpasst.

Die abgerundete Fläche berührt dann die unveränderte Fläche strenggenommen nur in Einer Linie.

Während bei den bisher besprochenen Mechanismen die Flächen sich in so grosser Ausdehnung berührten, dass sie nur gleitend aufeinander verschoben werden konnten, und in Folge dessen eine an der andern eine Führung hatte, die der Bewegung eine bebestimmte durch die Flächenform festgelegte Form ertheilte, kann bei der jetzt zu betrachtenden Gelenkform die abgerundete Fläche auf der unveränderten mehr oder weniger ebenen Fläche frei rollen oder umherrutschen.

171. Die Rollbewegung unterscheidet sich von den bisher betrachteten Drehbewegungen um bestimmte Axen dadurch, dass die Axe während der Bewegung parallel mit sich selbst im Sinne der Bewegung fortschreitet. Während bei der Drehung eine Linie in dem bewegten Körper, die Drehaxe, in Ruhe bleibt, schreiten bei der Rollbewegung sämmtliche Punkte des Körpers, wenngleich in verschiedenem Maasse vor. Diese Form der Bewegung wird am Besten anschaulich gemacht durch den Hinweis auf die Bewegung der Speichen eines rollenden Rades. Man denke sich die Axe eines Wagens, wie es zum Reinigen der Räder zu geschehen pflegt, durch einen untergeschobenen Bock

unterstützt, sodass das Wagenrad über dem Boden steht. Man betrachte nun
die Bewegung, die die oberste Speiche des Rades macht, wenn es gedreht
wird, so hat man eine reine Drehbewegung um die Wagenachse vor sich.
Lässt man dagegen die Achse von dem Bock herunter, sodass das Rad auf der
Erde steht, und setzt nun das Rad in Bewegung, indem man den ganzen
Wagen fortschiebt, so macht die oberste Speiche zwar in Bezug auf die Achse
die gleiche Bewegung wie vorher, im Raume aber führt sie eine ganz andere
Bewegung aus, weil die Achse gleichzeitig vorrückt.

Jeder Punkt des Rades beschreibt in Bezug auf die Achse einen Kreis,
aber im Raume eine in die Länge gezogene Kurve besonderer Art, eine „Cycloïde".

Wenn das Rad nicht auf einer ebenen, sondern auf einer gewölbten oder
hohlen Bahn rollt, so entstehen Abarten der Cycloïde von verschiedener Art.

Die Bewegung im Walzengelenk entspricht dem ersten Beispiel der reinen
Drehbewegung, weil der bewegte Körper dadurch, dass seine convexe Fläche
von der Hohlfläche umfasst wird, ebenso sicher gezwungen ist, sich um eine feste
Axe zu drehen, wie das Wagenrad durch die hindurchgehende Wagenachse.

Figur 17.

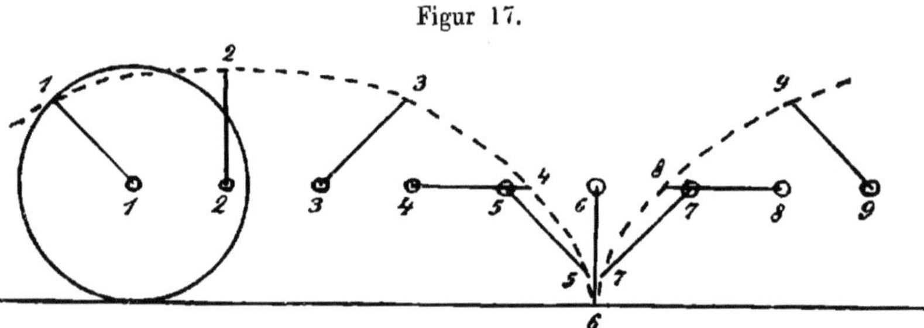

Denkt man sich einen Kreis auf einer Geraden entlang rollend, so nimmt ein
Radius des Kreises nacheinander die Stellungen 1, 2, 3, 4 u. s. f. der Figur an.
Ein Punkt der Peripherie beschreibt die durch punktirte Linie bezeichnete Bahn,
die Cycloïde.

Das hier betrachtete Gelenk entspricht dagegen dem zweiten Beispiel des
rollenden Rades.

Der Unterschied der beiden Bewegungsformen besteht darin, dass bei der
Drehbewegung alle Punkte des bewegten Körpers Kreisbögen, bei der Rollbewegung dagegen Cycloïden beschreiben.

Der Unterschied zwischen der Kreiscurve und der Cycloïde ist um so
grösser, je stärker die Drehaxe während der Bewegung vorrückt.

Die Grösse der Vorrückung für eine gegebene Winkeldrehung hängt
offenbar von der Grösse des Rades ab.

172. Bei den so beschaffenen Gelenken ist die Fläche im
Verhältniss zur Grösse der bewegten Körpertheile so klein, dass
die Verschiebung des Drehpunktes durch eigentliches Rollen des

einen Knochens auf dem andern nur eine sehr geringe Abweichung von der gewöhnlichen Drehung hervorbringen kann.

Ausserdem ist die Reibung (113) zwischen den Knorpelflächen so gering, dass schon der geringste dem Vorschreiten der Axe entgegenstehende Widerstand genügt, um die rollende Fortbewegung in eine stillstehende Drehung zu verwandeln. Ein solcher Widerstand ist durch die Weichtheilverbindungen des Gelenks stets in mehr oder weniger hohem Grade gegeben. Die wirkliche Bewegung der Gelenke ist daher eine rutschende, die nur in übertragenem Sinne den Rollbewegungen zuzuzählen ist, weil sie besteht aus einer Winkeldrehung mit gleichzeitiger Parallelverschiebung der Drehungsaxe.

An dem obigen Beispiel vom Wagenrad lässt sich dies veranschaulichen, wenn man sich etwa den Wagen so neben einem Rinnstein fahrend denkt, dass das eine Rad dauernd über dem Rinnstein in der Luft steht. Dann ist die Geschwindigkeit, mit der die Axe vorrückt, ganz unabhängig von der Geschwindigkeit, mit der man sich das freischwebende Rad gedreht denken mag. Trotzdem ist die Bewegung des freien Rades eine richtige Rollbewegung. Denn, wenn zum Beispiel der Wagen schneller fährt als es der Umdrehung des freien Rades entspricht, so entspricht eben die Fahrgeschwindigkeit der gleichen Umdrehungsgeschwindigkeit eines etwas grösseren Rades. Allgemein lässt sich für jede Drehbewegung mit parallel vorrückender Axe der Durchmesser eines Kreises finden, durch dessen Rollen die betreffende Bewegungsform entsteht. Es ist daher jede derartige Bewegung als Rollbewegung zu bezeichnen. Denkt man sich eine Draisine auf glatter Eisbahn in Thätigkeit, so kann sie, während sich die Räder drehen, vorwärts oder rückwärts umhergeschoben werden. Die Bewegungen, die dabei die Räder machen, werden nicht im gewöhnlichen Sinne, wohl aber in mathematischem Sinne Rollbewegungen sein. Die Curven, die die einzelnen Punkte jedes Rades beschreiben, werden, je nachdem schneller oder langsamer geschoben wird, mehr oder weniger langgestreckte Cycloïden sein. In diesem Sinne sind auch die betrachteten Gelenkbewegungen Rollbewegungen, trotzdem die beiden Gelenkkörper auf einander nicht eigentlich rollen, sondern vielmehr rutschen.

173. Die Rutschbewegung der einen Gelenkfläche auf der andern ist nun von verschiedenen Umständen abhängig, und wird dadurch mehr oder weniger zwangläufig. Es kann nämlich erstens der nicht als Rotationskörper ausgebildete Gelenktheil eine solche Flächengestalt aufweisen, dass dadurch die Rutschbewegung in bestimmte Bahnen geführt wird. Es können ferner besondere Gelenktheile, Zwischenknorpel, die Bewegung beeinflussen. Endlich ist die Haupteinwirkung den Bandverbindungen und dem Muskel-

zug zuzuschreiben, da bei der Verschiebung des einen Gelenktheils auf dem andern diese Verbindungen angespannt werden. Wo sich die Verschiebung in so engen Grenzen hält, dass Verbindung durch Seitenbänder möglich bleibt, ist die Bewegung von der des Walzengelenks nicht merklich verschieden. Im andern Falle muss die Bandverbindung allseitig schlaff sein.

Der Begriff des Berührungsgelenks mit Rollbewegung lässt sich also etwa so bestimmen:

> Es ist ein Gelenk, dessen eine Fläche sich der eines Rotationskörpers nähert und in der Krümmungsrichtung stark von der andern abweicht. Die Bewegungsform ist bedingt durch die Form der Weichtheilverbindungen. Bei loser Verbindung kann sie der Rollbewegung nahe kommen, bei der die Punkte des bewegten Gelenktheiles Cykloïden beschreiben. Bei festerer Verbindung unterscheidet sie sich nicht von der eines Walzengelenks.

m) Spiralgelenk und Wechselgelenk.

174. Eine Abart des Berührungsgelenks mit rollender Bewegung ist das sogenannte Spiralgelenk, bei dem der rollende Gelenktheil nicht der Form einer gewöhnlichen Rotationsfläche angenähert ist, sondern einer Rotationsfläche mit stetig abnehmender Krümmung entspricht.

Eine solche Fläche entsteht, wenn eine Linie um eine andere Linie derselben Ebene als Axe rotirt und gleichzeitig von dieser anderen Ebene fortrückt. Die Fläche ist also gewissermaassen eine Rotationsfläche, deren Abstand von der Axe aber nicht gleichbleibt, sondern in der Richtung der Rotation stetig zunimmt. Der Querschnitt eines von einer solchen Fläche begrenzten, einem Rotationskörper ähnlichen Körpers ist von einer Spirallinie begrenzt.

Denkt man sich einen Spiralflächenkörper auf einer Fläche ruhend, die er in einer Linie berührt, so hat man einen dem vorher beschriebenen Berührungsgelenk sehr ähnlichen Mechanismus. Der einzige Unterschied ist der, dass bei der Drehung des oberen Körpers auf dem unteren um seine Axe, Stücke der Spiralfläche mit der anderen Fläche in Berührung kommen, die entweder kleineren oder grösseren Abstand von der Drehaxe haben. Zieht man den letzteren Fall in Betracht, und denkt sich die beiden Körper, nach Art eines Walzengelenks durch starke Seitenbänder verbunden, so ist es klar, dass mit fortschreitender Drehung um die Axe immer weiter von der Axe abstehende Stellen der Spiralfläche mit der andern Fläche in Berührung kommen, und mithin die Seitenbänder immer stärker gespannt werden müssen. Umgekehrt werden (240) bei entgegengesetzter Drehung Theile der Spiralfläche mit der andern Fläche in Berührung kommen, die immer näher an der Drehaxe liegen, und die Bänder werden entspannt werden. In dieser Stellung entspricht das Gelenk einem Berührungsgelenk mit uneingeschränkter Beweglichkeit, es sind Wackelbewegungen, Rollbewegungen und auch Rotation möglich.

Die Gelenkflächen sind nun in dem Gelenk so angeordnet, dass in der Beugestellung des Gelenks freie Beweglichkeit herrscht, in der Streckstellung die Seitenbänder straff gespannt werden (*81*).

Figur 18.

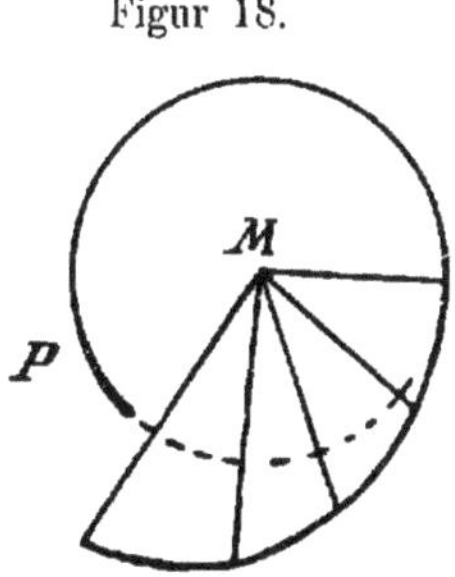

Bewegt sich ein Punkt P auf einer Spirallinie um M, so nimmt sein Abstand von M stetig zu.

Die Begriffsbestimmung würde etwa so lauten:

Ein Spiralgelenk ist ein Gelenk, dessen eine Fläche eine Spiralfläche ist, und von der andern in der Krümmungsrichtung stark abweicht. In der Beugestellung ruht der am stärksten, in der Streckstellung der am schwächsten gekrümmte Abschnitt der Spiralfläche auf der andern Fläche. Das Spiralgelenk ist mit starken Seitenbändern versehen, die in der Beugestellung schlaff, in der Streckstellung gespannt sind. Die Bewegung gleicht im Allgemeinen der des Walzengelenks, doch hört in der Beugestellung durch die Erschlaffung der Seitenbänder die Zwangläufigkeit auf, und es tritt Drehungsfreiheit ein.

175. Eine Anspannung der Seitenbänder für einen bestimmten Theil des Bewegungsumfanges wird bei einer besonderen Art Gelenk, dem ,,Wechsel-gelenk" der Pferde, dadurch hervorgebracht, dass die Seitenbänder nicht an der Drehungsaxe selbst, sondern von der Gelenkfläche gerechnet etwas über die Drehungsaxe hinaus an dem Gelenkkopf ansetzen. Daher sind sie in einer der Streckstellung naheliegenden Mittelstellung gespannt, in der Beugestellung schlaff. Wenn das Gelenk aus der Streckstellung in die Beugestellung gebracht werden soll, ist daher erst der Widerstand zu überwinden, der durch die Anspannung der Seitenbänder entsteht. Ist die Beugung über die erwähnte Mittellage hinaus gediehen, so schnappt das Gelenk in Folge der Bänder-spannung plötzlich in die vollkommene Beugestellung über (*82*).

n) Ginglymarthrodie.

176. Eine ähnliche Bewegungsform wie bei dem Spiralgelenk findet sich auf andere Weise hergestellt bei dem als „Ginglym-arthrodie" bezeichneten Gelenk. Dies Gelenk bildet abermals ein

Figur 19.

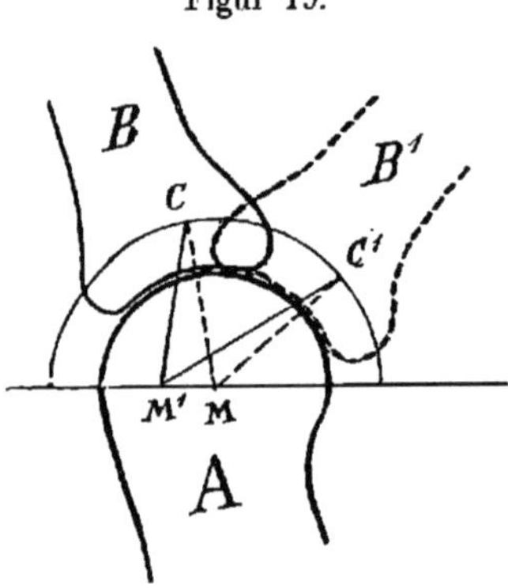

Mechanismus der Ginglymarthrodie. A ist der eine Knochen mit halbkugel-förmigem Gelenkkopf, B der andere mit entsprechender Hohlfläche. M^1C ist das Gelenkband. Hätte das Gelenkband den punktirt angegebenen Verlauf CM, so würde es beim Uebergang des Knochens B in die Stellung B^1 mit unver-änderter Länge in die Stellung MC^1 übergehen. Bei der angenommenen Lage von M^1 ist aber das Gelenkband in der Stellung B erschlafft, in der Stellung B^1 muss es die Länge M^1C^1 annehmen, das heisst: Das Gelenkband wird bei Beugung des Gelenks angespannt.

Beispiel, dass die Bewegungsform von den Weichtheilverbindungen in ebenso hohem Maasse abhängt, wie von der Flächenform (114). Denn die Bewegungsform ist die eines Walzengelenks, nur dass ausserdem in der Streckstellung Bewegung um zwei Axen, wie

beim Eigelenk, möglich ist. Die Flächen sind aber reine Kugelflächen (83).

Denkt man sich ein vollkommenes Kugelgelenk mit Seitenbändern versehen, so wird die Bewegung nach beiden Seiten und
die Drehbewegung ausgeschlossen und es bleibt allein die Bewegung
in einer Ebene um die durch die Anheftung der Seitenbänder bezeichnete Axe übrig. Dieser Fall gilt für die Ginglymarthrodie in
der Beugestellung, denn diese Gelenkform weist Seitenbänder auf,
die sich aber nur in der Beugestellung spannen. Daher ist in der
Beugestellung die Bewegungsform auf die des Ginglymus eingeschränkt (232). In der Streckstellung erschlaffen die Seitenbänder,
weil ihre Ansatzpunkte nicht dem Mittelpunkte der Kugelfläche
entsprechend, sondern mehr nach der Streckseite zu gelegen sind.
Daher sind hier die Bedingungen der Arthrodie: Kugelförmige
Fläche und allseitig lose Weichtheilverbindung, erfüllt. Die Bewegungsform, soweit sie durch das Gelenk gegeben ist, ist auch thatsächlich eine von drei Graden der Freiheit. Es lassen sich auch
passiv Bewegungen um alle drei Axen in gewissem Umfang ausführen. Aber diese Bewegungsfreiheit wird in Wirklichkeit nicht
ausgenutzt, sondern die wirklichen Bewegungen beschränken sich
auf die eines Eigelenkes. Insbesondere ist die willkürliche Rotation
ausgeschlossen, obschon passive Rotationsfreiheit besteht.

Der Begriff der Ginglymarthrodie wäre demnach etwa folgendermaassen zu bestimmen:

> Die Ginglymarthrodie ist ein Gelenk mit kugelförmiger
> Berührungsfläche. Die Gelenktheile sind durch Seiten-
> bänder verbunden, die in der Weise schräg verlaufen, dass
> sie nur bei der Beugebewegung gespannt werden. Die
> Bewegungsfreiheit ist daher in der Beugestellung von Einer,
> in der Streckstellung von drei Graden, doch werden nur
> zwei zu activer Bewegung ausgenützt.

Da die Berührungsfläche rein kugelförmig ist und die Anspannung der
Seitenbänder durch deren seitliche Anheftung hervorgebracht wird, ist also
das mechanische Princip der Ginglymarthrodie dasselbe wie das des Wechsel-
gelenks. Aehnliches findet sich auch an anderen Stellen des Knochengerüstes. Vgl. Fig. 28 (277).

§ 10. Vom Doppelgelenk.

177. Es ist allgemeiner Gebrauch, die Gelenke einzutheilen in Amphiarthrosen und Diarthrosen, und folglich alle Gelenke, die nicht Amphiarthrosen sind, den Diarthrosen zuzuzählen. Unter diesen wird dann unter der Bezeichnung „Doppelgelenk" eine Gelenkform aufgeführt, auf die die oben gegebene Beschreibung der Diarthrose nicht recht passt und die so wesentliche Eigenthümlichkeiten zeigt, dass sie eigentlich eine Gruppe für sich bildet. Andererseits kann man sagen, dass sich die Doppelgelenke den allgemeinen Grundsätzen, die für die Diarthrosen gelten, unterordnen lassen, und also der Theorie nach wohl zu ihnen gerechnet werden können.

Die Doppelgelenke zeichnen sich dadurch aus, dass zwischen die beiden Knochenflächen ein sogenannter Zwischenknorpel eingeschoben ist. Die beiden Knochen stossen also nicht, wie es sonst bei den Diarthrosen der Fall ist, unmittelbar auf einander, sondern der eine Knochen ruht auf der einen Fläche des Zwischenknorpels, der wiederum mit seiner anderen Fläche auf dem zweiten Knochen ruht. In seiner ausgeprägten Form ist also das Doppelgelenk thatsächlich ein zweifaches Gelenk. Der Zwischenknorpel bildet eine Scheidewand, die durch die ganze Gelenkspalte hindurchgeht und die Gelenkhöhle in zwei getrennte Räume scheidet. Will man jedes der beiden so entstehenden Gelenke für sich betrachten, so sind sie als gewöhnliche Diarthrosen anzusehen, und die Eigenthümlichkeit des Doppelgelenkes als solche fällt aus dem Bereiche der Betrachtung.

178. Diese Auffassung des Doppelgelenks ist aber eine rein schematische. Denn schon der Umstand, dass der Knorpel nicht immer eine vollständige Scheidung der Gelenkhöhle in zwei einzelne Gelenkhöhlen hervorbringt, beweist, dass das Doppelgelenk vielmehr einen einheitlichen Mechanismus darstellt. Ferner geschieht den Thatsachen Gewalt, wenn die Gelenkbewegung zwischen der Gelenkfläche eines Knochens und der Fläche des Zwischenknorpels auf eine Stufe gestellt wird mit der Gelenkbewegung zwischen zwei Knochen. Denn der Zwischenknorpel ist eine verhältnissmässig dünne und nachgiebige Masse, deren Oberfläche unter dem Druck der Knochen ganz verschiedene Form annehmen kann. Daher darf die Bewegung des Knochens auf der einen Seite des Zwischenknorpels nicht von der der andern Seite des Zwischenknorpels auf dem andern Knochen getrennt werden, denn die Gestalt der Zwischenknorpelflächen ist von den beiden Knochen in gleichem Maasse abhängig. Drittens unterscheidet sich die Gelenkbewegung zwischen der einen Fläche des Zwischenknorpels und der des anliegenden Knochens von der Gelenkbewegung zwischen den beiden Knochentheilen einer gewöhnlichen Diarthrose dadurch, dass bei dieser die beiden Knochen gegen einander durch

Muskelzug und äussere Kräfte bewegt werden, während der Zwischenknorpel im Doppelgelenk im Allgemeinen ein passives Mittelglied zwischen zwei bewegten Knochen vorstellt.

Diese drei Umstände zeigen wohl zur Genüge, dass es richtiger ist, das Doppelgelenk als einen besonderen Gelenkmechanismus für sich, getrennt von den einfachen Gelenken, hinzustellen.

179. Das Doppelgelenk also ist diejenige Form des Gelenkes, bei der zwischen die Gelenkenden der beiden Knochen eine Knorpelscheibe eingeschoben ist. Die Bewegungsform ist in der Regel die, die sich aus der Form der Knochenflächen ergiebt und erhält nur durch die Nachgiebigkeit des Knorpels und den Umstand, dass sich die Verschiebung des bewegten Knochens auf dem Knorpel zu der Verschiebung des Knorpels auf dem ruhenden Knochen addirt, eine etwas grössere Freiheit.

Die Bewegungsform kann aber auch wesentlich geändert werden, indem die eine Fläche des Knorpels mehr einer, die andere mehr einer anderen Bewegungsform angepasst ist, sodass in den beiden einzelnen Theilen des Doppelgelenkes zwei verschiedene Bewegungsformen auftreten. Die Gesammtbewegung des Doppelgelenkes setzt sich dann aus diesen Einzelbewegungen zusammen und erhält dadurch einen ganz anderen Grad der Freiheit (186).

180. Es sei zum Beispiel die eine Knochenfläche walzenförmig, die daranstossende Knorpelfläche habe dementsprechend eine walzenförmige Höhlung. Ist nun die Dicke des Knorpels gleichmässig, so wird die andere Seite des Knorpels die Gestalt einer etwas dickeren Walze haben, und hat der zweite Knochen die entsprechende Hohlfläche, so ist die Gesammtbewegung die eines Walzengelenks, das nur wegen der Nachgiebigkeit des Knorpels einen weniger streng zwangläufigen Gang zeigen wird als ein gewöhnliches Walzengelenk. Ist dagegen der Knorpel so dick, dass er trotz der walzenförmigen Höhlung auf der einen Seite auf der andern Seite etwa eine kugelförmige Höhlung oder eine Sattelfläche, oder eine Walzenfläche mit zur vorigen quergestellten Axe enthalten kann, und der zweite Knochen passt auf diese Flächenform, so ist natürlich die Bewegungsform des zweiten Gelenks von der des ersten verschieden, und die Gesammtbewegung wird aus beiden Einzelbewegungen in beliebiger Weise gemischt werden können.

181. Es kommt nun nicht selten vor, dass ebenso wie hier zwei anatomisch trennbare Gelenke eine physiologische Einheit bilden, auch zwei nicht nur durch einen dünnen Knorpel, sondern durch ein zwischenliegendes Knochenstück getrennte Gelenke hin-

sichtlich ihrer Function als einheitlicher Mechanismus erscheinen. Man darf auch in diesem Falle von einem Doppelgelenk im weiteren Sinne reden, vorausgesetzt, dass nicht etwa auf das Zwischenstück für sich Muskeln wirken, durch deren Zug dann eine gesonderte Bewegung in jedem einzelnen Gelenk möglich sein würde.

Die Begriffsbestimmung würde demnach etwa lauten:

Zwei hintereinander geschaltete Gelenke von beliebiger Bewegungsform bilden dann ein Doppelgelenk, wenn besondere Muskeln für das Mittelstück nicht vorhanden sind, sodass beide Gelenke von dem Einfluss des Muskelzuges stets gemeinsam betroffen werden.

§ 11.　Combinirte Gelenke und zusammengesetzte Gelenke.

182. Während beim Doppelgelenk zwei in der Längsaxe des bewegten Gliedes hintereinander geschaltete Gelenke gemeinschaftlich Einen Mechanismus bilden, bestehen die sogenannten combinirten Gelenke aus zwei nebeneinander angeordneten, gemeinsam arbeitenden Gelenken.

Diese Anordnung der Gelenke unter einem besonderen Namen zu bezeichnen, ist eigentlich kein Grund vorhanden. Denn weder die Gelenke selbst, noch ihre Bewegungsformen unterscheiden sich wesentlich von anderen Gelenken. Es kommt der Fall vor, dass jedes einzelne Gelenk eines combinirten Gelenkapparates für sich bewegt wird, und umgekehrt noch häufiger der Fall, dass sonst selbstständige Gelenke zusammen wie Ein combinirtes Gelenk arbeiten.

Die Bezeichnung combinirtes Gelenk wird nun in ganz willkürlicher Weise nur auf den Fall angewendet, wo Ein- und dasselbe Knochenstück mittelst zweier symmetrischer Gelenke mit Einem anderen beweglich verbunden ist. Es ist klar, dass dann Bewegung in einem der Gelenke nur stattfinden kann, indem gleichzeitig im anderen Gelenke auch Bewegung stattfindet. Die Bewegung der beiden Gelenke kann nun entweder gleich oder verschieden sein. Das erstere trifft für alle grösseren Bewegungen nothwendig ein, und dann muss die Bewegung im Grossen und Ganzen aus einer Drehung um eine durch die Mittelpunkte beider Gelenke gehende gemeinschaftliche Axe bestehen. Denn durch die Gelenkverbindung sind die beiden Gelenktheile des Knochens annähernd festgelegt,

und ein Körper, der in zwei Punkten festgelegt ist, hat nur noch
einen Grad der Bewegungsfreiheit, nämlich die Drehung um eine
durch die beiden festen Punkte gehende Gerade (40, 141). Ist
die Bewegung der beiden Gelenke verschieden, so kann sie nur
den Umfang erreichen, den ihre Bandverbindungen gestatten.

Die Begriffsbestimmung für das combinirte Gelenk lässt sich nicht gut
aufstellen, weil der Begriff mit willkürlicher Einschränkung nach vereinzelten
Befunden aufgestellt ist. Aus dem Obigen und dem, was weiter unten (184)
über gemeinsame Gelenkthätigkeit gesagt werden soll, dürfte der Begriff, soweit
es erforderlich ist, hervorgehen (328).

183. Zwei Gelenke, die zusammen gemeinschaftlich arbeiten,
unter bestimmten Umständen als Ein combinirtes Gelenk zu bezeichnen, erscheint überflüssig. Ebensowenig ist es erforderlich,
für den Fall, dass mehrere Gelenke anatomisch in engstem Zusammenhang stehen, eine besondere Bezeichnung einzuführen. Man
hat für diesen Fall den Namen „zusammengesetztes Gelenk" ein-
führen wollen (221). Die allgemeine Gelenklehre soll aber die
Theorie der Gelenke vom mechanischen Standpunkte aus behandeln
und es dürfen deshalb in der allgemeinen Gelenklehre nur solche
Unterscheidungen angestellt werden, die sich auf die mechanischen
Eigenschaften der Gelenke beziehen. Sind nun zufällig mehrere
Gelenke, die ganz verschiedene mechanische Functionen haben,
an einer Stelle vereinigt, ja von einer einzigen Gelenkkapsel eingeschlossen, so fällt der allgemeinen Gelenklehre gerade die Aufgabe zu, die einzelnen Mechanismen zu erkennen und von einander
gesondert zu beschreiben, statt das Ganze als „zusammengesetztes
Gelenk" aufzufassen. Diese Sachlage tritt deutlich hervor, sobald
man sich die Begriffsbestimmung des zusammengesetzten Gelenks
vor Augen stellt, die etwa wie folgt gefasst werden muss:

Das zusammengesetzte Gelenk entsteht durch die Vereinigung mehrerer hinsichtlich der Function verschiedener
Gelenke in anatomisch einheitlicher Form.

§ 12. Gemeinschaftliche Wirkung mehrerer Gelenke.

184. Während die „combinirten Gelenke" als eine willkürlich
aufgestellte, die „zusammengesetzten Gelenke" als eine nur anatomisch gekennzeichnete Gruppe aus der Allgemeinen Gelenklehre
ausgeschieden werden sollten, gehören eine Reihe von anderen

Fällen gemeinsamer Gelenkthätigkeit hierher, die bisher nur einzeln hier und da erwähnt sind.

Im Anschluss an das, was über combinirte Gelenke gesagt wurde (182), ist zunächst zu betonen, dass gewisse Gelenke durch den Bau des ganzen Knochengerüstes zu einander in bestimmter Beziehung stehen. Man kann den Begriff des combinirten Gelenks in einem viel weiteren Sinne hier mit Vortheil anwenden. Die entsprechenden symmetrischen Gelenke beider Körperhälften sind durch ihre Lage vorbestimmt zu gemeinsamer Thätigkeit. Beide Hüftgelenke bilden zum Beispiel in Bezug auf die Neigung des Beckens aus der Ruhelage ein combinirtes Gelenk (328). Ebenso vereinigt sich die Bewegung der Kniegelenke, Fussgelenke, Schultergelenke, Ellenbogengelenke so häufig, dass man diese gemeinsame Bewegung als eine besondere mechanische Function ansehen darf. In Bau und Bewegungsform der betreffenden Gelenke spricht sich dies dadurch aus, dass ihre grösste Beweglichkeit in der Richtung liegt, in der die gemeinschaftlichen Bewegungen erfolgen.

185. Ebenso wie die entsprechenden symmetrischen Gelenkpaare steht aber Bau und Function jedes einzelnen Gelenkes überhaupt zu Bau und Function des übrigen Knochengerüstes in Beziehung.

Die Bewegungen, die der ganze Körper ausführt, setzen sich meist zusammen aus Bewegungen in einer ganzen Reihe von Gelenken. Diese Betrachtung führt auf den für die praktische Anwendung der Gelenklehre wichtigen Begriff der Gesammtbeweglichkeit der einzelnen Körperabschnitte. Im Vorhergehenden ist stets nur die Bewegungsmöglichkeit in Betracht gezogen worden, die ein einzelnes Gelenk gewährt, bei den Bewegungen der Endglieder einer Extremität kommt aber die Beweglichkeit mehrerer Gelenke zusammen. Die Bewegungen des Unterarms und Unterschenkels zum Beispiel beruhen im Wesentlichen auf den Bewegungen von je einem Kugelgelenk und einem Scharniergelenk. Theoretisch giebt diese Verbindung allerdings eine so grosse Freiheit, dass daraus keine besonders augenfällige Eigenthümlichkeiten der Bewegung abzuleiten sind, in Wirklichkeit aber ergiebt sich, weil alle wirklichen Gelenke nur einen Theil ihrer theoretischen Bewegungsfreiheit gewähren (115), bei dieser Zusammenstellung schon eine ziemlich enge Begrenzung für die Bewegung. Den

Bewegungsumfang, der im einzelnen Fall besteht, zu ermitteln, ist Sache der Speciellen Gelenklehre.

186. Hier soll über die Beweglichkeit derartiger Verbindungen mit zwei Gelenken nur Ein allgemeiner Satz ausgesprochen werden:

> Bei der Verbindung durch ein einzelnes Gelenk ist es gleich, welcher von den beiden gelenkig verbundenen Theilen in Ruhe und welcher als bewegt gedacht wird. Die Form der Bewegung ist in beiden Fällen dieselbe. Bei Verbindung durch zwei verschiedene hintereinander geschaltete Gelenke braucht dies nicht der Fall zu sein. Die Form der Bewegung kann eine ganz andere sein, wenn sich die Bewegungsfreiheit des zweiten Gelenks zu der des ersten addirt, als wenn sich die des ersten zu der des zweiten addirt (*84*).

Es seien drei Strecken AB, BC und CD durch ein Kugelgelenk in B und im Walzengelenk in C verbunden. Wird AB als ruhend betrachtet, so kann BC in jeder beliebigen Stellung um sich selbst gedreht werden und CD kann gegen BC rechtwinklig gebeugt werden.

Der Punkt C kann also eine Kugelfläche um B als Mittelpunkt beschreiben und der Punkt D Kugelflächen um jede Lage des Punktes C, mit CD als Radius. Drehung von CD um sich selbst ist nur in den Stellungen möglich, in denen BC und CD eine grade Linie bilden. Betrachtet man dagegen CD als fest, so kann BC nur in Einer Ebene gegen CD bewegt werden, der Punkt B muss sich auf einem einzigen Kreisbogen um C bewegen. A kann vermöge des Kugelgelenks in B um sämmtliche Punkte dieses Kreisbogens als Mittelpunkte Kugelflächen mit dem Radius BA beschreiben und ausserdem kann die Strecke BA in jeder Stellung um sich selbst gedreht werden.

Diese Betrachtung lässt sich auf diejenigen Körperbewegungen anwenden, die in zwei Gelenken zugleich ausgeführt werden. Denkt man sich etwa den Rumpf mit dem Hüftgelenk im Raume feststehend, so wird der Unterschenkel eine grosse Bewegungsfreiheit haben, nämlich die ganze Freiheit der Kniebewegung und ausserdem der Bewegung des Hüftgelenkes, durch die zum Beispiel der Oberschenkel erheblich seitlich gespreizt werden kann. Denkt man sich aber den Unterschenkel im Raume feststehend, so ist die Bewegung des Rumpfes eine viel beschränktere, seitliche Neigung des Oberschenkels ist überhaupt ausgeschlossen.

R. du Bois-Reymond, Spec. Muskelphysiologie. 9

Figur 20.

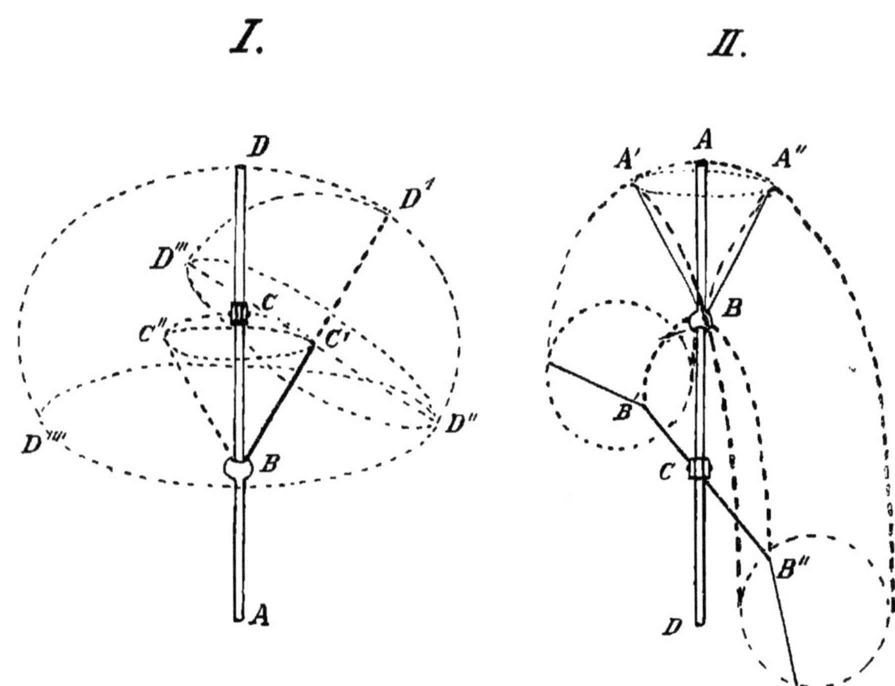

Darstellung des Bewegungsumfanges, der sich ergiebt, je nachdem zur Beweglichkeit eines Kugelgelenkes noch die eines Walzengelenkes hinzukommt oder umgekehrt.

I. Der feste Stab AB ist in B durch ein Kugelgelenk mit BC, BC in C durch ein Walzengelenk mit CD verbunden. BC kann jede Lage innerhalb des Kegels BC'CC'' annehmen und sich um sich selbst drehen. CD kann bei jeder Stellung von BC einen Halbkreis wie D'D''D''' beschreiben und durch die Drehung von BC den Kreis D''D'''' nebst der darüber gelegenen Halbkugel bestreichen, und sich um sich selbst drehen, wenn er in Verlängerung von BC steht.

II. Der feste Stab DC ist mit CB in C durch ein Walzengelenk, CB in B mit BA durch ein Kugelgelenk verbunden. CB kann um C nur in Einer Richtung den Halbkreis B'BB'' beschreiben. In jeder Lage von B kann BA sich innerhalb eines Kegels wie A'AA'' bewegen, was auch für die Lagen B' und B'' angedeutet ist. Ausserdem kann sich BA in jeder Stellung um sich selbst drehen.

187. Ebenso wie die Beweglichkeit der verschiedenen Gelenke eines Gliedes je nach ihrem Bau eine besondere Gesammtbeweglichkeit ergiebt, bedingt Bau und Anordnung der betheiligten Gelenke auch eine bestimmte Art der Zusammenwirkung bei der Ausführung bestimmter Bewegungen. Es mag hier ein Beispiel an-

geführt werden, um dies Gebiet der Gelenklehre zu kennzeichnen (324).

Um der Hand eine beliebige Bewegung zu ertheilen, pflegen Ellenbogen und Schultergelenk in ganz bestimmter Weise zusammenzuwirken. Wird das Ellenbogengelenk in bestimmter Beugestellung festgehalten, so ist die Bewegung der Hand unmittelbar von der der Schulter abhängig. Vorausgesetzt, dass die anfänglich angenommene Bewegung unter dieser Bedingung überhaupt möglich ist, wird sie nun eine ganz andere Bewegung der Schulter erfordern. Umgekehrt, wird die Schulter in einer bestimmten Stellung festgehalten, so erfordert die Bewegung, sofern sie überhaupt auszuführen ist, eine ganz andere Bewegung des Ellenbogens. Die gleiche Bewegung eines Gliedes kann demnach durch Bewegungen ganz verschiedener Gelenke hervorgebracht werden. Dieser Umstand ist für die Beurtheilung der gemeinsamen Thätigkeit der Gelenke von Bedeutung.

Der Mathematiker Tschebitschew, der sich viel mit der Construction von Gelenkmechanismen zur Hervorbringung bestimmter Bewegungsformen beschäftigt hat, hielt die Wirkungsweise des menschlichen und thierischen Knochengerüstes in dieser Beziehung für vorbildlich (*85*).

II. Specielle Gelenklehre.

§ 1. Eintheilung.

188. Man könnte den Inhalt der Speciellen Gelenklehre nach den Grundsätzen der Allgemeinen eintheilen, sodass etwa zuerst die einzelnen Synarthrosen, dann die einzelnen Diarthrosen, und zwar der Reihe nach Kugelgelenke, Walzengelenke und so fort beschrieben würden. Doch würde es in vielen Fällen streitig bleiben, ob ein besonderes Gelenk etwa als Walzen- oder als Schraubengelenk aufzufassen sei.

Daher verfährt man besser so, dass man die einzelnen Gelenke nach der in der descriptiven Anatomie gebräuchlichen Reihenfolge aufführt.

Danach steht an erster Stelle das Kiefergelenk, Articulatio craniomandibularis.

§ 2. Kiefergelenk.

189. Bei den unteren Klassen der Wirbelthiere findet sich eine aus mehreren Gliedern (Hyomandibulare, Symplecticum, Quadratum) bestehende Knochenkette, die den ebenfalls aus verschiedenen Stücken zusammengesetzten Unterkiefer mit dem Schädel verbindet (*86*).

Diese Einrichtung wiederholt sich in der Thierreihe mit mannichfachen Abänderungen, die grosse physiologische Unterschiede setzen. Die langgestreckte Form und bewegliche Verbindung der betreffenden Theile gewährt den Schlangen die Fähigkeit, den Raum zwischen Ober- und Unterkiefer in unglaublichem Maasse zu erweitern. Bei den anderen Reptilien dagegen, bei Krokodilen und Schildkröten, sind die Knochen ·in der Weise verschmolzen, dass nur ein einziges, zu um so kräftigerem Schlusse geeignetes Gelenk übrig bleibt. Beim Schädel der Säugethiere ist die Verschmelzung und Vereinigung der verschiedenen Elementarbestandtheile so weit fortgeschritten, dass die Deutung des Befundes streitig geblieben ist.

190. Es findet sich jederseits nur Ein Gelenk zwischen dem Schläfenbein an der Schädelbasis und dem Gelenkfortsatz des Unterkiefers. Da die beiden Unterkieferhälften schon im ersten Lebensjahre völlig verschmelzen und verknöchern, so bewegt sich der Unterkiefer im Allgemeinen in beiden Gelenken gleichzeitig, sodass sie zusammen als Ein „combinirtes Gelenk“ angesehen werden könnten. Doch wird sich bei Besprechung der Bewegungsweise zeigen, dass diese Auffassung nur für das Unterkiefergelenk der Raubthiere zutreffend wäre. Das einzelne Gelenk jeder Seite ist durch einen Zwischenknorpel in je zwei getheilt und dadurch als ein „Doppelgelenk“ gekennzeichnet.

191. Der Gelenkfortsatz bildet oben einen platten Kopf, der eine etwas nach vorn gerichtete Gelenkfläche trägt. Diese ist länglich sphaeroïdal, von vorn lateral, nach hinten medial schräg gestellt. Die Gelenkfläche des Schläfenbeins liegt auf der unteren Fläche des Schuppentheils. Sie besteht aus zwei Theilen, einer Grube, Cavitas glenoïdea, und einem Vorsprung, Tuberculum articulare, der aus der vorderen Wurzel des Processus zygomaticus hervorgeht. Lage und Gestalt der Grube ist der des Unterkieferköpfchens entsprechend, von vorn und lateral nach hinten medial queroval und von sphaeroider Krümmung. Das Tuberculum gleicht einer ausgekehlten Walze mit entsprechend schräg verlaufender Axe. Von den Gelenkflächen ist nur das Tuberculum und das Kieferköpfchen mit einem Knorpelüberzuge versehen, über dem sich noch eine dünne Bindegewebsschicht findet, welche, in das Periost übergehend, den übrigen Theil der Gelenkfläche allein bedeckt. Ebenso besteht der sogenannte Zwischen-„Knorpel“ eigentlich aus Bindegewebe. Er ist unten concav, oben in transversaler Richtung leicht convex, in sagittaler Richtung concav, sodass die Mitte

dünner ist als der Rand, der hinten bedeutend dicker ist als vorn. Mit der Kapsel ist der Zwischenknorpel allseitig so verbunden, dass eine obere grössere, eine untere kleinere Gelenkhöhle entsteht. Beide sind mit Synovialhaut ausgekleidet. Die Kapsel ist ziemlich schlaff. Am Unterkiefer setzt sie vorn dicht an der Gelenkfläche, hinten ein wenig weiter unterhalb an. Vom Schläfenbein entspringt sie vorn unmittelbar am Rande des Tuberculum, hinten vor der Glaser'schen Spalte. Die Kapselbänder sind sehr schwach. Man unterscheidet ein Ligamentum accessorium laterale vom hinteren Theile des Processus zygomaticus zur lateralen Fläche des Processus condyloideus, und ein mediales, das einen Zipfel bis zum Rande des Foramen maxillare internum hinabschickt. Zwischen dem medialen Band und der Kapsel liegt eine Anhäufung lockeren Bindegewebes. Vom Processus styloideus zum Foramen maxillare läuft ein dünner Bandstreifen, Lig. stylomaxillare, der jedoch für die Bewegung des Unterkiefers keine Bedeutung hat. Ebensowenig dürfen die Seitenbänder als Hemmungsbänder angesehen werden (115) (87).

192. Als Bewegungsmechanismus stellt sich das Kiefergelenk jederseits als ein aus zwei Charniergelenken zusammengesetztes Doppelgelenk dar. Da beide Gelenke zum Theil durch den elastischen Zwischenknorpel gebildet werden, darf man die Eigenthümlichkeiten der Krümmung ihrer Knochenflächen, die übrigens individuellen Schwankungen unterliegt, vernachlässigen und für beide Gelenke einfache Charnierbewegung annehmen. Die Axe des unteren Gelenkes ist im Kieferköpfchen, die des oberen im Tuberculum maxillare zu suchen. Für die symmetrische Bewegung der Gelenke beider Körperhälften muss ferner auch die Schrägstellung dieser Axen ohne Bedeutung sein. Der Unterkiefer muss sich nämlich dabei um eine Axe bewegen, die durch entsprechende Punkte des jederseitigen Gelenkes, also genau frontal verläuft (182). In den Bewegungen des Kiefers lassen sich drei Typen unterscheiden:

1. Gemeinsame Charnierbewegung der beiden Kiefergelenke = Oeffnen und Schliessen des Mundes. 2. Gemeinsame Vorwärts- und Rückwärtsbewegung der beiden Gelenke bei geschlossenen Zahnreihen. 3. Ungleichseitige Vor- und Rückwärtsbewegung in den einzelnen Gelenken.

193. Bei der Untersuchung der ersten Bewegung fällt zunächst auf, dass mit dem Oeffnen des Mundes stets Vorrutschen der Kieferköpfe auf die Tubercula verbunden ist. Dies ist am Lebenden mit aufgelegtem Finger deutlich zu fühlen. Die eigentliche Gelenkarbeit wird also vom Tuberculum, nicht von der Cavitas glenoidea geleistet, was sich auch durch die oben erwähnte Beschaffenheit des Knorpelüberzuges bestätigt. Bei dem Vorwärtsgleiten schiebt sich jederseits im oberen Gelenke der Zwischenknorpel auf dem Tuberculum vor, während sich im unteren das Köpfchen auf dem Zwischenknorpel dreht. Die Angabe, dass das obere und untere Gelenk hierbei in gleichen Zeiträumen gleiche Bruchtheile ihres Bewegungsumfanges zurücklegen, bedarf der Bestätigung. Zweifellos ist, dass kleinere Oeffnungsbewegungen ohne wesentliche Verschiebung des Zwischenknorpels möglich sind, während bei grösseren die Verschiebung sehr stark wird. Es lässt sich daher auch keine bestimmte Bewegungsbahn für den Unterkiefer angeben, sondern die Bewegungen fallen in einen zwischen den Kreisbögen um den Mittelpunkt der Cavitas glenoidea und den Mittelpunkt des auf das Tuberculum vorgeschobenen Köpfchens, gelegenen „Verkehrsraum", innerhalb dessen sie verschiedenen Bahnen folgen können.

194. Der zweite Bewegungstypus hat nur in diesem Zusammenhang mit dem ersten Bedeutung und wird unter gewöhnlichen Umständen wohl nie in seinem vollen Umfange angewendet. Es kann aber das zeitliche Verhältniss der beiden Bewegungen beim Beissen so bemessen sein, dass die Schliessung durch das untere Gelenk erfolgt ist, ehe der Zwischenknorpel ganz zurückgeglitten ist, worauf dann eine typische Sagittalbewegung im oberen Gelenk ausgeführt wird.

195. Nach einer neueren Untersuchung ist die Fläche, in der die Zähne aufeinanderstossen, nicht eben, sondern die Zahnreihe erscheint in der Profilansicht als ein Kreisbogen. Man kann sich also einen Cylinder mit transversaler Axe vorstellen, auf dessen Mantelfläche die geschlossenen Zahnreihen zusammentreffen, und es findet sich, dass die Oberfläche des Tuberculum auch in dieser Cylinderfläche liegt. Statt von einer geradlinigen Gleitbewegung müsste man also eigentlich von einer Rotation auf der Cylinderfläche sprechen. Die Axe dieser Bewegung fällt in die Gegend des inneren Augenwinkels (*88*). Die Abschleifung der Vorderzähne bei manchen älteren Individuen macht aber diese Anschauung unwahrscheinlich.

196. Die dritte Art der Bewegung ist im Grunde dieselbe wie die zweite, nur mit dem Unterschied, dass sie nicht auf beiden Seiten gleichzeitig stattfindet. Das bewegte Gelenk macht die typische Vorwärtsbewegung, in dem anderen Gelenk wird der Unterkiefer um eine senkrechte Axe gedreht, zweitens aber auch um eine sagittale Axe, weil der bewegte Gelenkkopf um die Höhe des Tuberculum nach fusswärts rückt. Für diese Bewegungen des zurückbleibenden Gelenkes dürfte die frontale Krümmung der Gelenkflächen wesentlich sein. Den grössten Umfang würde diese Bewegung erreichen, wenn gleichzeitig der eine Gelenkkopf bis an die Grenze des Tuberculum nach vorn, der andere bis an den hinteren Rand der Cavitas glenoidea rückwärts bewegt

würde. Gewöhnlich bleibt indessen der ruhende Gelenkkopf in seiner normalen Lage im vorderen Bereich der Cavitas glenoidea stehen. Durch abwechselnde derartige Bewegung beider Kiefergelenke kommt eine kreisende Mahlbewegung der Zahnreihen zu Stande, die für die Kaubewegung der Wiederkäuer typisch ist. Beim Menschen werden weniger regelmässig periodische, als vielmehr aus allen verschiedenen Bewegungsmöglichkeiten combinirte Bewegungen ausgeführt.

§ 3. Atlantooccipitalgelenk.

197. Das Gelenk, das den Schädel mit der Wirbelsäule verbindet, gehört nach der Anschauung, dass sich der Wirbelthierkörper aus einer Anzahl hinter einander geordneter gleichartiger Segmente aufbaut, zu der Reihe der Gelenke, die je zwei solche Segmente, je zwei Wirbel, verbinden. Aber die obersten beiden dieser Gelenke sind durch die abweichende Organisation der vordersten Segmente und die dadurch entstandenen besonderen Functionen in ganz besonderer Weise entwickelt. Es werden daher diese beiden Gelenke jedes für sich unter einem eigenen Namen beschrieben, während die übrigen Gelenke der Wirbelsäule unter den gemeinsamen Begriff der Zwischenwirbelgelenke fallen.

Das Gelenk zwischen Schädelbasis und oberstem Halswirbel heisst Atlantooccipitalgelenk.

Die Form dieses Gelenkes ist ein wichtiges Unterscheidungsmerkmal für die verschiedenen Klassen der Wirbelthiere, indem es bei Reptilien und Vögeln unpaar ist, bei Amphibien und Säugern dagegen aus zwei symmetrischen Gelenken zwischen dem jederseitigen Proc. condyloideus des Hinterhauptbeines und der Massa lateralis des Atlas besteht. Es handelt sich also wieder um ein combinirtes Gelenk.

Beide Gelenke haben ziemlich weite schlaffe Kapselbänder. Die Verbindung wird ergänzt durch die Ligamenta obturatoria anteriora und posteriora, welche die Lücken zwischen den vorderen und hinteren Bögen des Atlas und des Epistropheus ausfüllen. Diese Bänder geben sich durch gelbe Farbe als elastisches Gewebe zu erkennen. Von Bedeutung für den Mechanismus des Gelenkes ist überdies das Ligamentum nuchae, das als Hemmungsband betrachtet werden kann. Die beiden oberen Gelenkflächen des Atlas sind Hohlflächen von doppelter Krümmung, um eine transversale und eine sagittale Axe und können als Abschnitte eines und desselben Rotationsellipsoids mit transversaler Längsaxe aufgefasst werden. Daher ist es richtiger, die Gelenkverbindung, obgleich sie aus zwei getrennten Gelenken besteht und also als ein „combinirtes Gelenk" bezeichnet werden könnte, als ein einziges Gelenk zu betrachten und zwar als ein Ellipsoid- oder Eigelenk. Es gestattet Drehung um seine transversale Axe in der Richtung der stärksten Krümmung in ziemlich bedeutendem Umfange und in geringem auch um seine Sagittalaxe, in der Richtung der schwächeren Krümmung.

Genauer betrachtet, entsprechen die Gelenkflächen aber nicht vollständig einer Rotationsfläche, sondern ihre hinteren und vorderen Hälften sind je um eine besondere Axe gekrümmt und stossen in einer Kante zusammen (*89*). Die Gelenkflächen des Hinterhauptbeines entsprechen dieser Form genau, sodass das Gelenk in der Mittelstellung völlig schliesst. Daher empfindet man bei der Verschiebung der Gelenkflächen auf einander am Präparat an einer bestimmten Stelle einen Ruck. Diese Eigenthümlichkeiten des Gelenkes, die Henke in allen ihren durch schräge Lage der Flächenaxen bedingten Complicationen verfolgt, dürften indessen für die Bewegungsform nicht maassgebend sein, zumal da die Gelenkform gerade hier starken individuellen Schwankungen unterliegt.

198. Die Bewegung des Atlantooccipitalgelenkes ist von der der tiefer gelegenen Zwischenwirbelgelenke schwer zu trennen, wie dies Strecker (*90*) ausführt. Am Lebenden lässt sich nicht unterscheiden, ob sich der Atlas allein oder mit der Halswirbelsäule gemeinschaftlich bewegt hat, am Präparat fehlt die Gewissheit, dass die normalen Bewegungsbedingungen erhalten sind. Es sind Bewegungen um die transversale und in viel geringerem Maasse auch um die sagittale Axe möglich, aber in individuell sehr verschiedenem Grade. Die Bewegung wird gehemmt durch die Hals- und Nackenmuskulatur, erst in letzter Linie durch das Anstossen der vorderen und hinteren Atlasbögen an das Hinterhauptsbein. Drehung um eine senkrechte Axe ist durch den verhältnissmässig grossen Abstand der beiden Einzelgelenke völlig ausgeschlossen.

§ 4. Atlantoepistrophealgelenk.

199. Die Verbindung zwischen dem ersten und zweiten Halswirbel, die Articulatio atlantoepistrophealis, weicht noch stärker als die zwischen Atlas und Hinterhaupt von der Form der übrigen Wirbelverbindungen ab, und erhält dadurch ihr eigenthümliches Gepräge, dass sie hauptsächlich die Drehung des Kopfes vermittelt.

Das Gelenk nimmt je nach der Form des Atlas bei den verschiedenen Thierarten sehr verschiedene Formen an.

Beim Menschen berühren sich die beiden Knochen an drei Stellen, deren zwei ein combinirtes Gelenk (Articulatio atlanto-epistrophealis im engeren Sinne) darstellen, und von denen die dritte (Articulatio atlantoodontoïdea) zwischen dem vorderen Bogen des Atlas und dem Zahn des Epistropheus gelegen ist.

Die Kapselbänder der beiden ersterwähnten Gelenke werden auf der Hinterseite durch schräg von oben lateral, nach unten medial verlaufende Ligamenta accessoria verstärkt. Ergänzt wird diese Verbindung durch das Ligamentum longitudinale anterius, welches den vorderen Bogen des Atlas an den Körper des Epistropheus heftet, und die Ligamenta intercruralia, welche die Zwischenräume zwischen den hinteren Bögen beider Wirbel ausfüllen. Das dritte Gelenk wird vervollständigt dadurch, dass der Zahnfortsatz des Epistropheus in einen geschlossenen Ring eingreift, welcher gebildet wird vorne vom Bogen des Atlas, zu beiden Seiten von den Massae laterales, hinten von einem starken Bande, dem Ligamentum transversum, welches die Massae laterales quer verbindet. Innerhalb dieses Ringes besteht ein vorderes und ein hinteres Gelenk, jedes mit einer schlaffen Kapsel.

Verstärkt wird diese Gelenkverbindung dadurch, dass die Spitze des Zahnfortsatzes durch ein schmales mittleres Band (Ligamentum suspensorium) und zwei starke seitliche (Ligamenta alaria) an den Rand des Foramen magnum und die mediale Fläche der Gelenkhöcker des Hinterhauptbeines angeheftet ist. Das Ligamentum transversum ist in ähnlicher Weise durch einen Bandstreifen nach oben an das Hinterhauptsbein, durch einen zweiten nach unten an den Körper des dritten Halswirbels angeschlossen, so dass eine kreuzförmige Verbindung entsteht, welche zusammengefasst als Ligamentum cruciatum bezeichnet wird. Die ganze Gelenkverbindung mit allen ihren Hilfsbändern wird schliesslich noch von einer breiten häutigen Bandmasse, dem Apparatus ligamentosus überzogen und vereinigt, welche vom Clivus ossis occipitis bis zum dritten Halswirbel hinabreicht.

200. Das Atlantoepistrophealgelenk ist im Wesentlichen ein Drehgelenk (154). Die Gelenkflächen des Zahnfortsatzes bilden Theile eines Kegels, dieser Theil des Gelenkes ist also ein ausgesprochenes Rotationsgelenk.

Seine Vollkommenheit in dieser Hinsicht führt dazu, dass sich die Betrachtung ihm mit Vorliebe zuwendet, ohne zu bedenken, dass Drehung des Atlas um den Zahnfortsatz doch nur insofern möglich ist, als es die Verbindung der Massae laterales mit den Processus condyloidei und die der vorderen und hinteren Bögen zulässt. Offenbar ist hier und in den Ligamenta accessoria die Hemmung für die Drehbewegung zu suchen, soweit sie nicht durch die Halsmuskeln (301, 302) gegeben ist, aber sicherlich nicht in der Spannung der Lig. alaria, wie mehrfach angegeben wird (115) (*91*).

Der Umfang der Drehung wird von Henke zu 30^0 nach jeder Seite angegeben. An den Flächen der beiden Seitengelenke, in welchen man demnach Stücke einer Rotationsfläche mit derselben Axe · vermuthen sollte, lässt sich dieser Charakter nicht erkennen.

Sie bestehen eine jede aus einem vorderen und einem hinteren Felde. Ebenso sind die entsprechenden Gelenkflächen des Atlas getheilt, doch sind sie so gestaltet, dass ihre hinteren Abschnitte auf die vorderen des Epistropheus passen, die vorderen auf die hinteren des Epistropheus. Demnach schliessen die Seitengelenke nur dann gut zusammen, wenn der Atlas soweit nach links oder rechts verdreht worden ist, dass je ein vorderes Feld seiner Gelenkfläche auf ein hinteres des Epistropheus, ein hinteres auf ein vorderes Feld des Epistropheus zu stehen kommt. In der Mittelstellung dagegen klaffen die Gelenkflächen an ihrem medialen Rande sehr bedeutend. Hieraus geht hervor, dass bei seitlicher Drehung der Atlas und mit ihm der ganze Kopf ein wenig herabsinkt, in dem die besser schliessenden Theile des Gelenkes auf einander treffen, während umgekehrt beim Zurückdrehen des Kopfes in die Mittelstellung eine Hebung stattfinden muss.

201. Dies lässt sich nach Henke leicht am Lebenden nachweisen, wenn man wie zur Messung der Körpergrösse ein Richtscheit direct über dem Scheitel an die Wand hält, und nun den Kopf seitwärts dreht. Es entsteht eine deutlich fühlbare Lücke zwischen dem Richtscheit und dem Scheitel.

Auf dieser Beobachtung fussend, hat Henke das Gelenk als ein Schraubengelenk bezeichnet, in welchem der rechte hintere und linke vordere Abschnitt der Epistropheusflächen zusammen eine rechtsgewundene, der linke hintere und rechte vordere zusammen eine linksgewundene Schraube bilden sollten. Es wäre also hier eine zweigängige Schraube anzunehmen, deren Steigung Henke zu 25 mm auf den ganzen Umgang schätzt (*92*). Doch dürften eigentliche Schraubenflächen an dem Epistropheus ebensowenig zu finden sein, wie von einer wirklichen Schraubenbewegung die Rede sein kann, welche rein gleitend und ohne jede Dehiscenz vor sich gehen soll.

Dagegen zeigt das Atlantoepistrophealgelenk vieler Säugethiere eine ausgesprochene Schraubenform. Bei den Hufthieren zum Beispiel ist nur Eine herzförmige Gelenkfläche vorhanden, die die vordere Fläche des Zahnfortsatzes und die obere Fläche des Körpers nach beiden Seiten überzieht, und einen hohlen, beim Pferde recht steil, beim Rinde flacher ansteigenden Schraubengang darstellt, und zwar ist die Schraube der rechten Seite links, der linken Seite rechts gewunden.

Hier ist also in ganz anderer Form derselbe Bewegungstypus hervorgebracht wie bei dem menschlichen Gelenk: Die beiden Knochen stehen in der Mittellage weiter von einander entfernt, als in jeder seitlich gedrehten Lage. Der Zweck dieser eigenthümlichen Einrichtung, die sich unter verschiedenen Bedingungen wiederholt, ist offenbar der, dass das verlängerte Mark bei der Drehung des Kopfes nicht gedehnt wird, sondern vermöge der Verkürzung der Halswirbelsäule trotz der Drehung seine normale Länge behalten kann.

§ 5. Die Wirbelsäule als Ganzes.

202. Die Wirbelsäule als Ganzes betrachtet stellt eine aus den einzelnen gelenkig verbundenen Wirbeln aufgebaute elastisch biegsame Säule dar, die beim Erwachsenen constant eine zweifache S-förmige Krümmung zeigt, ausserdem eine ganz leichte seitliche Krümmung im Brusttheil, deren Convexität nach rechts gerichtet ist. Die Krümmungen in der Sagittalebene sind: die nach hinten convexe Krümmung von Steissbein und Kreuzbein, die nach vorn convexe Lendenkrümmung, die nach hinten convexe Brustkrümmung und die nach vorn convexe Halskrümmung.

Die beiden mittleren sind beim Neugeborenen nicht vorhanden und treten im Lauf der Entwicklung auf. Inwiefern hierbei mechanische Einflüsse wirksam sind, ist unbekannt. Jedenfalls beruht die natürliche Krümmung der Wirbelsäule beim Erwachsenen grossentheils auf der Knochenform der Wirbelkörper. Der Grad der Biegung zeigt die verschiedensten Abstufungen bis zur pathologischen Verkrümmung.

203. Die einzelnen Wirbel sind unter einander an je drei Stellen gelenkig verbunden. Erstens ist jeder Wirbelkörper mit dem Körper der benachbarten Wirbel durch die sogenannten Bandscheiben verbunden. Zweitens articuliren je die beiden oberen und unteren Gelenkfortsätze mit den unteren und oberen des nächsten oberen und unteren Wirbels. Erstere Verbindung ist eine Syndesmose von verhältnissmässig grosser Beweglichkeit. Nach Luschka (111, 148) sind zwar in den Zwischenwirbelscheiben rudimentäre Gelenkhöhlen nachweisbar, doch darf das nicht hindern, dass diese Verbindung wegen ihrer unten beschriebenen Eigenthümlichkeiten vom Standpunkte der Gelenkmechanik als Syndesmose aufgefasst wird (93). Die übrigen Articulationen sind Diarthrosen, die den Amphiarthrosen beizuzählen sind. Die Beweglichkeit der gelenkigen Verbindungen ist wesentlich beeinflusst durch die Bänder, die theils zwischen je zwei Wirbeln, wie die Ligg. flava, interspinalia und intertransversalia, theils über die ganze Länge der Wirbelsäule, wie

das Lig. longitudinale anticum und posticum und das Lig. spinosum,
hinziehen.

Obschon die erwähnten Syndesmosen und die Amphiarthrosen zwei getrennte Systeme bilden, indem die durch die Bandscheiben vereinigten Wirbelkörper als eine allerseits bewegliche Säule, die durch die Summe sämmtlicher
Amphiarthrosen verbundenen Wirbelanhänge als eine „gegliederte Platte" (*94*)
aufgefasst werden können, müssen sie offenbar hinsichtlich ihrer Function als
einheitlicher Mechanismus wirken. Nach Analogie der niederen Thiere, z. B.
der Fische, bei denen die Verbindung der Wirbelanhänge eine ganz neben-
sächliche Rolle spielt, würde dabei der Verbindung der Wirbelkörper eine
grössere Bedeutung zukommen.

204. Da aber der Mechanismus der Syndesmose allseitige Bewegung gestattet, so ist es klar, dass alle bestimmten Modificationen der Beweglichkeit
auf Rechnung der Gelenke der Wirbelfortsätze kommen, dass also diese mechanisch wichtiger sind. Die Flächen dieser Gelenke zeigen in den verschiedenen Abschnitten der Wirbelsäule nach Lage und Form beträchtliche Verschiedenheiten. Im Allgemeinen haben sie aber als Amphiarthrosen, deren
Kapselbänder ziemlich weit und schlaff sind, in mechanischer Beziehung
unbestimmten Charakter. Dazu kommt, dass ihre Flächen nur geringe Ausdehnung und meist unbedeutende Krümmung haben und nur unvollkommen
auf einander passen. Vom einzelnen Gelenke kann man also nur sagen,
dass es nur solche Bewegungen zulässt, die annähernd in der Richtung seiner
Fläche verlaufen. Die Beweglichkeit des einzelnen Gelenks spielt aber bei der
Bewegung zweier Wirbel gegeneinander eine unbedeutende Rolle. Denn es
handelt sich immer mindestens um zwei Gelenke, die dieselben Knochenstücke
verbinden, von denen sich also eines nicht bewegen kann, ohne dass das andere mitwirkt. Bei der geringen Ausdehnung der Einzelgelenke kann man
unter diesen Umständen jedes von ihnen in Bezug auf die gemeinschaftliche
Bewegungsmöglichkeit als einen festen Punkt auffassen. Durch die zwei festen
Punkte, also durch die Mittelpunkte der beiden Amphiarthrosen, geht die gemeinschaftliche Bewegungsaxe des combinirten Gelenks (141).

Die Amphiarthrosenverbindung der Wirbel gestattet also im
Allgemeinen Bewegung um die transversale Verbindungslinie eines
jeden Gelenkpaares.

205. Ausser der gemeinsamen Wirkung der zusammenge-
hörigen Amphiarthrosen ist nun aber auch die Syndesmose zu berücksichtigen.

Mit Recht bemerkt H. v. Meyer: „Die öfter aufgestellte Angabe, dass
die beiden unteren Processus obliqui eines oberen Lendenwirbels zusammen
einen Drehzapfen darstellen, welcher sich in der Hohlfläche bewegt, die durch
die beiden oberen Processus obliqui des darunterliegenden Lendenwirbels gebildet wird, ist nur scheinbar richtig, indem dabei nicht berücksichtigt wurde,
dass die Symphysenscheibe eine solche Verzerrung nicht erfahren könnte, wie

sie nothwendig wäre, wenn die Achse der spiraligen Drehung in den Processus obliqui gelegen wäre" (91). Die durch die Syndesmose gegebenen Bewegungsbedingungen sind leicht zu ermitteln: Die sogenannten Bandscheiben, die die Wirbelkörper vereinigen, haben nur am Rande faserigen Bau und enthalten in der Mitte einen elastischen Knorpelkern, der, wenn die Fasern am Rande durchschnitten werden, stark vorquillt. Die Wirbelkörper sind also nur am Rande aneinandergeheftet, in der Mitte aber durch die Elasticität des Knorpelkerns auseinandergedrängt. H. v. Meyer's Versuche lehren, was sich nach dem beschriebenen Befunde a priori annehmen liess, dass sich die Wirbelkörper aufeinander bewegen, indem die Bandscheibe auf einer Seite gedehnt, auf der anderen zusammengedrückt wird. In der Mitte der Bandscheiben muss sich ein „Neutralpunkt" befinden, in dem die Dicke der Bandscheibe sich nicht merklich ändert. Es kann sich also ein Wirbel gegen den andern nur bewegen, indem er über den Neutralpunkt kippt, das heisst, sich um eine horizontal durch den Neutralpunkt laufende Axe dreht.

206. Da nun für jedes Wirbelpaar die beiden Amphiarthrosen schon zwei feste Drehpunkte darstellen und durch die Syndesmose noch ein dritter, nämlich der Neutralpunkt, hinzukommt, bleibt von einer im Mechanismus der Verbindungsweise begründeten Bewegungsmöglichkeit Nichts übrig.

Ebenso wie zwischen Sprungbein und Fersenbein besteht zwischen den Wirbeln eine Verbindung, die dem mechanischen Princip ihrer Form nach gar keine Bewegung gestattet. Die thatsächlich stattfindenden Bewegungen kommen lediglich dadurch zu Stande, dass die Knochen unvollkommen auf einander passen und die Bänder elastisch dehnbar sind.

Obschon sich aus diesem Grunde keine mechanische Regel für die Bewegung der Wirbel gegeneinander aufstellen lässt, ist diese doch nicht regellos. „Denn", sagt Henke, „wenn auch eine Syndesmose oder ein Gelenk der Art, wie sie hier vorliegen, an sich nur eine allseitige beschränkte Beweglichkeit zuliesse, so bedingt doch die gegenseitige Lage der zwei Gelenke und der Syndesmose, welche zwei Wirbel verbinden, eine bedeutende Begünstigung gewisser typischer Drehungen und Ausschliessung anderer." Für die Untersuchung besteht aber hier noch mehr als auf anderen Gebieten die Schwierigkeit, dass die Bewegungen nur an freigelegten Theilen zu erkennen sind, dass aber die Bewegungsbedingungen wesentlich geändert werden, sobald der natürliche Zusammenhang des Körpers gestört ist.

Figur 21.

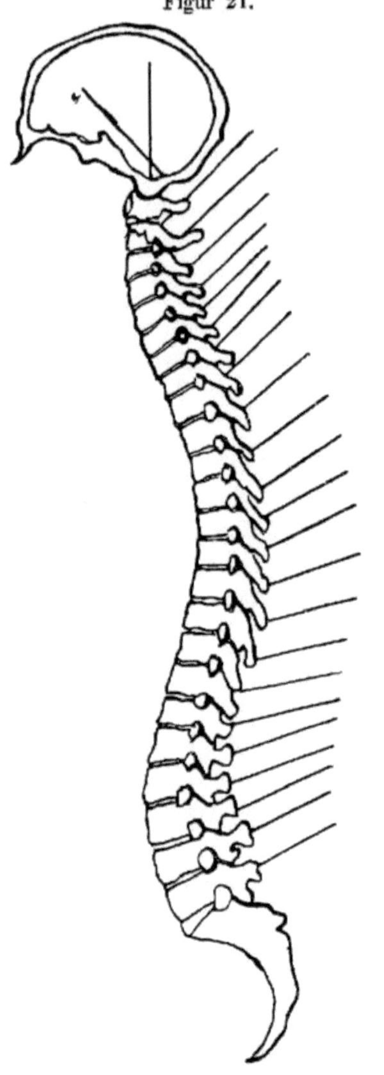

Richtung der Axen für die seitliche Bewegung
der Wirbelkörper auf einander, nach Henke.

Daher lässt sich aus den Messungen H. v. Meyer's, nach denen die Beweglichkeit zwischen je zwei benachbarten Wirbeln durchschnittlich 5^0 Umfang erreichen soll, nicht auf die Beweglichkeit der Wirbelsäule beim Lebenden schliessen. Auch diejenigen Messungen, bei denen das Kreuzbein fixirt und die Biegung der Wirbelsäule durch den Winkel angegeben wird, den bei äusserster Biegung nach vorn oder nach hinten die Verbindungslinie von Kreuzbein und Atlas beschreibt, geben nur einen sehr unbestimmten Begriff. Der Vergleich zwischen der Beweglichkeit einzelner Theile der Wirbelsäule lässt sich nach diesem Messverfahren nicht anstellen. Denkt man sich nämlich die Wirbelsäule durch ein an beliebiger Stelle eingeschaltetes gerades Stück verlängert, so würde dadurch scheinbar die Biegsamkeit erhöht, da der erwähnte Winkelwerth zunehmen müsste (*95*).

Thatsächlich ist sicherlich die Bewegungsfreiheit grösser, als man erwarten sollte. Nach H. Virchow lernen selbst ausgewachsene Individuen in kurzer Zeit die Wirbelsäule so stark rückwärts biegen, dass die Schultern auf das Kreuz zu liegen kommen (*96*).

207. Ueber den Mechanismus der seitlichen Biegung sagt Henke: „Die Achse einer relativ freien Bewegung muss mitten durch den Kern der Syndesmosen gehen und auf der annähernd ebenen Berührungsfläche der Gelenke senkrecht stehen. Es genügt also zur Bestimmung derselben an allen Verbindungsstellen der

einzelnen Wirbel, dass man in einer Profilansicht Linien mitten durch die Syndesmosen und senkrecht zu dem Sagittalschnitte der Gelenke oder dessen Fortsetzung zieht" (*97*).

208. Hier ist noch der Darstellung Henke's (*98*) entgegenzutreten, nach der die Beugung in anderer Richtung als in rein seitlicher ein besonderes Kennzeichen der höheren Thiere sein soll. „ . . . bei Fischen, Schlangen, Cetaceen ist sie eine reine Seitenbewegung, geschieht ganz ausschliesslich zwischen je zwei Wirbeln eine Drehung um eine in der Medianebene zu der Längsaxe der ganzen Wirbelsäule senkrechte Axe, daher die Windungen des Schlangenleibes nur in horizontaler Richtung sich ausbreiten, die Vorderfläche des Leibes ganz am Boden bleibt, und die vielberühmte Seeschlange schon deshalb ein fabelhaftes Wesen und keine natürliche Schlange ist, weil sich nach den Beschreibungen und Abbildungen derer, die sie gesehen haben wollen (*99*), die Biegungen ihres Riesenleibes wie die Wellen des Meeres in senkrechter Richtung aus der Fläche desselben erheben sollen. Die Wirbel-körper dieser niederen Thiere sind zwar auch nicht durch Diarthrosen ver-bunden, sondern umfassen mit ihren durch Bänder verbundenen Rändern einen elastischen Syndesmosen-Kern, über dem sie sich allseitig schaukelnd auf ein-ander bewegen lassen, aber die langen nach hinten und vorn von ihnen aus-gehenden Fortsätze und ihre Verbindungen schliessen jede beträchtliche Be-wegung ausser jener einen aus". Dies gilt allenfalls von den Fischen, aber nicht von den übrigen Thieren, denn Jeder, der Schlangen beobachtet hat, wird bestätigen, dass sie erhebliche Biegungen in der Sagittalebene ausführen. Bei vielen Schlangen bringt es die gewöhnlichste Haltung mit sich, dass ein Theil des Körpers aufrecht getragen wird. Was Henke von der Seeschlange sagt, ist nichtsdestoweniger richtig, aber es ist nur auf die normale Kriech-bewegung zu beziehen, nicht auf die Bewegungsmöglichkeit überhaupt.

209. Neben der Beugung ist auch die Möglichkeit der Drehung um die Längsaxe zu betrachten (*100*). Hierbei muss die Beweg-lichkeit je zweier benachbarter Wirbel gegeneinander theoretisch offenbar fast Null sein. Henke betrachtet die Rotation nur als einen Theil der Beugung um schiefe Axen, die aus der Combination der drei Articulationsstellen entstünde (*101*). Wenn man also etwa den Versuch machte, einen Wirbel auf dem anderen zu drehen, so könnte das bis zu einem gewissen Grade gelingen, weil die Rotation sich mit Beugung combinirte. Wenn aber, wie beim Ver-such reiner Drehung der ganzen Wirbelsäule um ihre Längsaxe, die Beugung ausgeschlossen ist, müsste auch die Rotation gleich Null sein.

Diese Anschauung stimmt mit einer Beobachtung überein, die man am Körper der Schlangen machen kann: So leicht und vollkommen die Wirbelsäule der Schlange der Beanspruchung auf Biegung allseitig nachgiebt, so überraschend starr verhält sie sich gegen Torsion.

Es ist aber nicht richtig, diese Beobachtung auf die Wirbelsäule anderer Thierarten, insbesondere des Menschen, zu übertragen.

Zwar am Lebenden ist es schwer, die Drehung der Wirbelsäule einwandsfrei nachzuweisen. An der Leiche aber kann man ohne Mühe sehen,

> dass thatsächlich ein beträchtlicher Grad von Rotationsfreiheit besteht und zwar in fast allen Theilen der Wirbelsäule.

Eine Beziehung dieser Beweglichkeit zur Gelenkform lässt sich nicht erkennen, da gerade die Lendenwirbelsäule, deren Gelenke die Form eines Zapfengelenkes nachahmen, die geringste Rotationsfreiheit zeigt.

§ 6. Lendenwirbelsäule.

210. Da das Kreuzbein Ein Stück bildet, ist die Lendenwirbelsäule der unterste bewegliche Abschnitt der Wirbelsäule. Sie besteht bekanntlich aus 5 Wirbeln, die sich durch ihre grossen cylindrischen Körper auszeichnen.

Die Höhe dieser Körper ist namentlich bei den untersten vorn grösser als hinten, und ebenso sind die Zwischenknorpel keilförmig gestaltet. Daher zeigt die Lendenwirbelsäule normaler Weise dauernd eine nach vorn convexe Krümmung (*102*).

Die Gelenkflächen zwischen den Processus obliqui der Lendenwirbel sind so gestaltet, dass die beiden unteren Gelenkflächen jedes höher gelegenen Wirbels ungefähr Abschnitte aus der Mantelfläche eines und desselben kopffusswärts gerichteten Cylinders bilden, der zwischen die, entsprechende Abschnitte eines senkrechten Hohlcylinders bildenden, oberen Gelenkflächen des nächst unteren Wirbels eingeschoben ist.

Dieser Gestalt nach scheint es, „dass die beiden Processus obliqui eines oberen Lendenwirbels znsammen einen Drehzapfen darstellen, welcher sich in der Hohlfläche bewegt, die durch die beiden oberen Processus obliqui des darunter liegenden Lendenwirbels gebildet wird". Doch ist, wie H. v. Meyer betont, diese Auffassung unrichtig, weil die Symphysenverbindung jede solche Drehung unmöglich macht (*100*). Die Form der Gelenkflächen lässt hier überhaupt keinen Einfluss auf die Bewegungsmöglichkeit erkennen.

Die Beugung und Streckung, also die Bewegung in sagittaler Ebene, geschieht nach Henke durch Drehung der Wirbel gegeneinander um transversale Axen, die etwas hinter dem Mittelpunkt der Symphysenverbindung liegen. Dabei müssen die Gelenkflächen der Processus obliqui des oberen Wirbels nicht wie ein „Drehzapfen" drehend, sondern wie ein Führungsstift auf- und abgehend zwischen denen des unteren sich bewegen.

Selbst bei starker Vorwärtsneigung bilden die drei untersten Lendenwirbel mit ihren Zwischenscheiben immer noch einen nach vorn convexen Bogen (*103*).

In Bezug auf die Rotation ist die Beweglichkeit der Lendenwirbelsäule nach H. v. Meyer geringer als die der höher gelegenen Theile der Wirbelsäule.

Die Beweglichkeit im Ganzen ist offenbar individuell stark verschieden. Die seitliche Beugung geschieht nach Henke um Axen, die in der Medianebene liegen und auf dem von der normalen Lendenkrümmung gebildeten Bogen annähernd senkrecht stehen, also nur für die oberen Wirbel rein sagittal, für die unteren schräg nach vorn fusswärts verlaufen (vgl. Fig. 21) (*97*). Dadurch kommt zu Stande, dass bei der seitlichen Beugung zugleich der Körper jedes Wirbels nach der convexen Seite hingewendet wird, was bei dauernder Skoliose in stärkerem Grade zu erkennen ist.

Die Beweglichkeit der Lendenwirbelsäule in Bezug auf Biegung in sagittaler und frontaler Ebene ist ohne Zweifel grösser als die der Brustwirbelsäule, aber anscheinend geringer als die der Halswirbelsäule.

Die Rotationsfreiheit beträgt nach Hughes (*100*) zwischen je zwei Wirbeln höchstens 3° und ist demnach gegenüber der der anderen Theile der Wirbelsäule verschwindend klein.

§ 7. Die Brustwirbelsäule.

211. Die Brustwirbelsäule unterscheidet sich von den übrigen Abschnitten wesentlich dadurch, dass ihre einzelnen Bestandtheile durch ihren Zusammenhang mit dem gesammten Brustkorb in gegenseitiger Bewegung behindert sind.

Im Gegensatz zu den Lendenwirbeln haben die Körper der Brustwirbel ventral geringere Höhe als dorsal und bilden daher

in ihrem Gesammtaufbau den nach vorn offenen Bogen der
„Thoracalkrümmung".

Die Gelenkflächen der oberen Processus eines jeden Brust-
wirbels schauen nach hinten, oben und lateralwärts, das heisst,
sie stehen nahezu in frontalen Ebenen, nur dass ihre laterale und
obere Kante etwas nach vorn abweicht. Jeder obere Wirbel erscheint also als von hinten auf den nächst unteren aufgeschoben,
sodass seine unteren Processus die oberen des unteren Wirbels
von beiden Seiten bedecken.

Die Beweglichkeit dieses Theiles der Wirbelsäule ist
so gering, dass das Stück vom zweiten bis neunten Brustwirbel praktisch als vollkommen starr betrachtet werden
kann.

Die Axen der möglichen Seitenbewegung verlaufen nach
Henke für den untersten beweglichsten Abschnitt fast rein sagittal,
im oberen Abschnitt steigen sie in zunehmendem Maasse nach
hinten auf (*97*).

Auffallender Weise hat die Brustwirbelsäule einen ganz erheblichen Antheil an der Rotationsfreiheit. Die leichte Krümmung
der Gelenkflächen, die gemeinsam eine nach vorn concave Fläche
darstellen, deutet nach Hughes auf eine vor dem Wirbelkörper
gelegene Rotationsaxe.

Die Drehungsmöglichkeit nimmt nach dem Befunde von Hughes von
unten nach oben zu, was damit gut zusammenstimmt, dass die Lendenwirbel
weniger, die Halswirbel mehr Rotationsfreiheit haben (*100*). Doch bestehen
hier jedenfalls sehr grosse individuelle Unterschiede, sodass vielleicht häufiger
im Gegentheil dem unteren Abschnitt eine ganz besonders ausgebildete
Drehungsfähigkeit zuzuschreiben sein dürfte.

§ 8. Halswirbelsäule.

212. Die Körper der Halswirbelsäule sind erheblich kleiner
als die der übrigen Abschnitte, ihre Flächen in sagittaler Richtung
schmäler als in transversaler, die Flächen sattelförmig, und zwar
die obere in transversaler, die untere in sagittaler Richtung concav.
Die Höhe der Körper ist, der nach vorn convexen Halskrümmung
entsprechend, vorn etwas grösser als hinten. Schon aus Grösse
und Gestalt der Körper könnte man auf die grössere Beweglichkeit
der Halswirbelsäule schliessen.

Es kommt dazu, dass die Bandscheiben verhältnissmässig höher, die Gelenke loser sind, als in den übrigen Abschnitten. Die Richtung der Gelenkflächen, die an den Proc. obl. sup. nach oben hinten und medial schauen, lässt keine Anpassung an eine bestimmte Bewegung erkennen, doch ist dadurch, dass die Flächen gross und schwach gewölbt sind und dass sie gemeinsam eine annähernd horizontale Ebene bilden, im Allgemeinen eine freie Beweglichkeit gegeben.

Ueber die Winkelwerthe der Beugung liegen keine bestimmten Angaben vor. Die Rotation fand Hughes mehr als doppelt so gross als bei den oberen Brustwirbeln, nämlich zu 15—30° zwischen je zwei Wirbeln (*100*).

§ 9. Rippengelenke.

213. Die Verbindung der einzelnen Rippen mit den Wirbeln setzt sich aus je zwei Gelenken zusammen, dem zwischen Rippenköpfchen und Wirbelkörper, und dem zwischen Rippenhöcker und Querfortsatz. Durch erstere sind die Köpfchen der zehn obersten Rippen an der Vereinigungsstelle je zweier Wirbelkörper eingelenkt, die der zwei untersten Rippen in Gelenkgruben des unteren der betreffenden zwei Wirbelkörper.

Ein Kapselband (Lig. radiatum) umgiebt diese Gelenke, eine noch stärkere Verbindung besteht aber innerhalb der Gelenkhöhle zwischen der Intervertebralscheibe und den Rippenköpfchen durch das Ligamentum intermedium capituli costae und Ligamentum cristae capituli.

Die andere Gelenkverbindung heftet das Tuberculum der Rippen an den Querfortsatz des untersten der beiden Wirbel, mit welchen das Capitulum in Verbindung steht.

Dies Gelenk fehlt den beiden untersten Rippen. Die Gelenkkapsel wird durch ein Ligamentum tuberculi costae inferius und ein Superius, vom oberen Querfortsatz her, verstärkt. Ferner treten an den Rippenhals vom oberen Querfortsatz ein starkes Ligamentum colli costae superius anterius und ein schwaches, dreieckig zulaufendes Ligamentum colli costae posterius. — Beide fehlen der ersten Rippe. Ein Ligamentum colli costae intermedium bindet den Hals an den zugehörigen Querfortsatz, ein inferius an den nächst unteren.

Diese doppelte Verbindung könnte als ein combinirtes Gelenk aufgefasst werden. Statt dessen wird sein gemeinschaftlicher Mechanismus in folgender Weise aufgefasst: Die Bewegungsmöglichkeit ist auf Drehung um eine Axe beschränkt, welche durch beide Gelenke hindurchgeht (141). Das Köpfchen ist überdies so straff befestigt, dass es fast gar nicht aus der Stelle zu bringen ist. Die Bewegungen im Costotransversalgelenk beschreiben also einen Kegel, dessen Spitze sehr wenig über das Capitulum hinaus, und dessen Axe horizontal etwa in der Richtung des Rippenhalses gelegen ist. Obschon die Gelenkflächen zu klein sind, als dass man ihre Eigenschaft durch Messung nachweisen könnte, wird daher das gemeinsame Gelenk den Kegelgelenken zugezählt.

214. Die Rippen können sich also nicht anders bewegen, als dass sie um die Axe dieses Kegels, also um die Richtung des Rippenhalses ein wenig gedreht werden. Ihre Gestalt legt es zwar nahe, an andere Bewegungen zu denken, diese sind jedoch durch die Beschaffenheit des Gelenkes unzweifelhaft ausgeschlossen. Die Richtung der Rippen geht von ihrer Befestigungsstelle schräg abwärts und erreicht selbst bei der stärksten Hebung, welche das Gelenk zulässt, noch lange nicht die Horizontale. Bei der Hebung entfernt sich also das Ende der Rippe von der Wirbelsäule, bei der Senkung nähert es sich ihr wieder. Da aber die Drehungsaxe in einem Winkel von durchschnittlich fast 45° zur Transversalen steht, findet diese Näherung und Entfernung nicht in sagittaler Ebene statt, sondern in der, auf der Drehungsaxe senkrechten, also schräg nach vorne und aussen mitten zwischen sagittal und frontal stehenden Ebene. Die Rippenenden entfernen sich daher bei der Hebung in der Drehungsebene nicht nur von der Wirbelsäule, sondern auch von der Medianebene. Denkt man sich diese Bewegung von allen Rippen zugleich ausgeführt, so geht daraus eine Erweiterung des Brustkorbes nach vorne sowohl als nach den Seiten hervor. Die Drehung der Rippen ist aber, namentlich im oberen Theile des Brustkorbes dadurch beschränkt, dass die unmittelbare Verbindung der Rippen mit dem Brustbein den oberen Paaren nicht gestattet, sich frei in den divergirenden Ebenen zu heben. Diese wahren Rippenpaare haben daher eine feste Mittelstellung, aus welcher sie nur verdrängt werden können, indem sie sich um eine gemeinschaftliche transversale Axe drehen.

§ 10. Verbindung der Rippen mit dem Brustbein.

215. Zwischen den Sternalenden der Rippenknorpel und dem Brustbein finden sich vielfach kleine Gelenkhöhlen, durch die diese Gelenkverbindung als wahre Diarthrose gekennzeichnet wird. Die erste Rippe entbehrt eines solchen Gelenkes und ihr Knorpel setzt unmittelbar an das Brustbein an. Die zweite bis siebente Rippe haben jede am Sternalende ihres Knorpels ein Gelenk, verstärkt durch ein straffes Kapselband, Lig. radiatum. Im Innern befindet sich eine kleine mit Synovialmembran ausgekleidete Gelenkhöhle, oder zwei, eine obere und eine untere. An den übrigen, falschen

Rippen finden sich ähnliche Gelenke, wo zwei der Knorpel sich seitlich berühren. Die Enden der Knorpel sind durch Bandmasse bis ins Brustbein verlängert. Die erwähnten Gelenke sind sämmtlich Amphiarthrosen und auf eine sehr unbedeutende Winkelbewegung eingeschränkt.

Diese kommt folgendermaassen zu Stande: Die Rippenpaare hängen von ihren Costovertebralgelenken in einem Winkel von fast 45° unter die Horizontale geneigt herunter. Diese Gelenke erlauben den einzelnen Rippen nur Drehung in einer annähernd mitten zwischen der medialen und der frontalen stehenden Ebene. Folglich können die Rippenpaare nicht aus ihrer geneigten Lage gehoben werden, ohne dass die vorderen Enden, in besagter Ebene aufsteigend, sich von der Medianebene entfernen. Und zwar werden beide Bewegungen für die unteren Rippen am grössten ausfallen, erstens weil sie an sich länger sind, zweitens weil sie eine grössere Winkelbewegung machen. Die Verbindung der Rippen mit dem Brustbein muss diesen Bewegungen folgen. Der Bewegung nach aufwärts und vorwärts kann das Brustbein ausweichen, indem es sich nach aussen hebt. Um der Bewegung nach seitwärts folgen zu können, muss dabei die Verbindung der beiden Rippenenden mit dem Brustbein verlängert werden. Dies geschieht, indem der unter einem spitzen Winkel eingeknickte Rippenknorpel einen stumpferen Winkel annimmt. Diese Veränderung findet an der Winkelstelle durch Biegung innerhalb der Knorpelmasse selbst statt, sie ist aber mit einer entsprechenden Aenderung der Winkelstellung des Knorpels zum Brustbein verbunden, welche das Costosternalgelenk vermittelt. Ausserdem ist aber eine gewisse Torsion der Rippenknorpel unerlässlich. Bei den unteren Rippen fällt diese bei der Länge der biegsamen Knorpelverbindung nicht ins Gewicht. Bei den oberen Rippen ist es aber nach Helmholtz wesentlich die Torsionselasticität, die die Ruhelage des Brustkorbes bestimmt. Freund hat zwischen der Verknöcherung des obersten Rippenknorpels, die die Torsionsfreiheit beschränkt, und dem Auftreten der Lungentuberculose einen ursächlichen Zusammenhang nachgewiesen (*104*).

§ 11. Verbindungen des Schlüsselbeins.

216. Schulterblatt und Arm sind mit dem übrigen Knochengerüst nur durch das Schlüsselbein verbunden und das Schlüsselbein articulirt im Sternoclaviculargelenk mit dem Brustbein. Das Gelenk ist ein Doppelgelenk, da sich zwischen das Sternalende des Schlüsselbeines und die Incisura clavicularis sterni eine starke Faserknorpelscheibe einschiebt. So entstehen zwei getrennte Gelenkhöhlen, die mit Synovialmembran ausgekleidet sind. Die Gelenkkapsel ist ausserordentlich stark, daher an ihr auch zwei besondere Verstärkungsbänder (Lig. sternoclaviculare anterius und posterius) unterschieden werden können.

Vervollständigt wird die Befestigung des Schlüsselbeines am Brustkorb noch durch das starke rundliche Lig. interclaviculare, welches, quer über das Ende des Brustbeines gespannt und damit fest verwachsen, die Enden der beiden Schlüsselbeine verbindet; ferner durch das Lig. rhomboides s. costoclaviculare, welches zwar nicht unmittelbar zum Gelenk gehört, aber für die Befestigung des Schlüsselbeines von wesentlicher Bedeutung ist. Es vereinigt als eine starke Bandmasse die auf der Unterseite des sternalen Endes der Clavicula gelegene Tuberositas claviculae mit der oberen Fläche der ersten Rippe.

Die Gelenkfläche der Clavicula ist bedeutend grösser, als die entsprechende des Brustbeines, und annähernd walzenförmig um eine sagittale Axe gewölbt. Der Faserknorpel ist biconcav linsenförmig und oben medial, unten lateral mit der Wand der Gelenk-

Figur 22.

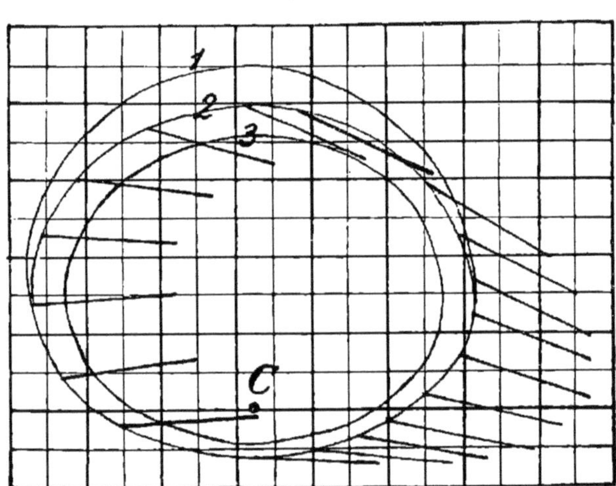

Umfang der Bewegungen des Schlüsselbeins nach Mollier. Die Curven stellen die Bewegung des acromialen Endes, auf eine sagittale Ebene projicirt, in halber Naturgrösse dar. Curve 3 stellt die Bewegung dar, wie sie sich beim Lebenden ergeben würde. Curve 2 ist durch Führung der Clavicula mit der Hand am Präparat gewonnen, Curve 3 durch die combinirten Fadenzüge des Modelles. Die Linien an Curve 2 stellen die Grösse der Drehung dar, die für Curve 1 etwa ebenso angenommen werden muss. C ist die Ruhestellung (34).

kapsel verwachsen. Die Gelenkfläche des Brustbeines ist in senkrechter Richtung leicht convex. Das Gelenk gleicht also hinsichtlich der Flächenkrümmungen einem Sattelgelenk. Abgesehen von der Einschiebung des Zwischenknorpels ist jedoch, wie Henke betont, der Mechanismus des Gelenks so unvollkommen ausgeprägt, dass die Verbindung „mehr den Charakter einer Syndesmose" hat. Trotzdem besteht erhebliche Bewegungsfreiheit. Denn nach Mollier kann die Clavicula eine vollkommene Kegelbewegung beschreiben, in dem ihr acromiales Ende sich auf einer Ellipse mit annähernd horizontal gelegener grosser Axe bewegt. Bei dieser Bewegung findet eine Abweichung aus der Ruhelage um volle 10 cm nach oben, um etwa je 6 cm nach vorn und hinten, aber nach fusswärts nur um 1 cm statt. Hier ist der Bewegung durch das Anstossen an die erste Rippe ein Ziel gesetzt. Offenbar sind dagegen das Ligamentum costoclaviculare und der M. subclavius, die als Hemmungsorgane für die Bewegung nach oben bezeichnet werden, aus den in der allgemeinen Gelenklehre dargestellten Gründen hierzu ungeeignet (115). Es ist vielmehr Muskelhemmung am Schulterblatt selbst anzunehmen.

Bei der Bewegung findet, wie Mollier angiebt, eine Drehung der Clavicula um ihre Längsaxe statt, in dem bei der Erhebung nach vorn und oben der vordere Rand des Knochens sich senkt. Diese Drehung erreicht bei der höchsten möglichen Erhebung ihr Maximum mit etwa 30°. Bei der Bewegung nach hinten findet eine entgegengesetzte Drehung bis zu — 10° statt (*105*).

217. Das Schulterblatt ist an das Schlüsselbein wiederum beweglich angeheftet durch das Acromialgelenk. Die Gelenkfläche des Acromions ist flach concav und in sagittaler Richtung länglich oval. Das Schlüsselbein stösst mit seiner entsprechend convex geformten überknorpelten Endfläche dagegen. Die Ebene der Gelenkhöhle weicht von der sagittalen nach vorn innen ab. Das Gelenk ist eine Amphiarthrose. Selten findet sich ein keilförmiger Zwischenknorpel, der mit seinem breiten Rande dem oberen Theile der Gelenkkapsel anhängt, häufiger eine doppelte communicirende oder getrennte Gelenkhöhle mit äusserst zarter Synovialhaut ausgekleidet. Das Kapselband (Ligamentum acromio-claviculare) wird von oben durch ein starkes Ligamentum acromio-claviculare superius, von unten durch ein schwächeres Ligamentum acromio-claviculare inferius verstärkt.

Ergänzt wird die Gelenkverbindung noch durch ein sehr starkes Band, welches den Rabenschnabelfortsatz mit der unteren Fläche des Schlüsselbeines verbindet. Ein vorderer ausgebreiteter Theil dieses Bandes wird als Ligamentum trapezoides, ein hinterer von oben nach unten zusammenlaufender als Ligamentum conoides unterschieden.

Die Bewegungen im Acromioclaviculargelenk kommen theils so zu Stande, dass bei Bewegungen der Schulter das Schlüsselbein sich um sein Sternalende dreht, und das Schulterblatt, durch seine anderen Befestigungen in einer bestimmten Lage gehalten, der Bewegung nur folgen kann, indem es gleichzeitig seine Stellung zum Schlüsselbein ändert, theils, und zwar zum grösseren Theile durch Drehungen des Schulterblattes um das Acromialgelenk. Es muss betont werden, dass die letzteren Bewegungen die ausgiebigeren sind, ganz im Gegensatz zu den älteren Anschauungen, nach denen fast ausschliesslich Bewegungen des ganzen Schultergürtels um das Sternoclaviculargelenk in Betracht gezogen werden (*161*).

Wenn von Drehung des Schulterblattes „um das Acromialgelenk" die Rede ist, so soll damit nicht gesagt werden, dass das Schulterblatt sich um das Gelenk als um einen festen Punkt bewegt, sondern dass durch Bewegung des Schulterblattes gegenüber der relativ ruhenden Clavicula Drehungen im Gelenk hervorgebracht werden.

§ 12. Das Schultergelenk.

218. Das Schultergelenk ist ein Kugelgelenk von grossem Bewegungsumfang, das noch grössere Freiheit dadurch erhält, dass das Schulterblatt selbst in sehr loser und frei beweglicher Verbindung mit dem übrigen Knochengerüst steht.

Der Gelenkkopf des Humerus ist nahezu halbkugelförmig und hat nur in der Richtung von kopfwärts nach fusswärts etwas grösseren Durchmesser als in der Sagittalrichtung. Die Axe der Halbkugel bildet mit der Längsaxe des Humerus einen Winkel von etwa 135°, indem bei senkrecht herabhängender Stellung des Armes der Gelenkkopf medianwärts der Pfanne zu geneigt ist. Der Umfang der Pfanne ist von länglicher Gestalt und im Vergleich zu dem des Kopfes sehr klein. Er umfasst in der Richtung von kopfwärts nach fusswärts etwa die Hälfte, also nahezu 90° der Peripherie des Kopfes; in der Sagittalrichtung bedeutend weniger. Diesen Verhältnissen entsprechend ist die Gelenkkapsel weit und schlaff. Sie entspringt dicht oberhalb des Pfannenrandes und erstreckt sich nur längs der Sehne des Musculus subscapularis etwas weiter, indem sie häufig mit dessen Bursa mucosa communicirt.

Am Humerus ist sie längs des Collum anatomicum angeheftet, ausgenommen im Sulcus intertubercularis, wo sie sich ziemlich weit hinabsteigend auf die Sehne des langen Bicepskopfes umschlägt, die sie in ihrem Verlaufe innerhalb der Gelenkhöhle in Form einer geschlossenen Scheide bis zum Ansatz überzieht. Die Kapsel ist in allen ihren Theilen von der Synovialmembran ausgekleidet. Der Rand der Pfanne wird innerhalb der Kapsel durch einen mit breiter Basis aufgehefteten, scharfrandigen, ringförmigen Faserknorpel erhöht. Die Kapsel enthält nur einen etwas stärkeren Faserzug, der vom Fusse des Rabenschnabels in der Richtung auf das Tuberculum majus hinabzieht und als Ligamentum coraco-humerale unterschieden wird. Fast von allen Seiten ist dagegen das Gelenk von Muskeln umschlossen, die in breiten und dicken Schichten darüber hinziehen. Endlich ist die ganze Aussenseite des Gelenks vom Deltoideus wie von einer zweiten Schutzhülle überzogen, während von oben her der Rabelschnabel mit den sich daran ansetzenden Sehnen und das Acromion mit seinen Bändern nach dem treffenden Ausdrucke Henke's eine Art Gelenkpfanne in weiterem Sinne bilden, die den Humeruskopf in seiner Lage fixiren hilft.

Trotz dieser accessorischen Befestigungsmittel kann der Gelenkkopf verhältnissmässig leicht aus der Pfanne herausgleiten. Mehr als die Hälfte aller vorkommenden Verrenkungen finden im Schultergelenk statt. Dafür ist auch sein Bewegungsumfang grösser als der irgend eines andern Gelenks im menschlichen Körper.

219. Bei der Untersuchung der Bewegungen im Schultergelenk ist zu beachten, dass, wie eingangs erwähnt wurde, das Schulterblatt am Rumpfe leicht beweglich ist. Durch Bewegung des Schulterblattes kann nämlich die Stellung des Schultergelenks verändert und dadurch der Umfang der Beweglichkeit des Oberarms scheinbar vermehrt werden (324).

Es ist daher sorgfältig zu unterscheiden zwischen dem Grade der Beweglichkeit, den der Oberarm überhaupt erreichen kann, und dem, der bei fixirtem Schulterblatt allein aus Bewegung im Schultergelenk hervorgeht. Mit Zuhilfenahme der Bewegung des Schulterblattes kann der Arm bekanntlich in annähernd sagittaler Ebene geschwungen werden, seine Bewegungen beschreiben also eine volle Halbkugel, ja sie können deren Grenze im vorderen Umfange noch beträchtlich nach medianwärts überschreiten. Viel geringer, obschon im Vergleich zu anderen Gelenken immer noch sehr beträchtlich, ist die Bewe-

gungsfreiheit des Kugelgelenks für sich. Obgleich das Verhältniss von Pfanne
zu Gelenkkopf, wie oben angegeben, im Allgemeinen nur Bewegungen von
etwa 90° zu gestatten scheint, bewegt sich thatsächlich der Oberarm auch bei
fixirter Schulter um grössere Winkel. Selbst wenn das Schulterblatt in seiner
Ruhelage bleibt, kann der Arm aus der herabhängenden Lage nach seitwärts
bis zur Wagerechten erhoben werden. Hierbei beschreibt er einen Winkel von
90°. Damit ist aber der Umfang der Beweglichkeit nicht erschöpft, sondern
der Arm könnte auch nach medianwärts um einen Winkel von gegen 60° bewegt werden, wenn nicht die Thoraxwand im Wege stände. Diese scheinbar
überflüssige Beweglichkeit macht es möglich, dass der Arm, auch wenn das
Schulterblatt soweit erhoben ist, dass er bei äusserster Abduction nahezu senkrecht nach oben gerichtet wäre, ohne Bewegung der Schulter bis zur senkrechten Hängelage adducirt werden kann.

Der grösste Umfang der Bewegung in frontaler Ebene (Abduction und Adduction), der auf diese Weise gemessen werden
kann, beträgt etwa 150°. Ungefähr ebensoviel beträgt der Umfang
der Bewegung in sagittaler Ebene (Flexion, Pendelbewegung). Die
Grenzen der für jede Stellung in der Sagittalebene möglichen Ab-
und Adductionen sind noch nicht genau bestimmt worden.

Der Untersuchung steht die Schwierigkeit im Wege, das Schulterblatt
absolut fixirt zu erhalten. Ferner ändert sich auch die Bewegungsfreiheit des
Oberarms mit dessen Rotationsstellung. Endlich dürften sich bei verschiedenen Individuen sehr bedeutende Unterschiede in der Beweglichkeit ergeben.

Die Richtungen grössten Bewegungsumfanges fallen übrigens nicht genau
mit den hier schematisch angenommenen Drehungsebenen zusammen, sondern
die Bewegung erscheint im vorderen Theile des Bewegungsgebietes medianwärts, im hinteren lateralwärts freier.

Der Umfang der Rotation des Oberarms ist aus dem Winkel
zu ersehen, um den der rechtwinklig gebeugte Unterarm in der
Ebene senkrecht zum Oberarm gedreht werden kann. Innerhalb
des angegebenen Bewegungsgebietes beträgt er überall etwa 90°.
An den Grenzen bei rückwärts bewegtem oder über den Kopf erhobenem Arme ist die Rotation beschränkt. Passiv kann die Rotation bei manchen Individuen erheblich weiter getrieben werden.

§ 13. Ellenbogengelenk.

220. Das Ellenbogengelenk entsteht durch das Zusammentreffen dreier Knochen, des Oberarmbeines und der beiden Knochen
des Unterarmes, Radius und Ulna. Das Gelenkende des Oberarmes
ist in transversaler Richtung verbreitert und abgeplattet. Die un-

tere Kante des platten Humerusendes ist ein wenig nach vorn gebogen und zu einer walzenförmigen Gelenkfläche geformt. Die mediale Hälfte dieser Walze ist leicht concav und durch eine vorspringende Kante von der lateralen getrennt, dies ist die Trochlea. Der laterale Theil, convex allseitig abgerundet, heisst Eminentia capitata. Oberhalb der Trochlea zeigt die Vorderfläche des Humerus eine Vertiefung, Fossa anterior, die Hinterfläche eine noch viel bedeutendere Aushöhlung, Fossa posterior, so dass an dieser Stelle der Knochen nur wenige Millimeter dick bleibt, mitunter sogar ganz durchlöchert ist, und die Walzenform der Trochlea fast ringsum vollständig wird. Das Ende der Ulna umfasst von dieser Walze fast 180° mit anschliessender Gelenkfläche. Quer mitten über die Gelenkfläche der Ulna läuft eine rauhe Rinne. An ihrer lateralen Seite trägt das Ulnaende zur Verbindung mit dem Radius eine concave Gelenkfläche, welche an der Kante mit der für den Humerus zusammenstösst. Der Radius stösst mit seiner leicht gehöhlten Endfläche gegen die Eminentia capitata und passt mit seinem drehrunden Kopfe seitlich in die Incisura semilunaris der Ulna. Durch ein starkes ringförmiges Band, Ligamentum annulare, das an der vorderen und hinteren Begrenzung der Incisur entspringt und das Radiusköpfchen umschlingt, wird dies Gelenk zu einem ausgebildeten Zapfengelenk (155) vervollständigt. Da der Rand des Radiusköpfchens nicht rein cylindrisch ist, sondern vielmehr einem nach handwärts verjüngten Kegel gleicht, so ist durch das Ringband der Radius zugleich gegen Verschiebung nach handwärts gesichert.

Alle drei Knochenenden des Ellenbogens werden von einer gemeinsamen weiten Gelenkkapsel eingeschlossen, welche von den oberen Begrenzungen der Fossae anterior und posterior und der Gelenkfläche des Humerus zum Rande der Gelenkfläche der Ulna und, mit dem Ringbande verwachsen, zum Halse des Radius hinabsteigt. Die Faserschicht enthält nur an der Vorderseite einen stärkeren Bandstreifen, der über der Fossa anterior humeri entspringt und sich an den Processus coronoideus der Ulna und an das Ringband ansetzt. Dagegen ist die Gelenkverbindung an den Seiten durch starke Bänder befestigt. Das mediale geht vom Condylus des Humerus aus und setzt fächerförmig verbreitert an den medialen Rand der Incisura semilunaris major an. Das laterale hat entsprechenden Verlauf, seine Fasern schliessen sich an das ringförmige Band an und lassen sich namentlich auf der Hinterseite bis an die Ulna verfolgen. Für die Knochenverbindung kommt hier noch mehr als bei anderen Gelenken die Verstärkung durch Muskeln in Betracht. Die starke breite Sehne des Triceps brachii ersetzt ein hinteres Kapselband, um so mehr, da sie auch das Humeroradialgelenk vollständig mit bedeckt.

Ulna und Radius untereinander sind durch die Membrana interossea der ganzen Länge nach aneinander angeschlossen und ausserdem durch ein besonderes schmales Band verknüpft, Lig. accessorium s. Chorda transversalis cubiti, welches vom Processus coronoideus ulnae zum medialen Rande des Radius hinabläuft.

221. Das Ellenbogengelenk wird als ein zusammengesetztes Gelenk bezeichnet, weil es drei verschiedene Gelenke dem Orte nach zusammenfasst. Diese drei Gelenke bilden zwei Mechanismen, deren Bewegungsweisen einzeln betrachtet werden müssen (183).

Für die erste, nämlich Beugung und Streckung des Unterarmes ist das Humeroulnargelenk allein maassgebend. Es ist ein Walzengelenk. Die Fläche des Humerus ist ein Cylinder, der in der Trochlea ausgekehlt, in der Eminentia capitata vorgewölbt erscheint. Dem entsprechen die Fläche der Ulna und die Höhlung des Radiusköpfchens. Ausser dieser Anpassung erkennen wir eine sehr ausgeprägte Führungslinie in dem zwischen Radius und Ulna vorspringenden lateralen Rande der Trochlea. Endlich finden wir durch die starken Seitenbänder den Typus des Ginglymus vollendet.

Die quere Unterbrechung der Gelenkfläche der Ulna durch die erwähnte Furche zwischen Olekranon und Processus coronoideus ist ohne Einfluss auf den Gang des Gelenkes. An diesem scheinbar einfachen Gelenke finden sich bei genauerer Untersuchung verschiedene Besonderheiten. Man nimmt für gewöhnlich an, dass die Axe eines Charniergelenkes senkrecht zur Längsaxe der betreffenden Knochen stehe. Die Bewegung geschieht dann in einer durch die Axe beider Knochen senkrecht zur Gelenkaxe gedachten Ebene, der Flexionsebene. Die Axen der Armknochen sind aber nicht senkrecht auf der Axe des Ellenbogengelenks, sondern ein wenig nach lateral geneigt und schliessen daher bei gestreckter Stellung einen lateralwärts offenen Winkel, den „Cubitalwinkel" von etwa 173° ein. Die Längsaxen vom Oberarm und Unterarm bewegen sich daher nicht in einer Ebene, sondern sie beschreiben den Mantel eines flachen Kegels, dessen Spitze im Gelenk liegt und dessen Grundfläche die Eminentia capitata schneidet (*106*). Die zweite Eigenthümlichkeit des Ellenbogen-

Figur 23.

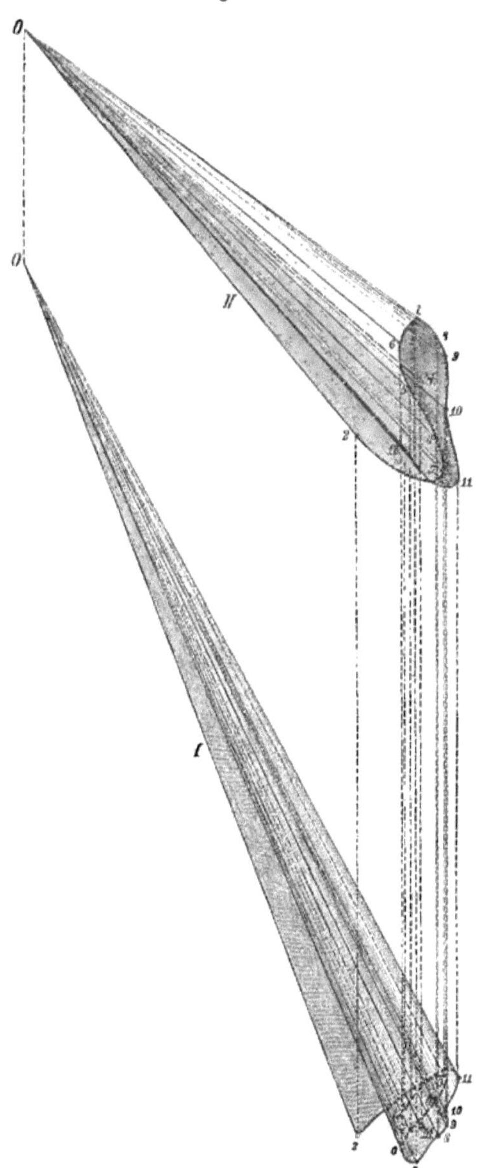

Axenkegel des Ellenbogengelenkes nach Fischer.

Die Schwankungen der Axe für Flexion des Unterarms im Ellenbogen sind so dargestellt, als sei die Axe eine Gerade, die sich um den Mittelpunkt der Trochlea drehe, und während elf auf einander folgender Verschiebungen des Unterarms gegen den Oberarm elf verschiedene Stellungen annehme. Dadurch wird eine unregelmässige, kegelmantelähnliche Fläche bestrichen, von der Fig. 1 eine Ansicht von oben, Fig. 2 eine Ansicht von der Seite giebt. (Siehe folgende Seite.)

gelenks wird darin gefunden, dass die Führungslinien (24) des Ginglymus nicht in einer Ebene um den Cylinder verlaufen, sondern nach Art eines Schraubenganges ein wenig vorrücken sollen (*12*). Um einer geringen Steigung der Führungslinien willen jedoch den Ginglymuscharakter des Ellenbogengelenkes zu leugnen, um es den Schraubengelenken zuzurechnen, wäre übertrieben. Fischer (*107*) findet überhaupt keine Andeutung der Schraubenbewegung, Hultkrantz (*108*) fand dasselbe unter 13 Fällen 3 mal, dagegen 6 mal Verschiebung in einer, 4 mal in der entgegengesetzten Richtung und nimmt daher an, dass meist eine am rechten Arme rechts, am linken Arme links gewundene Schraube vorliege. Demnach würde die Führungslinie, indem sie von hinten nach vorn die Trochlea umläuft, nach lateral vorrücken, und zwar um ungefähr 2 mm. Drittens endlich findet sich, dass die Gelenkfläche der Ulna nur in ihrem mittleren Theile wirklich auf der Trochlea schleift. Der laterale Theil der Gelenkfläche am Olekranon weicht etwas zurück und trifft nur bei gestreckter Stellung eine entsprechende Stelle der Trochlea, ebenso der mediale Theil nur bei der Beugung. Wo die Gelenkfläche des Processus coronoideus hinten zur Articulationsstelle des Radius übergeht, ist sie ebenfalls so weggekrümmt, dass sie nur bei äusserster Streckung mit dem hinteren Theile der vorspringenden Trochleakante zusammenstösst. Man hat hierin eine Hemmung für die Streckbewegung des Gelenkes finden wollen.

Aus diesen Eigenthümlichkeiten ist zu erklären, dass nach Fischer's exacter Untersuchung das Ellenbogengelenk überhaupt keine feste Axe hat, sondern dass die Axe während der Bewegung den Mantel eines Kegels mit unregelmässig gestalteter Basis beschreibt. Will man sich von dieser Bewegungsform eine Anschauung machen, so denke man an die Bewegung eines Stabes, dessen eines Ende zwischen zwei Drahtösen geschoben und vermittelst eines querdurch getriebenen Stiftes charnierartig befestigt ist. Der Stift bildet dann eine feste Drehungsaxe, um die jeder Punkt des Stabes bei der Bewegung in Einer Ebene kreist. Wird nun an Stelle der einen Oese ein weiter Ring gesetzt, so wird der Stift, wie die Mechaniker sagen, in dem Ringe „leiern" können, das heisst, er wird bei der Bewegung in dem Ringe kreisen und dadurch mit seiner ganzen Länge einen Kegelmantel beschreiben, dessen Spitze die enge Oese bildet. Dadurch wird die Bewegung des Stabes so verändert, dass sie der Bewegung des Ellenbogengelenkes ähnlich wird, bis auf den Umstand, dass die Axe des Ellenbogengelenkes nicht frei wackelt, sondern stets dieselbe unregelmässige Kegelbewegung ausführt. Eine solche Bewegung kann theoretisch nicht aus der Gestalt der Flächen abgeleitet werden. Die Unregelmässigkeiten des Gelenks zusammen mit dem Druck der Muskeln, der nach Hultkrantz schon für den unbelasteten gebeugten Arm 6—7 kg beträgt, erzwingen aber diesen eigenthümlichen Gang des Gelenkes. (116) (*109*).

Die Articulation zwischen Radius und Eminentia capitata hat eigentlich die Form einer Arthrodie, da die kugelförmige Fläche der Eminentia in eine entsprechende Höhlung des Köpfchens passt.

Offenbar jedoch dient die allseitige Gleichmässigkeit des Radius-köpfchens nur zu dem Zwecke, dass es auch bei jeder beliebigen Drehung immer ein gleiches Profil gegen die Eminentia capitata biete. Denn die oben beschriebenen Verbindungen des Radius mit der Ulna lassen nur die Beugung in einer Ebene und Axendrehung zu (143).

Somit ist die Bewegung zwischen Radius und Humerus ganz von der zwischen Ulna und Humerus abhängig und bildet mit ihr gemeinschaftlich den ersten und eigentlichen Mechanismus des Ellenbogengelenkes.

222. Die Hemmung dieser Bewegung im Ellenbogen wird, abgesehen von den Muskeln, durch die Bänder und durch die Gestalt der Knochen bewirkt. Der Ansatz der Seitenbänder an den Condylen des Humerus ist nicht auf Einen Punkt beschränkt, sondern so breit, dass sich bei der Beugung der dorsale, bei der Streckung der volare Rand der Bänder spannt. Die Streckung spannt ausserdem das Ligamentum cubiti anticum. Zugleich mit der Hemmung durch die Bänder tritt jedoch die Hemmung durch die Knochen ein, indem bei der Beugung der Processus coronoideus, bei der Streckung das Olekranon am Grunde der Fossae des Humerus anstösst. Bei gewaltsamer Ueberstreckung oder Ueberbeugung wird dieses Anstossen zu einer Hebelbewegung, durch welche die Ulna aus dem Gelenke gehoben und luxirt werden kann.

Der zweite Mechanismus des Ellenbogengelenks, dem die Articulation zwischen Radius und Ulna angehört, ist nur ein Theil eines anderen Bewegungsapparates, der sogleich im Zusammenhang besprochen werden soll.

§ 14. Pronation und Supination.

223. Eine besondere Stellung unter den Gelenkbewegungen des Armes nimmt die Rotation des Unterarms gegen den Oberarm, die sogenannte Pronation (18) und Supination ein. Zwei anatomisch weit getrennte Gelenke, die Articulatio radioulnaris superior und inferior arbeiten dabei gemeinsam als combinirtes Gelenk (182).

Die Articulatio radioulnaris superior ist schon bei der Besprechung des Ellenbogengelenks beschrieben (220). Sie ist ein typisches Drehgelenk. Die Articulatio radioulnaris inferior ist ihrer Bewegungsform nach ein Drehgelenk, obschon ihre Form vom Typus einigermaassen abweicht. Das cylindrische Köpfchen der Ulna liegt mit seinem überknorpelten lateralen Rande in einem entsprechenden Ausschnitte des Radius (Incisura semilunaris radii).

Die Gelenkflächen beider Knochen sind von einer schlaffen Kapsel (Membrana sacciformis) eingeschlossen, die durch einzelne Faserzüge hinten und vorn verstärkt wird. Vom Rande der Incisura semilunaris erstreckt sich quer über die Endfläche der Ulna ein dreieckiger Faserknorpel (Cartilago triquetra), der durch ein sehr bewegliches Band (Ligamentum subcruentum) mit seiner Spitze an den Processus styloideus radii geheftet ist. Ulna und Radius sind ferner ihrer ganzen Länge nach durch die Membrana interossea verbunden, deren ulnarwärts absteigende Fasern zwischen den einander zugekehrten Kanten der Knochenschäfte straff ausgespannt sind (109).

In der als normale Grundstellung betrachteten Stellung des Unterarms und der Hand, der Supinationsstellung, sieht der Handteller nach vorn. Die beiden Unterarmknochen liegen ungefähr in einer Ebene neben einander, die Ulna medial, der Radius lateral. In der Pronationsstellung ist dagegen die laterale Hälfte der Hand und mit ihr das distale Ende des Radius nach vorn und medialwärts gedreht, sodass der Handrücken nach vorn sieht. Die beiden Unterarmknochen überkreuzen sich, da der Radius an seinem proximalen Ende nach wie vor lateral von der Ulna, an seinem distalen Ende nunmehr medial von der Ulna liegt. Der Radius geht quer vor der Ulna vorbei.

Indem der Radius aus der ersten Stellung in die zweite übergeht, beschreibt seine Längsaxe den Mantel eines Kegels, dessen Spitze in der Mitte des Capitulum radii und dessen Basismitte im Processus styloideus ulnae gelegen ist. Die Basis des Kegels ist also ein Kreis, den man mit dem Abstande des Radius vom Processus styloideus ulnae beschrieben denkt. Zu dieser Bewegung ist der Radius durch die Form seiner beiden Gelenkverbindungen mit der Ulna gezwungen. Denn die Mitte des Capitulum radii, das in das Ligamentum annulare eingeschlossen ist, muss bis auf die Drehung unbeweglich bleiben. Dieser feste Punkt bildet die Spitze des Kegels. An seinem unteren Ende ist aber der Radius nicht in ein Band eingeschlossen, sondern er umfasst vielmehr selbst die Ulna vermöge seiner Incisur. Soll er sich gegen die Ulna drehen, so muss diese Drehung in der Richtung der Gelenkfläche, also im Kreise um das untere Ende der Ulna geschehen. Daher beschreibt das untere Ende des Radius den Kreis um die Ulna, der die Basis des gedachten Kegels darstellt.

Auch dieser Mechanismus beruht, genau genommen, nur auf der durch die Unvollkommenheit der Gelenkverbindungen gegebenen Beweglichkeit. Das Radiusköpfchen kann, abgesehen von der Drehung, seine Lage fast unverändert beibehalten, obgleich der untere Theil des Schaftes seine Stellung verändert. Denkt man sich die Länge des Unterarms auf wenige Centimeter eingeschränkt, sodass die obere und untere Gelenkverbindung unmittelbar unter einander zu liegen kommen, so leuchtet ein, dass bei vollkommen sicherer Führung im proximalen Drehgelenk die Kreisbewegung des distalen Radiusendes unmöglich wäre (206).

Das Radiusköpfchen ändert bei der Bewegung seine Beziehungen zum Ellenbogengelenk in keiner Weise, da es allseitig gleich geformt, nämlich drehrund ist. Daher kann auch die Pronation und Supination bei jeder beliebigen Beugestellung des Ellenbogens ausgeführt werden.

Was den Umfang der Bewegung betrifft, so erscheint sie, da einmal der Handteller, das andere Mal der Handrücken nach vorn sieht, schematisch als eine Drehung um 180°. In Wirklichkeit kann die Drehung in diesem Umfange nur ausgeführt werden, wenn ausser der Pronation und Supination Rotation im Schultergelenk zu Hülfe genommen wird. Bei fixirtem Oberarm dagegen beschränkt sich die Drehungsmöglichkeit auf etwa 120°. Hiervon entfallen etwa 30° medianwärts von der Sagittalebene, die Handfläche hat also in Supinationsstellung thatsächlich frontale Richtung.

Die Pronationsbewegung wird gehemmt durch das Aufeinanderstossen der Knochen, indem der Radius die Ulna kreuzt. Für die Supination wirkt neben den Muskeln die Spannung des Lig. interosseum als Hemmung.

Die Pronationsstellung hat neuerdings die Bedeutung erhalten, dass sie als diejenige Stellung erkannt worden ist, in der die obere Extremität als der unteren homolog betrachtet werden kann. Da man von einer primären Mittelstellung beider Extremitäten auszugehen pflegt, betrachtet man den Unterschenkel, im Gegensatz zum beweglichen Vorderarm, als in Pronationsstellung fixirt.

§ 15. Handgelenk.

224. Das Handgelenk vereinigt anatomisch eine Anzahl mechanisch zu unterscheidender Gelenke, nämlich erstens die Gelenkverbindung zwischen Radius und Ulna, zweitens die Verbindung der Unterarmknochen mit den Handwurzelknochen, drittens die Verbindungen der Handwurzelknochen unter einander, viertens die Verbindung der Handwurzelknochen mit der Mittelhand.

Der Radius hat an seinem unteren Ende eine längliche hohle Gelenkfläche, deren radialer Rand als Processus styloïdeus vorsteht, während der ulnare, zur Incisura sigmoïdea ausgehöhlt, das untere Ende der Ulna umfasst. Die untere Gelenkfläche der Ulna ist kreisförmig und ziemlich eben, nur an den Rändern abgerundet, am ulnaren Rand springt zapfenförmig der Processus styloïdeus ulnae hervor. Das Ende der Ulna tritt gegen das des Radius zurück und zwischen seine Gelenkfläche und die entsprechende Fläche der Handwurzelknochen schiebt sich eine Zwischenscheibe, das Ligamentum triangulare, ein. Die erste Reihe der Handwurzelknochen besteht in radioulnarer Folge aus Os naviculare, Os lunatum, Os triquetrum.

Das Os pisiforme, für sich allein durch eine von den anderen Gelenken gesonderte Amphiarthrose mit dem Triquetrum verbunden, hat für den Zusammenhang des Handgelenks keine Bedeutung.

Die beiden ersten Knochen, Naviculare und Lunatum, passen mit convexen Flächen gegen zwei entsprechende Abschnitte der Radiusfläche, der Rand des Lunatum und die gleichfalls convexe Fläche des Triquetrums stossen gegen das Lig. triangulare. Gegen einander bieten sie unregelmässige nahezu ebene Flächen. Die distale Fläche des Naviculare zeigt an der radialen Seite eine weit vorstehende convexe Fläche, an der ulnaren eine fast in der Sagittalebene zurückspringende hohle Fläche, die durch die ebenfalls hohlen Distalflächen des Lunatum und Triquetrum fortgesetzt wird. Im zweiten (Intercarpal-) Gelenk articuliren mit dem convexen Theil des Naviculare entsprechende Flächen des Os multangulum majus und minus, mit der Hohlfläche des Naviculare und Lunatum der convexe Kopf des Os capitatum und mit der übrigen Hohlfläche des Lunatum und Triquetrum die entsprechend geformte Fläche des Os hamatum. Alle erwähnten Gelenke (mit Ausnahme des Pisiforme) können von einer einzigen gemeinsamen Kapsel umschlossen sein, meist ist jedoch die Kapsel zwischen Radiocarpalgelenk und Intercarpalgelenk abgeschlossen. Es können sechs einzelne Kapseln vorkommen: 1. Radioulnargelenk, 2. Radiocarpalgelenk, 3. Erbsenbeingelenk, 4. Intercarpalgelenk, 5. und 6. Carpometacarpalgelenk der Finger und des Daumens. Das Radiocarpalgelenk wird an der Volarseite durch das Ligamentum volare überzogen, das von den Unterarmknochen auf die Knöchelchen der ersten Reihe übergeht und verstärkt wird durch das Ligamentum accessorium obliquum, einen schrägen Faserzug vom Processus styloideus radii zum Triquetrum, und das Ligamentum accessorium rectum, von der Vereinigungsstelle des Radius mit der Ulna zum Lunatum. Seitlich findet sich ein Ligamentum radiale und ulnare, vom Processus styloideus des Radius und der Ulna an die entsprechenden Handwurzelknochen, an der Dorsalseite das Ligamentum rhomboideum carpi, welches vom Rande der Radiusfläche zum Lunatum und Triquetrum schrägt hinüberzieht. Alle diese Bänder gehen mehr oder weniger über in die Verstärkungs- und Verbindungsbänder des Intercarpalgelenks, durch welche die Handwurzelknochen untereinander verbunden werden.

Es sind dies zahlreiche kleine Bänder, durch die sämmtliche Handwurzelknochen sowohl dorsal als volar mit einander bald gerade, bald schief mehr oder weniger fest vereinigt sind. Zwischen den Knochen der ersten und denen der zweiten Reihe unter einander sind auch Zwischenknochenbänder vorhanden. Auf einzelne dieser Verbindungen wird weiter unten genauer einzugehen sein.

225. Die Verbindung der Handwurzelknochen unter sich ist übrigens von der mit den Unterarm- und Mittelhandknochen und von der dieser Theile untereinander nur theoretisch zu trennen, da durch die Vereinigung der benachbarten Knochen auch die Handwurzelknochen zusammengehalten werden. Besonders gilt dies vom volaren Bandapparat, in dem Faserzüge von der zweiten Reihe der Handwurzelknochen zum Radius hervortreten. Alle diese Verbindungen werden ausserdem verstärkt und vereinigt durch die zahlreichen über die Gelenke hinlaufenden Sehnen, Sehnenscheiden und das quer über die Sehnen hingestreckte Ligamentum carpi volare proprium. Indem dieses die Endglieder beider Reihen Handwurzelknochen, Naviculare und Multangulum majus radialseits und Hamulus und Pisiforme ulnarseits straff verbindet, erhält es die Gesammtheit der Handwurzelknochen in dorsalwärts gewölbten Bogen gegen den Druck, den beim Aufstützen des Armes der Radius von dorsal- und proximalwärts auf sie ausübt. Wenn man diese Bogenconstruction als ein „Gewölbe“ bezeichnet, so ist damit die äussere Erscheinung treffend geschildert, mechanisch betrachtet entspricht sie (*126*), da sie auf Bänderspannung beruht, mehr dem Begriff eines „Sprengwerks“.

226. Das Gelenk zwischen Radius und Ulna ist von den anderen mechanisch selbstverständlich zu trennen (223), denn es dient ausschliesslich der Bewegung der Unterarmknochen gegeneinander.

Die längliche hohle Gelenkfläche des Radius und die Fläche

der Cartilago triquetra bilden die Pfanne des Gelenkes zwischen
Unterarm und Handwurzel. Dies Gelenk pflegte man früher unter
der Bezeichnung Brachiocarpalgelenk, erstes oder oberes Handgelenk von der Verbindung zwischen der ersten und zweiten Reihe
der Handwurzelknochen, dem Intercarpalgelenk, zweitem oder unterem
Handgelenk zu trennen.

Man nahm an, was auch annähernd mit der Wirklichkeit übereinstimmt,
dass die beiden Reihen der Handwurzelknochen jede für sich, als ein unbeweglicher Körper betrachtet werden dürften. Nach dieser Auffassung wäre,
zumal sich an der ersten Reihe der Handwurzelknochen kein Muskel ansetzt,
das Handgelenk als ein Doppelgelenk aufzufassen, in dem die erste Reihe der
Handwurzelknochen die Rolle des Maniscus spielte. Diese vereinfachende Annahme beherrscht alle älteren Darstellungen der Bewegung des Handgelenks.
Henke gab (*110*) für jedes der beiden Gelenke eine bestimmte schräggelegene
Drehungsaxe an, und alle Bewegungen wurden als aus Drehungen um die
beiden schrägen Axen zusammengesetzt erklärt. Die Axe für das erste Gelenk,
das als Ellipsoïdgelenk zu bezeichnen wäre, sollte von radial- proximal- dorsal
nach ulnar- distal- volar von der Kante des Os naviculare zum Triquetrum
an der Anheftungsstelle des Pisiforme verlaufen. R. Fick macht darauf auf-
merksam, dass Henke's zwei Figuren einander in Bezug auf die Lage dieser
Axe widersprechen (*112*). Die Axe für das zweite Gelenk, das als ein Cylindergelenk mit stark gefurchter, ja eingeschnittener Fläche erscheint, sollte
in transversaler Ebene von radial- volar nach ulnar- dorsal verlaufen. Beide
Axen sollten einander im Mittelpunkte des Köpfchens des Capitalum schneiden,
der als Mittelpunkt der Gesammtbewegung erscheint.

Diese Darstellung entspricht, wie auch später die Untersuchung
der Bewegungsform durch Braune und Fischer lehrte (*111*), annähernd
dem wirklichen Befund. Doch zeigte sich bei dieser Untersuchung, dass, wie
auch Henke schon vorausgesetzt hatte, Verschiebungen der einzelnen Handwurzelknochen untereinander bei der Bewegung wesentlich betheiligt sind.
Braune und Fischer wiesen den Einfluss dieser Bewegungen nach, indem
sie die Beweglichkeit des Gelenks in möglichst normalem Zustande mit dem-
jenigen Grade von Beweglichkeit verglichen, der zurückbleibt, wenn die
Knochen der ersten Reihe gegen einander durch Stifte fixirt wurden.

227. Erst in neuester Zeit ist es gelungen, mit Hülfe der
Röntgen-Strahlen die Form dieser Einzelbewegungen zu ermitteln (*112*).

Damit war indessen für die mechanische Erklärung wenig gewonnen, die
vielmehr, neben der blossen Bewegungsform die Bewegungsbedingungen, insbesondere die Bandverbindungen zu berücksichtigen hat. Das Röntgenbild,
das nur eine Flächenprojection der Knochen selbst liefert, muss ergänzt werden: erstens durch die Untersuchung am Knochen selbst, zweitens durch sorg-
fältiges Nachprüfen am frischen Präparat. Um die Knochen selbst auf ein-

zelnen Stufen der Bewegung festzuhalten, hat H. Virchow seine Gefriermethode (27) ausgebildet, und durch Vergleichung der Ergebnisse dieser
Methode mit denen der Röntgendurchleuchtung und der Beobachtung am
Bänderpräparat (34) hat er es erreicht, die Mechanik des Handgelenks bis in
ihre Einzelheiten aufzuklären.

Figur 24.

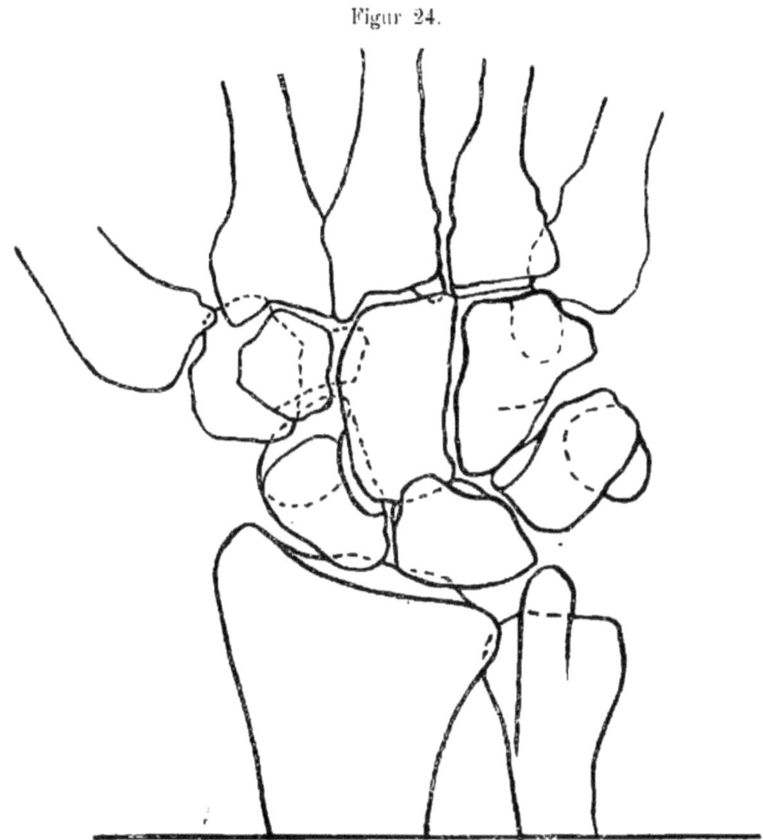

Figur 24, 25, 26: Umrisse von Röntgenaufnahmen des Handgelenkes in verschiedenen Stellungen nach R. Fick (Platte dorsal, Röntgenlampe volar, Antikathode 30 cm von der Platte).
Rechte supinirte Hand in Normalstellung (Längsaxe des III. Mittelhandknochens
in Verlängerung der Unterarmlängsaxe).

Um H. Virchow's Darstellung zu folgen, muss man natürlich von den
oben angeführten vereinfachenden Annahmen absehen, dass die beiden Reihen
der Handwurzelknochen zwei an sich unverrückbar vereinigte Körper darstellen, dass sich diese beiden Körper um die Henke'schen Axen drehen
und so fort.

Vielmehr ist das gesammte Handgelenk aufzufassen als zusammengesetzt aus einer grossen Anzahl Einzelmechanismen, die jeder für sich nach seinen Bewegungsbedingungen, Bändern, Flächenform, Drehungsaxen, Bewegungsumfang zu analysiren sind. Hierauf ist zu beachten, in welcher Weise die Bewegung jedes einzelnen Apparates durch seine Verbindung mit den übrigen beeinflusst wird. Es kommt nämlich vor, dass ein anscheinend gut ausgebildetes Gelenk,

Figur 25.

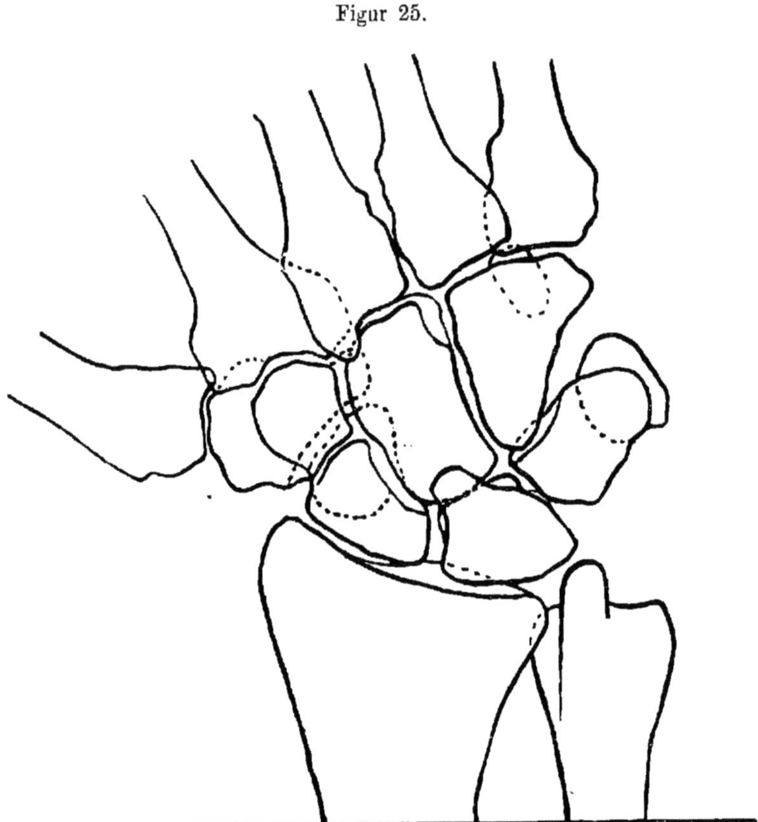

Rechte supinirte Hand in untermaximaler Radialflexion.

das einen grossen Bewegungsumfang zulassen würde, im Zusammenhang mit den übrigen Gelenken nur auf einem ganz kleinen Theile seiner Gesammtbeweglichkeit ausgenutzt wird. Nach H. Virchow's Ausdruck kommt die Gesammtbewegung des Handgelenks grösstentheils durch „Compromisse" zwischen den Einzelbewegungen zu Stande. Daher sind auch für die Gesammtbewegung von der grossen Zahl der Gelenkflächen nur Einzelne eigentlich gangbestimmend.

Wie schon oben erwähnt, scheiden aus der mechanischen Betrachtung des Handgelenkes das Gelenk zwischen Ulna und Radius, ferner das Gelenk zwischen Triquetrum und Pisiforme aus. Ferner kann abgesehen werden von der Beweglichkeit der Knochen der zweiten Reihe unter einander, sowie von deren Beweglichkeit

Figur 26.

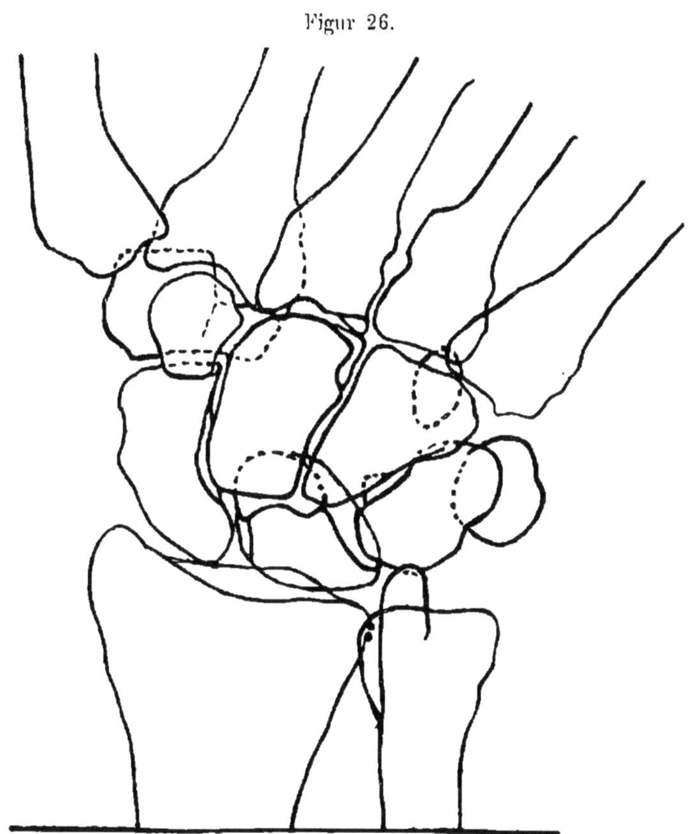

Rechte supinirte Hand in untermaximaler Ulnarflexion.

gegenüber der Mittelhand, da in beiden Fällen nur minimale Verschiebungen nachweisbar sind.

Das Gelenk zwischen Unterarm und Handwurzel ist als ein Ellipsoïdgelenk (157) anzuschen, da die drei Knochen der ersten Reihe gemeinschaftlich eine eiförmig gewölbte Fläche gegen die

durch die Cartilago triangularis ergänzte eiförmige Hohlfläche des
Radius kehren.

Dass, wie H. v. Meyer (*113*) hervorhebt, die Fläche des Radius zwei
durch eine kaum erkennbare Leiste abgegrenzte Felder für Lunatum und Naviculare bildet, kommt nicht wesentlich in Betracht. Noch weniger ist daraus,
dass diese Leiste etwas schräg verläuft, auf einen Schraubencharakter des Gelenks zu schliessen. Endlich darf auch der Umstand, dass die Gestalt des eiförmigen Gelenkkopfs durch die Verschiebung der drei Knochen gegeneinander
seine Gestalt ändert, vernachlässigt werden.

228. Es bleibt demnach der Mechanismus der Gelenkverbindungen zwischen den einzelnen Knochen der ersten Reihe unter
einander und mit denen der zweiten Reihe zu untersuchen.

Figur 27.

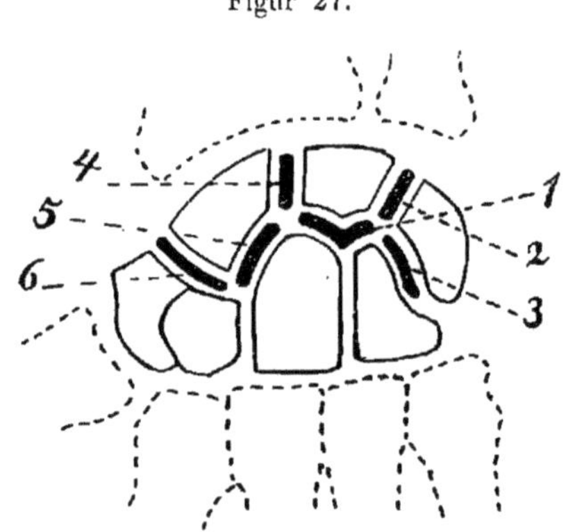

Die Einzelmechanismen des Handgelenks nach H. Virchow.
1. Das Gelenk zwischen Lunatum und Capitatum + Hamatum. — 2. Das
Gelenk zwischen Lunatum und Triquetrum. Vergl. auch Figur 28. — 3. Das
Gelenk zwischen Triquetrum und Hamatum. — 4. Das Gelenk zwischen Lunatum
und Naviculare. — 5. Das Gelenk zwischen Capitatum und Naviculare. —
6. Das Gelenk zwischen Naviculare und den Multangulis.

Diesen theilt H. Virchow (*112*) in 6 Einzelgelenke: nämlich
zwei zwischen den drei Knochen der ersten Reihe und vier zwischen
denen der ersten und zweiten.

Als erstes dieser Gelenke möge das zwischen Lunatum einerseits, Capitatum und Hamatum andererseits betrachtet werden,
das durch die Bezeichnung als „centrales Ginglymusgelenk" gekennzeichnet wird. Die concave Fläche des Lunatum zeigt eine
der Grenzfurche zwischen Capitatum und Triquetrum entsprechende
Leiste, die der Ginglymusbewegung als Führung dienen kann,

aber nicht hindert, dass bei den seitlichen Bewegungen der Hand
(„Randbewegungen“) die zweite Reihe sich gegen die erste ver-
schiebt, sodass zum Beispiel bei Radialflexion die Mitte des
Köpfchens vom Capitatum auf der Leiste zu stehen kommt.

Die Ginglymusbewegung dorsalwärts wird durch ein volares
Band, Lig. radiocapitatum, gehemmt. Das zweite Gelenk, zwischen
Lunatum und Triquetrum, kann als „ulnares Stellgelenk“ bezeichnet
werden. Es ist eine Arthrodie mit nahezu ebenen Flächen und
wurde deshalb früher als nahezu unbeweglich aufgefasst, sodass
die Annahme, die Knochen der ersten Reihe bildeten ein gemein-
sames Ganzes, gerechtfertigt schien. Thatsächlich ist aber die

Figur 28.

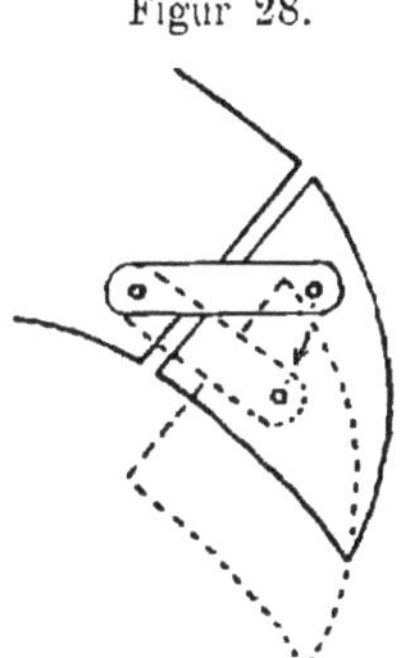

Schematisches Modell des Gelenkes zwischen Lunatum und Triquetrum nach
H. Virchow.

Bei der Bewegung in der Richtung des Pfeiles gleitet das „Triquetrum“ frei in
die punktirte Stellung. Die entgegengesetzte Bewegung über die Anfangsstellung
hinaus ist nicht möglich.

proximale Reihe keine Einheit, das Triquetrum vermag gegen das
Lunatum eine beträchtliche Verschiebung und sogar Drehung auszuführen, sodass der Gelenkspalt proximalwärts klafft. Dies kommt
dadurch zu Stande, dass die Bänder zwischen Lunatum und Triquetrum nicht senkrecht zur Richtung der Gelenkflächen, sondern
quer zur Axe des Armes, also schräg auf die schräg von proximal
ulnar nach distal radial verlaufende Ebene des Gelenks gerichtet
sind. Folglich spannt das Triquetrum, wenn es proximalwärts geschoben wird, indem es auf der schiefen Fläche gleitet, die Bänder
an, und lässt sie erschlaffen, wenn es distalwärts gleitet.

Die mechanische Bedeutung dieser Einrichtung ist klar. Bei

gerade gestreckter Hand ist das Triquetrum durch seine ganze
Verbindung mit den Weichtheilen sowie durch den Druck, der von
dem ulnaren Theile der Hand ausgeübt wird, proximalwärts geschoben, es liegt infolgedessen dem Lunatum fest an und bildet für
die Volar-dorsalflexion einen Theil des nahezu festgeschlossenen,
gemeinsamen Gelenkkopfes. Bei der Radialflexion dagegen, wenn
der ulnare Rand der Mittelhand distalwärts entweicht, gleitet das
Triquetrum distalwärts, die Bänder erschlaffen, und es vermag der
Hand so weit distalwärts zu folgen, dass es die Fühlung mit
der Gelenkfläche des Unterarms ganz verliert. Bei der Ulnarflexion, bei der das Naviculare einen grossen Theil seiner Stütz-
fläche am Unterarm aufgiebt, müsste dafür das Triquetrum eintreten. Da aber die Ulna, oder vielmehr der vermittelnde dreieckige Knorpel keinen Stützpunkt gewährt, erscheint es in hohem
Grade zweckmässig, dass das Triquetrum, dem Muskelzuge am
ulnaren Rande der Hand nachgebend, proximalwärts gleitet und
durch Spannung der Bänder fest an das Lunatum angeschlossen wird.

Das dritte Einzelgelenk, zwischen Hamatum und Triquetrum,
hat eine deutlich schraubenförmige Windung der Fläche. Daher
findet bei Ulnarflexion, bei der der distale Theil der Hamatum-
fläche sich auf das Triquetrum schiebt, eine dorsalflectorische, bei
Radialflexion dagegen eine volarflectorische Wirkung auf das Triquetrum statt, die in gleichem Sinne wirkt, wie der auf der
folgenden Seite geschilderte Mechanismus am medialen Rande und
auch schon von mehreren älteren Beobachtern erkannt worden war.

Die vierte Verbindung, die zwischen Lunatum und Naviculare,
hat sehr unbestimmten Charakter, da die Flächen nahezu eben,
die Bandverbindungen ziemlich schlaff sind. Die Bewegungen
werden deshalb hier mehr durch die äussere Einwirkung der benachbarten Knochen bestimmt. Bei Ulnarflexion wird das Naviculare vom andrängenden Lunatum radialwärts verschoben, bei
Radialflexion schiebt es seinerseits das Lunatum ulnarwärts. Bei
Volar-dorsalflexion dagegen kann sich die Beweglichkeit des Gelenkes geltend machen. Das Naviculare wird von der Bewegung
der distalen Handwurzelknochen mitgenommen und es findet in
dem Gelenk eine Drehung statt um einen Punkt, der dem dorsalen,
strafferen Bande nahe liegt.

Das fünfte Gelenk wäre das zwischen der seitlichen Fläche

des Capitatumkopfes und der entsprechenden Fläche des Naviculare. Letztere hat die Gestalt eines Ellipsoïdes mit nahezu dorsovolarer längerer Axe und 8 mm Krümmungsradius, während die des Naviculare Hohlkrümmung von nicht weniger als 30 mm Radius zeigt. Die sehr freie Verbindung, die ein solches Gelenk gestatten würde, ist aber durch die anderen Verbindungen der beiden Knochen stark beschränkt. Die Anheftung des Naviculare mit seinem radialen Rande an das Multangulum, das wiederum mit dem Capitatum nahezu unbeweglich verbunden ist, bedingt, dass sich das Naviculare gegen die zweite Reihe nur um eine Axe bewegen kann, die durch die Ecke am Rande des Naviculare und die Mitte der Gelenkfläche zum Capitulum capitati geht. Diese Axe entspricht ungefähr Henke's zweiter Axe. Sie hat aber, wie aus der Darstellung hervorgeht, in Wirklichkeit eine andere und zwar viel geringere Bedeutung für die Gesammtbewegung, als ihr nach Henke zugeschrieben wurde, denn sie stellt nicht die Drehungsaxe der festen zweiten Reihe gegen die feste erste Reihe vor, sondern nur die Drehungsaxe für die Verschiebung des Naviculare gegen seine Nachbarn.

Da bei der Dorsovolarflexion das Naviculare mit der distalen Reihe mitgeht, kommt diese Drehung hauptsächlich bei den Randbewegungen in's Spiel, indem um sie bei Radialflexion volar-, bei Ulnarflexion dorsalflectorische Drehung des Kahnbeines stattfindet. Diese Drehung ist ausserdem mit einer Rotation in supinatorischem Sinne verbunden, die Radialflexion umgekehrt mit pronatorischer Rotation. In wieweit hierbei die Muskelwirkung auf die Mittelhand im Spiele ist, bleibt fraglich.

Für die Bewegung des Naviculare kommt endlich noch das sechste Gelenk, zwischen der distalen Convexität des Naviculare und den Multangula in Betracht. Diese ist, wie schon Henke angiebt, eine ellipsoïde Rotationsfläche mit derselben Axe, wie sie für das Gelenk zwischen Naviculare und Capitatum angegeben wurde. Doch ist die Gestalt gerade dieser Fläche sehr mannichfachen Abänderungen unterworfen. Auch zeigt sich schon in der Mittelstellung und noch mehr bei ulnarer Abduction an dieser Stelle ein Auseinanderweichen der Flächen, das mit der Vorstellung einer regelmässigen Rotationsbewegung um eine feste Axe unvereinbar ist.

229. Während H. Virchow in der eben dargestellten Weise die Bewegung der Handwurzel, wie sie wirklich ist, zu erklären sucht, lässt sich die Bewegung der ganzen Hand im Handgelenk im Grossen und Ganzen viel einfacher auffassen. Da sich nämlich die Gesammtbewegung der Hand aus allen den Einzelbewegungen zusammensetzt, kommt offenbar wirkliche Bewegung um bestimmte Axen ebensowenig in Frage, wie gesonderte Beweglichkeit eines „ersten“ und „zweiten“ Handgelenkes. Will man sich einer vereinfachenden Annahme bedienen, um die Bewegungsform des Handgelenkes im Allgemeinen zu verdeutlichen, so bedarf es darum nicht erst der umständlichen Voraussetzung zweier schräger Axen, sondern die Bewegung wird nahezu ebensogut unter dem einfachen Bilde eines einzigen Kugelgelenkes gegeben, dessen Drehungsmittelpunkt im Capitulum capitati liegt. Selbstverständlich muss man bei dieser Annahme von der Rotationsfreiheit absehen, die ein Kugelgelenk gewähren würde.

Zu diesem Schlusse führen die schon oben erwähnten Untersuchungen O. Fischer's (*111*) über Form und Umfang der Bewegungen im Handgelenk. Ein Theil dieser Arbeit diente zur Widerlegung der Anschauung H. v. Meyer's, der zu Folge das „erste“ Handgelenk vorzugsweise die Randbewegungen, das zweite fast ausschliesslich die Dorsalvolarflexionen übernehme. Die Untersuchung über den Antheil jedes dieser Gelenke am Umfang der Bewegung nach den verschiedenen Richtungen kann nach dem oben Gesagten hier nur noch insofern von Bedeutung sein, als auch aus ihrem Ergebniss folgt, dass für eine grundsätzliche Trennung beider Gelenke keine Ursache ist. Denn die Beweglichkeit in jedem der beiden Gelenke ist fast ganz gleich, nur dass der Umfang des „ersten“ dorsalwärts, des zweiten volarwärts grösser ist.

Die Gesammtbeweglichkeit beträgt 170° in dorsovolarer, 54° in radioulnarer Richtung. Hierbei ist die Richtung der Flexionsebenen nicht etwa genau parallel oder genau senkrecht auf die Ebene der Handfläche angenommen, sondern die Radialulnarebene nach radialwärts unter einem Winkel von 15° 40' nach der Volarseite abweichend, die Dorsalvolarebene volarwärts um ebensoviel nach der Ulnarseite, weil in diesen beiden Richtungen die grössten Ausschläge des Gelenkes gelegen sind.

Figur 29.

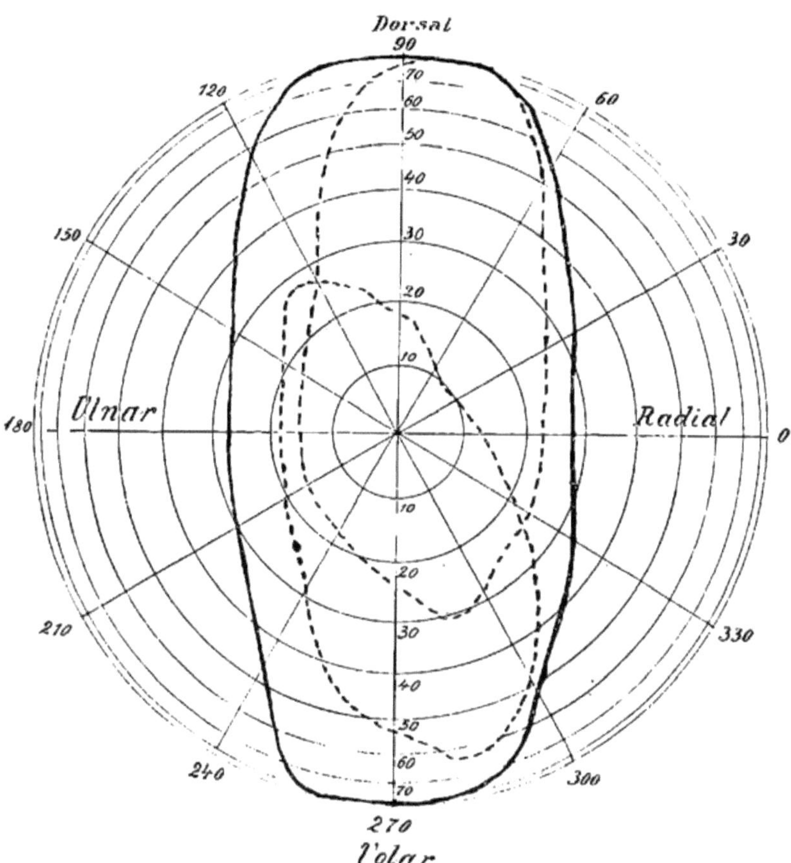

Umfang der Bewegungen im Handgelenk nach Brauue und Fischer. Der Mittelpunkt des Handgelenkes ist in der Mitte einer mit Gradeintheilung versehenen Kugelschale gedacht. Die Curven zeigen die Grösse der Winkelausschläge, die die Längsaxe der Hand von ihrer Mittelstellung aus nach allen Seiten machen kann. Die volarwärts gelegene punktirte Curve entspricht dem Bewegungsumfang des ersten Handgelenkes allein. Die dorsalwärts gelegene punktirte Curve entspricht dem Bewegungsumfang des zweiten Handgelenkes allein. Die ausgezogene Curve ist die Curve der Gesammtbeweglichkeit. Die Bezeichnung „Dorsal“ und „Volar“ bezieht sich nicht auf die Ebene der Handfläche. sondern nur auf die Richtung grössten Bewegungsumfanges in dorsovolarer Ebene.

§ 16. Handwurzelmittelhandgelenk.

230. Wie oben schon angegeben, ist die Verbindung zwischen Handwurzel und Mittelhand so gut wie unbeweglich.

Hiervon ist indessen der Mittelhandknochen des Daumens auszunehmen, der deshalb am Besten für sich zu besprechen sein wird.

Die proximalen Gelenkköpfe der vier Ossa metacarpi der Finger passen mit ihren Seitenflächen dicht aneinander und articuliren mit ihrer Endfläche an den Handwurzelknochen in einem gemeinschaftlichen Gelenk. Der zweite Mittelhandknochen ist mit einer tiefen sagittalen Einkerbung dem Multangulum minus und mit seitlichen Flächen dem Multangulum majus und Capitatum und den benachbarten Mittelhandknochen verbunden. Das dritte Metacarpale articulirt mit dem Capitatum und mit seinen Nachbarn. Die Basis des Vierten zeigt zwei durch eine Kante getrennte Flächen für Capitatum und Hamatum, an den Rändern Flächen für die Nachbarknochen. Endlich das Fünfte ist ebenfalls dem Hamatum und seitlich dem Vierten verbunden.

Das gemeinschaftliche Handwurzel-Mittelhandgelenk kann mit dem Handgelenk eine gemeinsame Kapsel haben, oder auch für sich abgeschlossen sein. Die vier Mittelhandknochen sind mit den Handwurzelknochen durch Ligamenta dorsalia und volaria, und untereinander durch Ligamenta dorsalia, volaria und interossea verbunden. Diese Bänder sind so kurz und straff, dass die drei mittleren Metacarpalknochen in einer durch Wölbung der Handwurzel bestimmten Wölbung festgestellt sind, und weder einzeln noch zusammen gegen die Handwurzel bewegt werden können. Obgleich die Form einzelner Gelenke auf bestimmte Bewegung hinzudeuten scheint, sind sie demnach doch nur als Amphiarthrosen aufzufassen. Allenfalls kann hiervon der Mittelhandknochen des kleinen Fingers ausgenommen werden. Die Flächen seines Gelenkes sind gewöhnlich deutlich sattelförmig gekrümmt, und es lässt sich eine gewisse flectorische Beweglichkeit nachweisen. Die seitliche Bewegung ist dagegen, wie Röntgenaufnahmen (*114*) von Clavierspielerhänden lehren, kaum merklich. In dieser Beziehung ist zu beachten, dass die distalen Enden der Mittelhandknochen der Finger miteinander zwar nicht durch Gelenke, aber durch Bänder verbunden sind. Auf der Dorsalseite sind diese nur schwach, auf der Volarseite dagegen werden sie durch Fasern verstärkt, die quer über die Metacarpophalangealgelenke hinlaufen und ein zusammenhängendes Ligamentum transversum capitulorum herstellen. Dies Band muss die Entfernung der Köpfchen von einander hindern. Dagegen kann eine Annäherung dadurch entstehen, dass die „Wölbung" der Mittelhand zunimmt.

§ 17. Handwurzel-Mittelhandgelenk des Daumens.

231. Das Carpometacarpalgelenk des Daumens ist von den übrigen Carpometacarpalgelenken durch seine freie Beweglichkeit unterschieden. Es ist der Typus des Sattelgelenkes, in dem allseitige Flexion und beschränkte Rotation möglich ist (162).

Das Gelenk verbindet ausschliesslich Multangulum majus und den Metacarpus des Daumens. Es hat eine von den übrigen Kapseln des Handgelenkes getrennte, schlaffe Kapsel. Die Gelenkfläche des Multangulum majus ist unregelmässig vierseitig, etwas nach volarwärts und stark nach radialwärts abgedacht. In dorsovolarer Richtung ist sie stark convex, in radioulnarer, genauer in der durch die Wölbung der Handwurzel entstehenden schrägen Richtung scharf concav gekrümmt. Der Mittelhandknochen des Daumens steht ungefähr senkrecht auf die Richtung seiner Gelenkfläche, also in der Mittelstellung auch auf der des Multangulum. Seine Fläche zeigt annähernd dorsovolar eine concave, annähernd radioulnar eine convexe Krümmung. Erstere ist wesentlich schwächer, letztere stärker als die entsprechende entgegengesetzte Krümmung der Gelenkfläche des Multangulum, sodass die beiden Knochen einander nur in der Mitte berühren. Die Flächen sind demnach Sattelflächen, deren Axen ungefähr unter 45^{0} zu den normalen Hauptrichtungen stehen. Nach der Krümmung der Flächen vermag der Mittelhandknochen sowohl eine Flexion um die von radial proximal volar nach ulnar distal dorsal laufende Axe der convexen Krümmung des Multangulum auszuführen, als auch eine Ab-Adductionsbewegung um eine auf der Richtung der angegebenen Axe senkrecht stehende Axe, die in der Basis des Metacarpus selbst gelegen ist. Dies lässt sich durch Röntgenstrahlen deutlich erkennen. Die Flexion erreicht einen Umfang von etwa 60^{0}, die Abadduction von 40^{0}. Hierzu kommt noch die Möglichkeit der Rotation um die Längsaxe, die etwa 30^{0} Umfang erreicht, aber nur in ganz bestimmter Verbindung mit den Flexionsbewegungen auftritt.

Zugleich mit der Flexion volarwärts tritt nämlich während des volaren Abschnittes der Bewegung eine Drehung in pronatorischem Sinne ein, durch die die Volarfläche des Daumens der der übrigen Finger gegenüber zu stehen kommt (17). Diese mit der Flexion combinirte Rotation ist die sogen. „Opposition" des Daumens (*115*).

In fast allen Lehrbüchern wird auf Grund einer schematischen Darstellung des Sattelgelenks die Möglichkeit der Rotation des Metacarpus auf dem Maltangulum geleugnet.

Daher wird zur Erklärung der Bewegung eine in Wirklichkeit nicht bemerkbare Drehung des Multangulum angenommen, oder es wird der Versuch gemacht, die Drehung durch die schräge Lage der Flexionsaxe zu erklären.

Die Rotation lässt sich aber sowohl am Präparat, wie am Lebenden einwandsfrei demonstriren. Insbesondere ist die passive Rotationsfreiheit ohne Weiteres zu erkennen, aus der zum Mindesten folgt, dass die Rotation nicht durch den Bau des Sattelgelenkes ausgeschlossen ist (165).

Die Rotation dürfte in diesem Falle nicht durch den von O. Fischer gefundenen, dem Listing'schen Gesetz entsprechenden Einfluss der Flächengestalt (166) zu erklären sein. Denn sie ist erstens zu stark und steht zweitens nicht in einem gleichmässigen Verhältniss zur Flexion, sondern tritt erst gegen Ende der Oppositionsbewegung ziemlich plötzlich auf. Es handelt sich also um den Einfluss der Weichtheilverbindungen, wahrscheinlich um active Muskelthätigkeit.

§ 18. Mittelhand-Fingergelenke.

232. Die Gelenke zwischen Mittelhandknochen und Grundphalanx eines jeden Fingers werden auch als erste Fingergelenke bezeichnet, obschon sie von den anderen Fingergelenken ganz verschieden sind. Die Gelenkfläche der Mittelhandknochen ist in dorsovolarer Richtung viel ausgedehnter als die der Phalanx. Sie hat die Gestalt einer Halbkugel, von der, entsprechend der seitlichen Abplattung der Capitula, beiderseits ein Abschnitt fehlt. Die Fläche der Phalanx ist ein viel kleinerer Abschnitt einer Halbkugel von geringerer Krümmung. Volarwärts ist sie durch einen halbmondförmigen Faserknorpelrand vergrössert. Beide Gelenkflächen sind überknorpelt und von einer schlaffen Kapsel eingeschlossen. An beiden Seiten sind die Knochen durch starke Ligamenta collateralia verbunden, die an den Phalangen weiter nach

volarwärts zu ansetzen, als an den Mittelhandknochen, sodass sie
in der Streckstellung schräg nach volarwärts verlaufen. Auf der
Volarfläche der Kapsel liegt eine dicke Bandmasse aus queren
und gekreuzten Faserzügen, Ligamentum transversum volare s.
trochleare. In diesem Bande finden sich namentlich am zweiten
und fünften Finger oft Sesambeine. Auf der Dorsalseite ist die
Kapsel von einer Faserschicht bedeckt, die in die Ligamenta capitulorum übergeht. Endlich wird die Kapselwand auf der Volarseite von der Beugesehne, auf der Dorsalseite von der Strecksehne
und seitlich von den Sehnen der Lumbricales und Interrossei überzogen. Das Metacarpophalangealgelenk des Daumens ist ähnlich
beschaffen, mit dem Unterschiede, dass die Gelenkfläche breiter,
dafür aber in dorsovolarer Richtung weniger ausgedehnt ist. Dadurch verliert sie ihre sphärische Gestalt und lässt sich eher als
cylindrisch bezeichnen. Im Ligamentum volare sind zwei Sesambeine constant, die durch besondere Ligamenta metacarposesamoïdea
in ihrer Lage befestigt sind.

Die Metacarpophalangealgelenke erscheinen nach der oben
beschriebenen Gestalt ihrer Gelenkflächen als Arthrodieen mit allseitig freier Bewegung um den im Capitulum gelegenen Kugel-
mittelpunkt. Da aber vermöge des oben beschriebenen schrägen
Ansatzes die Seitenbänder in der Beugestellung angespannt werden,
ist seitliche Bewegung nur in der Streckstellung möglich. Man
hat deswegen für diese Gelenke einen besonderen Typus „Ginglymo-
arthrodie" aufgestellt, indem man den volaren Theil des Gelenkes
als Charnier, den dorsalen als Arthrodie auffasste (176). Dies
trifft jedoch nicht ganz zu, da in einer Arthrodie der Regel nach
auch Rotation stattfindet, welche bei diesen Gelenken zwar denkbar
und passiv ausführbar ist, activ aber nicht zu Stande kommen
kann, weil dazu geeignete Muskeln fehlen. Doch findet nach
Braune und Fischer zugleich mit der Radioulnarbewegung stets
eine gewisse unwillkürliche Rotation statt, und zwar für Ulnarflexion im Sinne der Supination des Vorderarms, für Radialflexion
umgekehrt. Der grösste Umfang dieser Zwangsrotation fand sich
bei mittlerer Flexionsstellung des Zeigefingers und betrug 11°.
Bei reiner Dorsovolarflexion tritt keine Rotation auf.

Diese Rotation, die in derselben Weise auch am Handgelenk beobachtet
wird, entspricht dem Listing'schen Gesetze der Augendrehungen und bewirkt,

dass sich die Gelenkfläche bei den Flexionsbewegungen auf dem kürzesten Wege verschiebt (*83*).

Beim Daumen ist diese Rotation besonders stark und bildet eine wesentliche Ergänzung zu der Rotation des Mittelhandknochens bei der Opposition.

Die Rotation des ersten Daumengliedes beträgt gegen 30° und tritt in dem Momente ein, in dem bei der Opposition der Mittelhandknochen des Daumens dem des Zeigefingers gegenübersteht.

Die Hemmung der Fingerbewegungen geschieht fast allein durch Muskelwirkung. Der Umfang der activen Beweglichkeit kann daher durch Uebung ausserordentlich vermehrt werden. Von grosser Bedeutung gerade für diese Gelenke ist ferner die passive Beweglichkeit. In den Metacarpophalangealgelenken tritt zum Beispiel beim Aufstützen des Körpers auf die gestreckten Finger passive Dorsalflexion ein, durch die der Umfang der activen Beweglichkeit fast um das Doppelte überschritten werden kann.

§ 19. Fingergelenke.

223. Als Fingergelenke sollten eigentlich nur die Gelenke zwischen den Fingergliedern selbst, die Interphalangealgelenke, bezeichnet werden, wobei an jedem Finger ein erstes Gelenk, zwischen dem untersten und zweiten, und ein zweites, zwischen dem zweiten und letzten Gliede, am Daumen nur ein Gelenk zu unterscheiden wäre. Doch wird das Gelenk zwischen Finger und Mittelhand, das, wie aus der Beschreibung hervorgeht, einer ganz anderen Bewegungsform dient, gewöhnlich unzweckmässiger Weise als erstes, die eigentlichen Fingergelenke als zweites und drittes gezählt.

Die Phalangealgelenke sind einander im Wesentlichen gleich. Der proximale Gelenkkopf ist eine der Krümmung der ganzen Phalanx entsprechend volarwärts geneigte, convexe, in der Mitte ausgekehlte Cylinderfläche mit radioulnarer Axe. Auf ihr schleift die entsprechende Hohlfläche des distalen Knochens. Eine schlaffe Kapsel umschliesst das Gelenk, an beiden Seiten finden sich starke Ligamenta · collateralia, radiale und ulnare, an der Volarfläche ein breites Ligamentum volare, welches einen faserknorpeligen Kern, Fibro-cartilago sesamoidea, enthält.

Die Fingergelenke sind reine Charniergelenke. Die convexe Gelenkfläche umfasst gegen 180°, die concave etwas weniger als die Hälfte, dementsprechend erreicht die Bewegung mehr als 90°, die jedoch durch die oben erwähnte Volarneigung des Gelenkkopfes zwischen die gestreckte und volarwärts gebeugte Lage fallen. Gehemmt wird die Bewegung nach volarwärts durch das Zusammenstossen der Knochen, dorsalwärts durch Spannung der Weichtheile.

§ 20. Becken.

234. Im Gegensatz zum Schultergürtel, dessen Theile gegen einander und gegen die Wirbelsäule beweglich sind, ist das Becken mit dem Kreuzbein fest und so gut wie unbeweglich verbunden. Die beiden Ossa innominata, vorn in der Symphyse zusammenstossend, bilden gleichsam einen hinten offenen Ring, in dessen Lücke das Kreuzbein eingefügt ist. Man hat deshalb das Kreuzbein mit dem Schlussstein eines Gewölbes verglichen, aber sehr mit Unrecht (*116*). Denn für den Schlussstein, wie für die übrigen Steine eines Gewölbes ist wesentlich, dass sie von aussen nach innen (im Sinne der Wölbung) keilförmig gestaltet seien, dagegen ist das Kreuzbein auf seiner inneren Fläche breit, auf seiner Dorsalfläche schmal. Die zur Anheftung der Beckenknochen dienenden Flächen divergiren demnach nach ventral und fusswärts. Ein von hinten oben auf das Kreuzbein geübter Druck treibt die Flächen nicht, wie es beim Gewölbe der Fall sein würde, fester aufeinander, sondern strebt sie von einander zu entfernen (247). Die Verbindungsflächen beider Knochen sind unregelmässig gekrümmt und mit Knorpel überzogen. Zwischen ihnen findet sich eine kleine, mit Synovialmembran ausgekleidete Gelenkhöhle. Luschka zählt deshalb diese Verbindung (*64*) zu den Amphiarthrosen, gewöhnlich aber wird sie als Synchondrose, Symphyse, oder als Harmonie aufgefasst. Nach den vorstehenden Angaben über die Stellung der Knochen ist die Verbindung des Kreuzbeins mit dem Becken als eine Art Aufhängung anzusehen. Dementsprechend ist die Bändermasse der Vorderseite (Ligamentum sacroiliacum anterius) verhältnissmässig dünn, während hinten der ganze Raum zwischen der hinteren Fläche des Kreuzbeins und der Tuberositas ossis ilei von Bändermassen ausgefüllt ist. Man unterscheidet daran ein Ligamentum sacroiliacum interosseum und, mehr oberflächlich gelegen, ein Ligamentum sacroiliacum posterius longum und breve, das erste vom oberen, das zweite vom unteren hinteren Darmbeinstachel zum Querfortsatz des dritten und vierten Kreuzwirbels. Ausserdem ist das Gelenk von oben her durch eine doppelte Bandschicht verstärkt, deren untere Lage die Ränder beider Knochen verbindet, während die obere von der Crista ossis ilei zum Querfortsatz des untersten Lendenwirbels zieht. Unterhalb des Gelenkes kommt ferner die Verbindung des Kreuzbeins mit dem Becken durch das Ligamentum spinososacrum und tuberososacrum in Betracht.

Bewegungen sind in diesen Gelenken nicht nachweisbar.

Die Symphysis ossium pubis verhält sich ganz ähnlich. Auch hier lässt sich die Spur einer Gelenkhöhle erkennen, sodass nach Luschka das Gelenk zu den Amphiarthrosen zählen müsste. Allseitige starke Bandverbindung giebt aber dem Gelenk die Eigenschaft der unbeweglichen Symphyse.

§ 21. Hüftgelenk.

235. Das Hüftgelenk ist das Gelenk zwischen Schenkelbein und Becken, durch welches die untere Extremität mit dem Rumpf verbunden ist.

An der Vereinigungsstelle von Darmbein, Schambein und absteigendem Sitzbeinast befindet sich die Hüftgelenkpfanne, eine halbkugelförmige Grube, deren Rand mit Ausnahme einer etwa den fünften Theil des Umfanges betragenden, nach vorn und abwärts gelegenen Stelle, Incisura acetabuli, über die Fläche der Beckenknochen vorspringt. Im Anschluss an diese Lücke ist auch der Grund der Pfanne bis in die Mitte vertieft, sodass die eigentliche Gelenkfläche hufeisenförmig ausgeschnitten erscheint. Der Gelenkkopf des Femur ist annähernd kugelförmig, und setzt mit dem Halse (Collum) in einem mehr oder weniger stumpfen Winkel am Schafte des Schenkelbeines an. Der Stelle der Fossa acetabuli entsprechend, findet sich auch an der Kugelfläche eine kleine Vertiefung (Fovea capituli). Schenkelkopf und Pfanne sind mit hyalinem Knorpel überzogen, der in beiden Fällen in der Mitte am dicksten ist. Der Rand der Pfanne wird erhöht durch eine ringförmige Bandmasse von dreieckigem Querschnitt (Labrum fibrocartilagineum), deren Fasern, vom Limbus schräg entspringend, ringförmig verlaufen, die Incisura acetabuli als Ligamentum transversum acetabuli überspringen und den Schenkelkopf am Halse scharfrandig umfassen. Vom äusseren Rande des Labrum, dessen Kante sie freilässt, entspringt die Gelenkkapsel, umgiebt den Schenkelkopf und setzt vorn an den Fuss des Trochanter major, im übrigen Umkreise etwas näher am Gelenk an den Schenkelhals an. Im vorderen Rand der Kapsel finden sich Falten, die als Plicae, Retinacula oder Frenula capsulae beschrieben werden. Die Fossa acetabuli ist durch lockere, fetthaltige Bindegewebsmassen ausgefüllt. Frei durch das Innere der Kapsel erstreckt sich aus der Fossa acetabuli her aufwärts zur Fovea capituli das Ligamentum teres, ein schwaches Bändchen, das mit einem Theile seines breiten, platten Ursprungs von der äusseren Fläche des Sitzbeins, unter dem Ligamentum transversum hinweg, entspringt. Der Zusammenhalt der fibrösen Kapselwand wird ferner durch mehrere zum Theil ausserordentlich starke Bänder unterstützt. Vom oberen

Pfannenrande geht ein sehr starkes Band (Ligamentum ileofemorale, s. „Bertini") mit einem oberen und einem unteren besonders starken Bündel zum unteren Theil des Schenkelhalses. Ein Theil seiner Fasern setzt sich ringförmig um die ganze Kapsel fort als Zona orbicularis. An der unteren und hinteren Fläche der Kapsel finden sich zwei schwächere Bänder, Ligamentum pubofemorale und ischiofemorale, die an den betreffenden Hüftknochen breit entspringen und am Schenkel schmal ansetzen. Die Kapsel ist ferner im oberen vorderen Theil durch den Psoas, oben durch den Glutaeus minimus, von dem Sehnenfasern in die Kapselwand übergehen, hinten und unten von den kleinen Hüftmuskeln umspannt.

236. Bei Betrachtung des Hüftgelenkes als Mechanismus fällt zunächst auf, dass der Schenkelkopf nicht ganz genau kugelförmig ist. Bei Gefrierschnitten ist ein Spaltraum zwischen Kopf und Pfanne gefunden worden (23) (*11*). Indessen sind die Abweichungen nur gering und es lässt sich annehmen, dass sie im lebenden Körper durch die Elasticität des Gelenkknorpels ausgeglichen werden. Das Gelenk ist also ein Kugelgelenk, und da über die Hälfte der Kugel von Pfanne und Faserring umspannt wird, wird es zur Unterabtheilung des Nussgelenkes, Enarthrosis, gerechnet, von der im menschlichen Körper nur dies eine Beispiel vorkommt.

Um die Bewegungen des Schenkels, die um unendlich viele Axen und sogar um mehrere gleichzeitig erfolgen können, zu verfolgen, muss man von einer festen Stellung ausgehen und zunächst die Stellung des Beckens bestimmt haben. Der Beckeneingang wird um 55° gegen den Horizont geneigt angenommen. Die Lage der Axen relativ zur Stellung des Beckens kann beliebig gewählt werden. Es sind zwei Systeme gebräuchlich. Gemeinsam ist beiden die Lage einer Axe (Flexionsaxe) horizontal durch die Mittelpunkte beider Schenkelköpfe. Entweder werden dann, nach Fick, zwei andere Axen, die eine sagittal und senkrecht zur gewöhnlichen Lage der Schenkelaxe (Abadductionsaxe), die andere in der Schenkelaxe gedacht und zwar mit dem Schenkel beweglich (Rotationsaxe) (*117*). Oder man ersetzt nach Strasser die zweite Axe durch Annahme eines sphärischen Gradnetzes (62). Immer wird bei solcher Betrachtung der Bewegung des Schenkels von der winkeligen Richtung des Schenkelhalses abgesehen, der bei der Rotation um die Längsaxe Winkelbewegungen macht.

Die Grenze der möglichen Bewegungen, in Strasser's Gradnetz eingetragen, ergiebt eine regelmässige elliptische Figur, deren lange Axe auf dem zehnten lateralen Parallelkreis liegt und bis —20° nach hinten, bis + 120° nach vorn reicht. Die kleine Axe um-

fasst 90°, d. h. der Schenkel kann aus der Grundstellung bis
— 55° lateralwärts und bis + 35° medialwärts gestellt werden.

Figur 30.

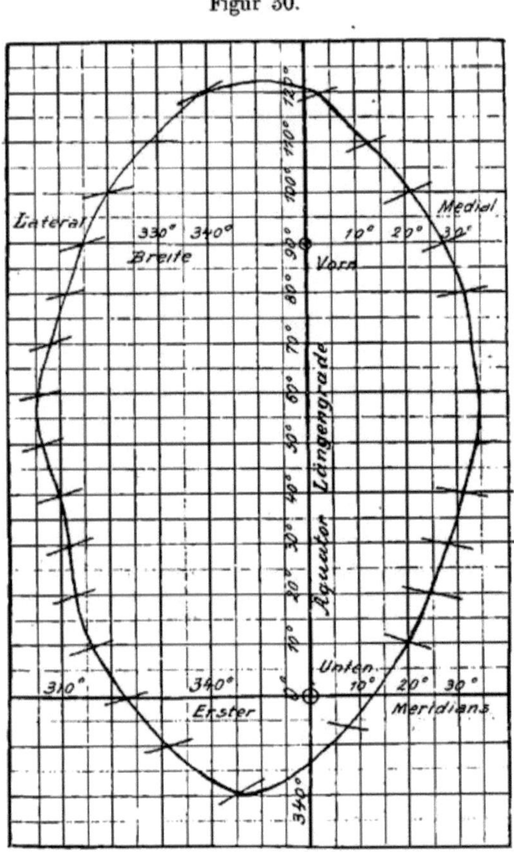

Umfang der Bewegung des Schenkels im Hüftgelenk und dessen Rotationsstellungen nach Strasser und Gassmann.

Der Mittelpunkt des Hüftgelenkes ist als Mittelpunkt eines Globus gedacht, der
durch Meridiane und Parallelkreise nach Graden eingetheilt ist. Die Pole liegen
lateral und medial, die Aequatorebene sagittal. Der erste Meridian liegt in
der Frontalebene. Die Grade zählen von fusswärts nach vorwärts und medial
positiv. Die Rotation wird als Winkel gegen den Meridian einwärts negativ,
auswärts positiv gerechnet. Die Curve giebt die Gradwerthe an, die der Schenkel
nach jeder Richtung erreichen kann, die Querlinien die Rotationsstellung, die
er an der Grenze annimmt. Die Curve entspricht nicht der wirklichen Begrenzung der Bewegung, die vielmehr aus den Gradzahlen zu ersehen ist, die
jedem Curvenpunkte entsprechen.

Noch bei der äussersten Flexion nach vorn umfasst die seitliche Beweglichkeit 20°, während sie bei extrem rückwärts gebeugtem Schenkel verschwindet. Bei jeder maximalen Beugestellung ist die Rotationsbewegung ausgeschlossen, sodass im Gegentheil nur bei bestimmten Rotationsstellungen die maximale Beugung möglich wird. Diese Rotationsstellungen, gemessen durch den Winkel zwischen Epicondylenlinie und Meridianrichtung schwanken von einer Einwärtsstellung von etwa — 20° im hinteren einen Theil, bis zu einer Auswärtsstellung von fast + 40° im lateralen Theil der Grenzfigur. Den grössten Umfang, 60°, hat die Rotation bei einer mittleren Vorwärtsbewegung um + 60°.

237. Die Hemmung des Hüftgelenkes erscheint ausschliesslich als Muskelhemmung, da zum Beispiel die vielfach angenommene Hemmung der Extensionsbewegung durch das Ligamentum ileofemorale am Präparate erst nach Durchschneidung des Ileopsoas eintritt. Wegen des Gegensatzes zu den älteren, auch heute noch nicht ganz verdrängten Anschauungen muss dieser Punkt besonders betont werden. Dass zum Beispiel beim Stehen die Hüftgelenke nicht durch Bänder fixirt sind, ergiebt der einfache Versuch, entweder das Becken oder den Schenkel aus der beim Stehen vorhandenen Lage nach beliebigen Richtungen zu bewegen. Da dies stets nach allen Richtungen, wenn auch in geringem Grade, möglich ist, können die anfänglich vorhandenen Stellungen keine Grenzstellungen gewesen sein, was für die Bänderhemmung erforderlich wäre. Dies gilt sowohl für die von H. v. Meyer angegebene Hemmung weiterer Rückwärtsneigung bei vorgeschobenem Becken, als auch für die in neuester Zeit von Jondrassik erwähnte angebliche Hemmung beim Stehen mit seitlich verschobener Hüfte (*118*).

Das als Hemmungsband gedeutete Ligamentum teres würde für diese Function viel zu schwach sein, auch wenn es nicht an der denkbar ungünstigsten Stelle, nämlich dicht am Drehpunkte des Schenkelkopfes, ansetzte. Eher lässt es sich als Leitband für Blutgefässe auffassen, da aber diese oft fehlen, so dürfte ihm nur morphologische Bedeutung zukommen. Beim Pferde ist es besonders entwickelt, bei einer Reihe von Thieren fehlt es ganz. Der Annahme, dass das Hüftgelenk nur durch die Muskeln gehemmt werde, entspricht die Thatsache, dass durch Uebung der Bewegungsumfang weit über das gewöhnliche Maass hinaus entwickelt werden kann.

§ 22. Kniegelenk.

238. Das Kniegelenk ist das Gelenk zwischen Ober- und Unterschenkel, in dem Femur und Tibia articuliren.

In anatomischem Zusammenhang (183) mit dem Kniegelenk steht die Gelenkverbindung zwischen dem oberen Ende der Fibula und der Tibia, indem das laterale Seitenband des Kniegelenkes am Köpfchen der Fibula angreift. In mehr als zehn Procent der Fälle communiciren auch die Gelenkkapseln. Die Gelenkflächen sind oval mit transversaler Axe, mitunter mehr dreieckig. Die der Fibula ist leicht concav, die der Tibia entsprechend convex. Beide sind von einer ziemlich dicken Knorpelschicht überzogen und ringsum durch eine straffe Kapsel, an den Seiten durch Bänder vereinigt, von denen das laterale besonders stark ist. Das Gelenk ist eine Amphiarthrose mit sehr geringer Beweglichkeit.

Das Oberschenkelbein steigt schräg nach medialwärs gerichtet und in nach hinten hohlen Bogen leicht gekrümmt herab. Sein unteres Ende wendet sich ein wenig nach hinten und verdickt sich zu einem Gelenkkopf, dessen seitliche Theile, Condylus medialis und lateralis, namentlich nach hinten stark vorspringen, während in der Mitte eine sagittale Furche, Fossa intercondyloidea, erscheint.

Die Ebene der Gelenkfläche steht in transversaler Richtung gegen die Längsaxe des Knochens derart schräg, dass sie bei der Normalstellung horizontal liegt. Bei senkrechter Stellung des Femur springt also der mediale Condylus nach unten weiter vor. Auf dem vordersten Theil der Fossa intercondyloidea (Fossa patellaris) liegt die convexe Gelenkfläche der Kniescheibe. Der laterale Rand der Fossa patellaris ist höher als der mediale. Die Condylen bilden mit der Fossa patellaris zusammen eine hufeisenförmige Fläche, die mit Knorpel überzogen ist. Der hintere Theil der Fossa intercondyloidea ist frei von Knorpel. Die Knorpelschicht ist in der Fossa patellaris und am hinteren Ende der Condylen dünn, in der Mitte fast 3 mm dick.

Der Schaft der Tibia ist nach oben ziemlich gleichmässig verdickt und endet mit einer horizontalen ovalen Gelenkfläche, die durch eine sagittale rauhe Leiste (Eminentia intercondyloidea) in zwei getrennte Felder für die Condylen des Femur getheilt wird. Diese Flächen sind mit einer dicken nachgiebigen Knorpelschicht überzogen, die in der Mitte 5 mm Mächtigkeit hat, nach den

Rändern zu dünner wird (96). Jederseits schiebt sich zwischen den Condylus des Femur und den der Tibia ein halbmondförmiger Zwischenknorpel ein, der mit dickem Rande den Raum zwischen den Gelenkflächen erfüllt, die Mitte aber frei lässt. Namentlich der mediale ist auf einen ganz schmalen Kranz beschränkt. Sie sind an ihrem äusseren Umfange mit der Kapsel verwachsen und an ihren Endpunkten durch Bandstreifen an die Eminentia intercondyloidea geheftet. Die Gelenkkapsel des Kniees ist sehr ausgedehnt. Wo sie nicht durch Bänder oder Aponeurosen verstärkt, sondern durch Muskeln bedeckt wird, ist sie dünn und schlaff. Den Rand der tibialen Gelenkfläche umfasst sie knapp, mit Ausnahme einer Stelle an der Hinterseite, wo sie sich in den Schleimbeutel des Musculus popliteus fortsetzt und sogar in die Kapsel des Tibiofibulargelenkes übergehen kann. Am Femur reicht sie hinten bis über die Condylen an den Schaft, vorn noch etwas höher hinauf (Recessus subcruralis). An die Patella schliesst sich die Kapsel rings dicht um die überknorpelte Hinterfläche an. Im Innern der Kapsel finden sich zahlreiche Falten und Anhänge aus Fettgewebe (Plicae adiposae), die besonders im vorderen Bereich der Fossa intercondyloidea sehr umfangreich sind. Hier sind sie durch einen besonderen Strang (Plica synovialis s. Ligamentum mucosum) gegen die Fossa intercondyloidea hinaufgezogen. Zwei ähnliche, aber derbere Falten zu beiden Seiten der Kniescheibe werden als Ligamenta alaria bezeichnet.

Zusammengehalten wird das Kniegelenk im Wesentlichen durch vier Bänder, zwei äussere (Seitenbänder) und zwei innere (Kreuzbänder). Die inneren Bänder (Ligamenta cruciata) entspringen am Femur jederseits aus einer Vertiefung in der Fossa intercondyloidea, und heften sich, das laterale vor, das mediale hinter der Eminentia intercondyloidea, an die Tibia an. Das laterale Seitenband ist ein rundlicher Strang, der über dem lateralen Condylus des Femur entspringt und sich an das Köpfchen der Fibula ansetzt. Das mediale überzieht in breiter Ausdehnung die Kapsel, indem es an den medialen Flächen von Femur und Tibia schmaler entspringt und mit einer starken Verbreiterung nach hinten an den Rand des medialen Zwischenknorpels geheftet ist. Ausserdem unterscheidet man an der hinteren Fläche der Kapsel noch ein schräges Verstärkungsband, das fast quergerichtet vom lateralen Femurknorren zum medialen Tibiaknorren hinabzieht, und ein schwaches Ligamentum popliteum arcuatum vom Köpfchen der Fibula zum Femur. An der Vorderseite vertritt die Sehne des Quadriceps cruris die Stelle der Gelenkbänder. Die Patella dient dieser Sehne gleichsam als Sesambein.

Die vereinigten Sehnenfasern des Rectus cruris und der Vasti heften sich als Tendo extensorius s. Ligamentum patellae superius an den oberen Rand der Kniescheibe und setzen sich als Ligamentum patellae inferius vom unteren Rande der Patella zur Spina tibiae fort. Die Vorderfläche der Patella und der Kapsel wird noch bedeckt von einer aponeurotischen Ausbreitung. der Vasti, von denen der mediale sogar muskulös bis unter den Rand der Patella hinabgeht. Darüber liegt noch die Fascia lata, von der namentlich die als Maissiat'scher Streifen oder Ligamentum iliotibiale bezeichnete Sehne des Tensor fasciae latae wichtig ist, die über die laterale vordere Fläche des Kniees zur Tibia und Fibula hinabzieht. Die anliegenden Muskeln und Sehnen haben für das Gelenk ferner die besondere Bedeutung, dass die Kapsel an vielen Stellen mit den Schleimbeuteln unter diesen Theilen communiciren kann. Dies geschieht, wie oben erwähnt, immer bei der Bursa poplitea, meist auch bei der Bursa subcruralis, oberhalb des Recessus subcruralis, der nur in früher Jugend geschlossen zu sein pflegt; weniger oft bei der Bursa semimembranosa, zwischen den Sehnen des Semimembranosus und des medialen Gastroknemiuskopfes, selten bei den drei zwischen der Haut, der Fascie, der Aponeurose und dem Knochen an der Kniescheibe möglichen Schleimbeuteln, Bursa praepatellaris subcutanea, subfacialis und subaponeurotica, oder der Bursa bicipitalis zwischen der Sehne des Biceps und dem Ligamentum laterale genu.

239. Als Bewegungsapparat betrachtet, erscheint das Kniegelenk im Allgemeinen als ein Charniergelenk, genauer als Spiralgelenk (174). Die einander berührenden Flächen des Femur und der Tibia haben aber eine sehr verwickelte Gestalt, die auch durch die Zwischenknorpel nicht zur Uebereinstimmung gebracht wird. Man hat früher fünf einzelne Gelenke unterscheiden wollen, aus deren zum Theil rollender, zum Theil schleifender Bewegung die Eigenthümlichkeiten der Gesammtbewegung erklärt wurden: das Gelenk zwischen Femur und Patella (vergl. unten) und vier Gelenke zwischen den Condylen des Femur und der Tibia und den betreffenden Flächen der Zwischenknorpel (178).

Die Femurcondylen erscheinen als Rotationskörper mit von der Frontalrichtung wenig abweichenden Krümmungsaxen, die sich hinten unten schneiden. Für den vorderen Abschnitt des medialen Condylus ist eine besondere, von der frontalen Richtung in demselben Sinne, aber stärker abweichende Axe anzunehmen. Von den Gelenkflächen der Tibia bildet die laterale annähernd die Hälfte eines flachen Kegels mit senkrechter, in der Eminentia gelegener Axe. Die mediale ist concav. Beide Flächen sollen in horizontalen Ebenen kreisförmige Schnitte geben. In diesen Kreisen sollen die Zwischenknorpel gleitend rotiren, um stets der Schrägstellung der Femurcondylen entsprechende Lagen annehmen zu können. Wegen der Ungleichheit der Condylen kann jedoch trotzdem keine reine Flexion und Extension entstehen, sondern die rotatorische Wirkung der schiefen Axe, namentlich des vorderen Theiles des medialen Condylus soll eine mit der Beugung und Streckung combinirte Rotationsbewegung der Tibia hervorbringen. Mit der Streckung soll gleichzeitig Supination, mit der Beugung Pronation stattfinden, und zwar am stärksten nahe an der Strecklage.

240. Diese Lehre ist ganz und gar auf diejenige Gestalt der Gelenkflächen gegründet, die an geöffneten Präparaten gefunden wird. Wegen der Nachgiebigkeit der dicken Knorpelschichten ist aber die Flächengestalt für die Bewegungsbedingungen nicht durchaus maassgebend (96). Vielmehr ist klar, dass im Gegensatz zu der obigen Lehre gerade für die Hauptbewegung des Kniees, die Flexion, wegen der starken Krümmung der Femurknorren und der nahezu ebenen Fläche der Tibia eine eigentliche Schleifbewegung ausgeschlossen ist (171). Obschon die Flächen durch Vermittelung der Knorpel scheinbar zu einem gewissen Schluss gelangen, lässt sich nach H. Virchow zeigen, dass nach Entfernung der Knorpel der Gang des Gelenkes im Wesentlichen unverändert ist (*119*).

Nur Ein Hauptpunkt bezüglich der Bewegungsform geht aus dem Bau des Kniegelenkes mit Bestimmtheit hervor, das ist jene Eigenthümlichkeit, um derentwillen die Gebrüder Weber das Kniegelenk als eine ganz besondere Art Gelenk, als „Spiralgelenk" bezeichneten (174). Die Fläche der Tibia kann als eine Ebene angesehen werden, die Masse der Zwischenknorpel als ein elastisches Polster. Die Krümmung der Femurrknorren nimmt nun von ventral- nach dorsalwärts zu, sodass ein Sagittalschnitt der Fläche eine Spirallinie ergiebt (vergl. Fig. 18). Bei gestreckter Stellung ist der am weitesten vom Mittelpunkt entfernte Theil der Spirallinie, nämlich ihr ventrales Ende, mit der Tibia in Berührung und die Seitenbänder sind gespannt. Mit zunehmender Beugung kommen immer weiter dorsalwärts gelegene, also dem Mittelpunkt der Spirale näher gelegene Abschnitte der Condylenfläche mit der Tibia in Berührung, und infolgedessen kann der Mittelpunkt der Spirale und mit ihm das ganze Femurende der Tibia näher rücken, sodass die Seitenbänder erschlaffen.

Daher ist in der Beugestellung der Unterschenkel gegen den Oberschenkel beweglich, in der Streckstellung dagegen stellt er sich fest.

Hiervon kann man sich am Präparat wie auch am Lebenden überzeugen, Letzteres am besten so, dass man den Oberschenkel in gebeugter Haltung dicht oberhalb des Kniees mit beiden Händen kräftig packt und hin und her schüttelt. Man nimmt dann das seitliche Schlottern des Unterschenkels wahr und fühlt zugleich, dass es nicht auf Rotationen des Oberschenkels beruht.

Zu diesem Ergebniss trägt auch die Breite des medialen Seitenbandes bei.

Obschon hiernach die Bewegungsbedingungen für Beugung und Streckung in gewisser Beziehung von denen eines typischen Walzengelenkes abweichen, ist doch die Hauptbewegung des Kniees die Charnierbewegung. Nun zeigt aber die Bewegung des Unterschenkels bestimmte Eigenthümlichkeiten, die schon den oben mitgetheilten Angaben über die Einwirkung der Flächenform zu Grunde lagen. Es ist nämlich mit der Charnierbewegung eine Rotation um die Längsaxe in bestimmter Weise verbunden. Nach den von Braune und Fischer (*120*) vermittelst des photogrammetrischen Verfahrens gewonnenen Ergebnissen gestaltet sich die Bewegung folgendermaassen: Wird das Knie aus der gestreckten Stellung gebeugt, so findet gleichzeitig Einwärtsrotation (Pronation) statt, die anfänglich 30‘ auf jeden Grad der Beugebewegung beträgt, bei weiterer Beugung jedoch schnell abnimmt und bei etwa 20^0 Beugung ganz schwindet. Die alsdann erreichte Rotationslage weicht von der in der Streckstellung um etwa 6^0 ab. Von da an tritt bei weiterer Beugung eine ganz geringe Auswärtsrotation (Supination) ein, sodass bei 90^0 Beugung die vorhergegangene Einwärtsrotation ausgeglichen und die ursprüngliche Rotationslage der Streckstellung wieder erreicht ist. Ueber 90^0 Beugung hinaus soll nur noch schwächere Auswärtsrotation stattfinden, die schliesslich ganz schwindet. Diese Rotationsbewegungen, die, auf je fünf Grad gemessen, sich auf wenige Minuten belaufen, sind mit der Beuge- und Streckbewegung unveränderlich verbunden, sodass sie bei wiederholter Messung mit der grössten Regelmässigkeit wiederkehren.

Bei dem Uebergang aus der Beugung in die Streckung tritt die gleiche Rotation in ungekehrtem Sinne auf. Es ist also mit dem letzten Theile der Streckbewegung eine merkliche Supinationsdrehung verbunden, die als „Schlussrotation“ bezeichnet wird. Nun bemerkt H. Virchow, dass die Streckung gewöhnlich nur bei aufgesetztem Fusse, im Stehen ausgeführt wird. In diesem Falle ist natürlich der Fuss und, soweit es hier in Betracht kommt, auch der Unterschenkel gegen den Boden festgestellt. Es kann also bei der Drehbewegung nicht der Unterschenkel nachgeben, sondern statt dessen dreht sich der Oberschenkel auf dem feststehenden Unterschenkel in entgegengesetztem Sinne. Im Augenblicke der Streckung des Kniees im Stehen findet daher eine Drehung des Femur zwischen Knie und Becken in pronatorischem Sinne statt (*121*).

Den Einfluss dieser Drehung auf die Gestalt des Kniegelenkes hat H. Virchow an Präparaten untersucht, die in spitzwinkliger Beugung fixirt worden waren. Es zeigt sich, dass die Hinterkante des medialen Femurknorrens weiter vorn steht, als die des lateralen, der mit der Tibiakante gleich steht und ferner, dass die Knochen hier an der hinteren Grenze der Gelenkflächen in fast unmittelbarer Berührung stehen, während sie im Uebrigen weit auseinanderklaffen. Die Zwischenknorpel sind stark zurückgezogen und nehmen nur etwa die hinteren zwei Drittel des Flächenraumes ein, den sie bei Streckstellung bedecken. Ihr hinterer Rand kommt auf diese Weise hinter der engsten Stelle des Knochenspaltes zu liegen· Hier ebensowenig wie sonst ist eine bestimmte Beziehung zwischen der Gestalt der Knorpel und der stattfindenden Bewegung zu erkennen (*119*). (Vgl. Fig. 31 und 32 auf folgender Seite.)

241. Obschon die bisher erwähnte Rotation im Kniegelenk während der Flexion eine zwangläufige ist, das heisst, unwillkürlich und stets in derselben bestimmten Weise abläuft, ist auch willkürliche Rotation, wenigstens in der Beugestellung, nicht ausgeschlossen. Dieser scheinbare Widerspruch erklärt sich daraus, dass während der Bewegung das Gelenk dem Einflusse des Muskeldruckes unterliegt, ruhend aber, in der Beugestellung, vermöge der oben angegebenen Spiralkrümmung der Gelenkflächen, vollkommen schlaff werden kann. Unter diesen Umständen besteht dann Freiheit zu willkürlicher Rotation, die von der Ruhelage aus in supinatorischem und pronatorischem Sinne ungefähr gleich weit, im Ganzen durchschnittlich bis zu einem Umfange von 25° ausgeführt werden kann. Die Gebrüder Weber geben für rechtwinklige Beugung nach Messungen an Präparaten den sehr hohen Werth von 34° an, ähnlich H. v. Meyer, Henke sogar einen mehr als doppelt so hohen, sodass man wohl ein Versehen vermuthen darf.

Figur 31.

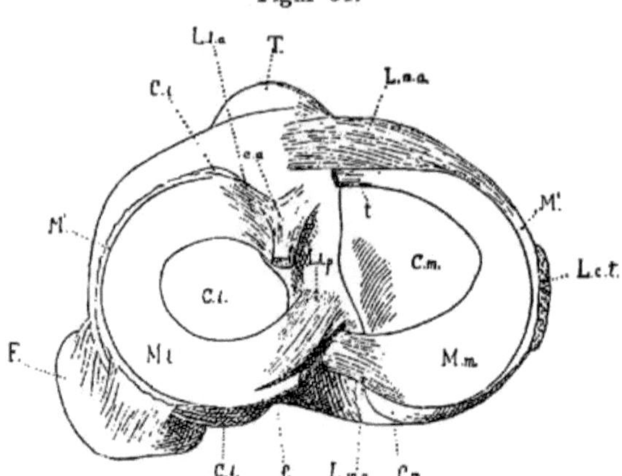

Oberseite der linken Tibia und der Bandscheiben vom gestreckten Knie, nach H. Virchow.

c.a. Partie das vorderen gekreuzten Bandes, welches die Verbindung des letzteren mit der lateralen Bandscheibe zeigt; C.l. laterale, C.m. mediale Gelenkfläche der Tibia; F. Köpfchen der Fibula; L.c.t. mediales Seitenband; L.l.a. vorderes, L.l.p. hinteres Befestigungsband der lateralen Bandscheibe; f. femorales Befestigungsband der lateralen Bandscheibe: L.m.a. vorderes, L.m.p. hinteres Befestigungsband der medialen Bandscheibe; M.l. laterale, M.m. mediale Bandscheibe; M' Verbindung der Bandscheibe mit der Kapsel; T. Tuberositas tibiae; t. Lig. transversum genu.

Figur 32.

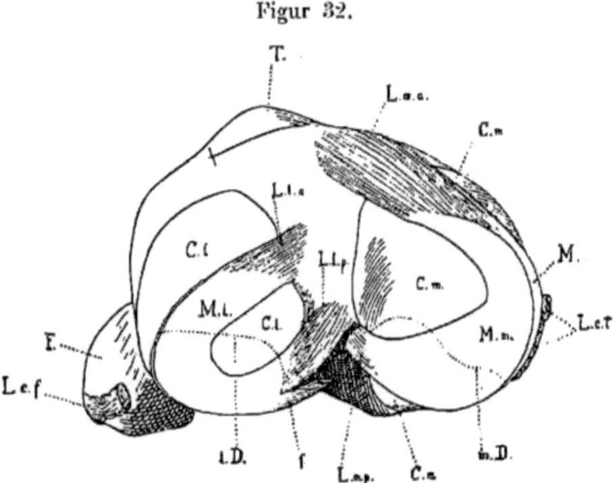

Oberseite der linken Tibia und der Bandscheiben vom spitzwinklig gebeugten Knie, nach H. Virchow.

Bezeichnungen wie in Figur 31, ausserdem: L.c.f. laterales Seitenband, ungespannt; C.D., m.D. vordere Grenzlinie der lateralen und medialen Druckstellen. Jede der letzteren zerfällt in einen meniscalen und praemeniscalen Abschnitt.

Die Feststellung dieser Zahlen ist deswegen von Wichtigkeit, weil die Möglichkeit der willkürlichen freien Rotation im Kniegelenk in Zweifel gezogen worden ist (*122*).

242. Bei der Beugung und Streckung findet im Kniegelenk ausser der Condylen auf einander auch eine Verschiebung der Patella auf ihrer Unterlage statt, da sie ja in die Strecksehne eingelagert ist. In voller Strecklage wird sie durch den Muskelzug ganz auf die vordere Fläche des Femur hinaufgeholt. sodass nur ihr unterer Rand in der Fossa patellaris liegt. Dabei verhindert der stärker vortretende laterale Rand der Fossa, dass die Patella der schrägen Richtung des Quadriceps nach aussen folgt. Bei voller Beugelage gleitet sie, durch das Ligamentum patellae inferius in derselben Entfernung von der Spina tibiae festgehalten, in Folge der Lageveränderung des Femur tief in die Incisura intercondyloidea hinab. Dies ist am Lebenden deutlich an der abgerundeten Gestalt des gebeugten Kniees zu erkennen.

Der Umfang der Charnierbewegung des Kniees beträgt 140° bis 150°. Beugung ist bis zu dem Grade möglich, dass die hintere Fläche des Unterschenkels der des Unterschenkels anliegt. Hier ist also keine besondere Hemmung nothwendig. Bei angestrengter Streckung (Durchdrücken) bilden die Längsaxen von Femur und Tibia, das heisst, die Verbindungslinien der Mittelpunkte des Hüft- und Fussgelenkes mit dem des Kniegelenkes einen Winkel von etwas mehr als 180°, der also nach vorn offen ist. Doch kommt diese Stellung, da sie nur durch gewaltsame Muskelanspannung erreicht wird, für normale Verhältnisse nicht in Betracht. Für die Hemmung der Streckbewegung wirken alle drei Hemmungsarten zusammen. Die Rotation am Schluss der Streckung endet damit, dass die Zwischenknorpel und mit ihnen der Rand der Tibia gegen das vordere Ende der Femurcondylen anstossen, wo sich auch eine entsprechende Vertiefnng findet. Den Gegendruck bei diesem Anstossen haben alle vier Hauptbänder gemeinsam zu halten. Die wesentlichste Rolle spielt aber auch beim Knie die Muskelhemmung, sowohl beim Beugen, wie beim Strecken.

§ 23. Fussgelenk.

243. An der Gelenkverbindung zwischen Unterschenkel und Fuss, dem Fussgelenk, betheiligen sich beide Unterschenkelknochen. Das untere verdickte Ende der Tibia bildet eine leicht gehöhlte Gelenkfläche, an deren medialem Rand der Malleolus medialis, an deren lateralem Rand das untere Ende der Fibula hervorragt. Diese

auf der Innenseite überknorpelten Vorsprünge fassen den obersten
Fusswurzelknochen, das Sprungbein, zwischen sich. Das Sprungbein besteht aus einem annähernd würfelförmigen Körper, dessen
obere und seitliche Flächen, wie eben angedeutet, dem Unterschenkel
eingelenkt sind, während seine untere Fläche mit dem zweiten Fusswurzelknochen articulirt, und dem nach vorne vorspringenden rund-
lichen Kopfe, der zugleich eine zweite Articulationsstelle für das
Fersenbein und die Gelenkfläche für das Kahnbein bildet. Der
zweite Fusswurzelknochen, das Fersenbein, zeigt auf seiner Oberseite zwei denen des Talus entsprechende Gelenkflächen, durch eine
tiefe Furche getrennt, nach vorne eine dritte zur Verbindung mit
dem Würfelbein, und ist nach hinten durch einen weit vorstehenden
Fortsatz, die Ferse, verlängert. Diese beiden Knochen bilden für
sich eine Gruppe unter den Fusswurzelknochen, indem ihre vorderen
Gelenkflächen beinahe wie eine einzige zu betrachten sind, deren
medialen Theil der Taluskopf, deren lateralen der Calcaneus bildet.
Vor dem Kopfe des Talus liegt das Kahnbein, das mit seiner
Hinterfläche dem convexen Taluskopf angepasst, an der vorderen
selbst eine convexe Gelenkfläche bietend, ein Zwischenstück zwischen
dieser Gruppe und der zweiten Reihe darstellt. An das Fersenbein
schliesst sich das Würfelbein an, das zur zweiten Reihe gezählt
werden muss, da es nach vorne schon die Gelenkfläche für den
fünften und vierten Mittelfussknochen bildet. Die Reihe wird ergänzt durch die drei keilförmigen Beine, die eng aneinander
angeschlossen vor dem Kahnbein liegen und die ersten drei Mittelfussknochen tragen.

Das Gelenk zwischen Tibia, Fibula und Talus ist von einer
gemeinsamen Gelenkkapsel umschlossen, welche sich zwischen den
erstgenannten Knochen ein Stück aufwärts erstreckt, und durch
Seitenbänder zusammengehalten. Zwischen den Unterschenkelknochen ist ihrer ganzen Länge nach eine Membrana interossea
ausgespannt, welche dicht über dem Gelenk durch die Ligamenta
tibiofibularia, anterius und posterius verstärkt wird. Ausserdem
verbindet die Knöchel, die hintere Wand der Gelenkkapsel bildend,
ein Ligamentum tibiofibulare transversum. Vorne verläuft ein
schwaches Band von der Tibia zum Talus. Die viel stärkeren
Seitenbänder greifen über den Talus hinweg bis auf das Fersenbein. Das mediale entspringt schmal vom Malleolus medialis und

setzt sich an die Fläche des Sprungbeines und den Fortsatz des Fersenbeines breit an. Das laterale zerfällt in drei divergirende Bündel, von denen namentlich das mittlere das Ende der Fibula so fest mit den Fusswurzelknochen verbindet, dass die Fibula leichter gebrochen, als aus dieser Verbindung losgerissen werden kann.

Das Sprungbein ist auf dem Fersenbein ausser durch diese gemeinsamen Bänder noch durch eine dicke Bandmasse befestigt, welche den ganzen Sinus tarsi zwischen den beiden unteren Gelenkflächen des Talus und der entsprechenden Stelle des Calcaneus ausfüllt. Die hintere Gelenkfläche hat eine eigene durch Bänder verstärkte Kapsel, die vordere ist mit dem Gelenk zwischen Sprungbein und Kahnbein in eine gemeinsame Kapsel eingeschlossen, in die ein starkes Dorsalband verwoben ist.

Die Verbindung zwischen Fersenbein und Würfelbein geschieht durch eine dritte besondere Kapsel und ist lateral-, dorsal- und plantarwärts durch Bänder verstärkt. Das plantare Band, Ligamentum calcaneo-cuboideum plantare, ist eines der stärksten Bänder des ganzen Körpers. Unter einander sind Kahnbein und Würfelbein durch ein Ligamentum dorsale, interosseum und plantare verbunden, mitunter ist auch an dieser Stelle ein Gelenk ausgebildet.

Die Gelenke der drei Keilbeine unter einander und mit dem Kahnbein haben eine gemeinsame Kapsel mit entsprechenden Bandverstärkungen. Dieselbe Kapsel schliesst manchmal das Gelenk zwischen Würfelbein und lateralem Keilbein ein, sonst besteht hier ein eigenes Gelenk. Diesen Verbindungen kommt keine erkennbare Beweglichkeit zu.

244. Aus diesen Angaben folgt, dass die Fusswurzel vornehmlich drei Articulationsstellen enthält:

1. Zwischen Unterschenkel und Sprungbein;

2. zwischen Sprungbein und den übrigen Fusswurzelknochen;

3. zwischen Sprungbein und Fersenbein einerseits und Kahnbein und Würfelbein andererseits.

Für diese drei Gelenkverbindungen sind folgende Bezeichnungen gebräuchlich:

1. Articulatio talo-cruralis s. pedis prima (erstes) Fussgelenk, Knöchelgelenk, oberes Fussgelenk, oberes Sprung(bein)gelenk.

2. Articulatio talocalcaneo-navicularis s. pedis secunda, unteres Fussgelenk, unteres Sprung(bein)gelenk.

3. Articulatio mediotarsea, s. tarsi transversa, drittes oder mittleres Fussgelenk, Chopart'sches Gelenk.

Die Bewegungen des Fusses sind:

1. Dorsale und plantare Flexion (Beugung und Streckung);
2. tibiale und fibulare Flexion (Adduction und Abduction).

Die Drehung des Fusses um die Axe des Unterschenkels, durch die die „Fussspitzen einwärts" und „auswärts" gesetzt werden, kommt durch Drehung des ganzen Beines im Hüftgelenk, bei gebeugtem Knie durch Drehung des Unterschenkels im Kniegelenk zu Stande (241), doch findet auch bei der Adduction im Fussgelenk eine Beimischung dieser Rotation statt.

Die Beugung und Streckung geschieht fast ausschliesslich im ersten Fussgelenk. Dies ist ein so ausgeprägtes Charniergelenk, dass man es durch einen durch die Knöchel getriebenen Dorn in ein wirkliches Charnier verwandeln kann.

Die Fläche des Sprungbeines ist aber nicht genau cylindrisch, sondern hinten etwas flacher gekrümmt und in ihrem mittleren Theil leicht ausgekehlt. Man findet an ihr die Andeutung einer Schraubenform, durch die der Unterschenkel sich beim Vorwärtsgleiten nach lateral verschiebt. Diese Erscheinung ist jedoch nicht constant. Als Abschnitt eines Cylinders betrachtet, umfasst die Gelenkfläche des Sprungbeines 116°, die entsprechende Hohlfläche der Tibia 67°, es bleibt also nur ein Winkel von etwa 40—50° für die Bewegung frei, der selbst bei starker Steigung der Schraube kaum eine merkliche Verschiebung gestatten würde. Doch ist die Bezeichnung des Gelenkes als Schraubengelenk insofern gerechtfertigt, als sich bei manchen Thieren, zum Beispiel beim Pferde, an dieser Stelle eine wundervoll ausgebildete Schraubenfläche findet (152).

Die Fläche des Sprungbeines ist ferner vorne fast um die Hälfte breiter als hinten, das heisst, ihre Ränder weichen nach vorn auseinander, ihre Richtung kann also für die Bewegung des Unterschenkels als eines Ganzen nicht maassgebend sein. Dagegen folgt, dass die Knöchel, wenn sie bei der mittleren Stellung des Fusses die Seiten des Sprungbeines berühren, bei der Dorsalflexion auseinandergetrieben werden. Ihre Verbindung muss also so viel Spielraum gewähren. Umgekehrt tritt bei Plantarflexion ein schmalerer Theil der Gelenkfläche zwischen die Knöchel ein, und der Fuss ist in dieser Stellung beweglicher. Die Plantarflexion kann, wenn die Grenze der Bewegung im ersten Gelenk erreicht ist, durch Bewegung in den unteren Gelenken verstärkt werden. Durch die verschiedene Lage der Drehungsaxen dieser Gelenke tritt dann gleichzeitig Adduction des Fusses ein.

245. Bei der Adduction und Abduction des Fusses bleibt die Stellung des Sprungbeines zum Unterschenkel unverändert und der übrige Fuss bewegt sich im zweiten und dritten Gelenk. Das zweite Gelenk zerfällt, anatomisch betrachtet, in

zwei Einzelgelenke, nämlich das zwischen dem Körper des Sprungbeines und dem Fersenbein, Articulatio talocalcaneo posterior und
das zwischen dem Kopf des Sprungbeines, dem Sustentaculum tali
des Fersenbeines, und dem Kahnbein, Articulatio talo-calcaneo-
navicularis. Vom mechanischen Standpunkt aus müssen aber die
Gelenke anders zusammen gestellt werden, denn offenbar kann
sich das Sprungbein als starrer Körper gegen das Fersenbein, das
ebenfalls Ein starrer Körper ist, nur in seinen beiden Gelenken
zugleich bewegen. Dagegen ist das Gelenk zwischen Taluskopf
und Kahnbein als ein Theil des dritten Fussgelenkes mit dem
Gelenk zwischen Fersenbein und Würfelbein zusammen zu betrachten.

Die beiden Berührungsflächen zwischen Sprungbein und Fersenbein sind Rotationsflächen, die aber in entgegengesetztem Sinne
gekrümmt sind. Die vordere ist nach oben concav, ihre Axe verläuft von hinten oben lateral nach vorne unten medial durch den
Kopf des Sprungbeines. Die hintere dagegen ist nach oben convex,
ihre Axe verläuft demnach unter dem Gelenk durch das Fersenbein und der anderen annähernd parallel.

Theoretisch betrachtet, lässt ein solcher Mechanismus durchaus
keine Bewegung zu (223). Es muss also, damit in einer der beiden
Flächen Bewegung möglich sei, an der anderen Dehiscenz eintreten. So lange der Fuss belastet und dadurch eine innige Berührung der Fläche gegeben ist, kann daher keine Adduction und
keine Abduction stattfinden, der Fuss kann nicht „umknicken".

Bei unbelastetem Fuss dagegen kommt die Adductionsbewe-
gung durch Auseinanderweichen der Gelenkflächen zu Stande, die
durch die Bewegung des dritten Gelenkes ergänzt werden. Die
Fläche des Taluskopfes gegen das Naviculare hat annähernd kugelförmige Krümmung, die Fläche des Fersenbeines gegen das Würfelbein ist in der Richtung von oben medial nach unten lateral
concav, in der darauf senkrechten annähernd horizontalen
Richtung convex gekrümmt. In dieser Richtung ist also die
Krümmung des Talonaviculargelenkes und des Calcaneocuboid-
gelenkes gleichlaufend. Daher fasst man, wie oben angegeben,
diese beiden Gelenke unter der Bezeichnung drittes Fusswurzel-
gelenk oder Chopart'sches Gelenk zusammen. In diesem Gelenke
ist also die Möglichkeit einer gemeinschaftlichen Bewegung des

ganzen Fusses um eine schräge Axe gegeben, die durch die Krümmungsmittelpunkte der beiden Convexitäten hindurchgeht.

Die Bewegung in diesem Gelenke ist nun nach H. Virchow mit der im zweiten Fussgelenk, also zwischen Talus und Calcaneus, dadurch verknüpft, dass das Kahnbein durch ein besonderes, am medialen unteren Rand des Sprungbeines verlaufendes Band an das Fersenbein geheftet ist. Wird das dritte Fussgelenk in Bewegung gesetzt, so spannt die Verschiebung des Kahnbeines dieses Band und drückt die mediale Ecke des Kahnbeines so gegen den Taluskopf, dass der Talus in seinen Gelenken gegenüber dem Fersenbein ebenfalls bewegt wird.

Die entstehende Bewegung, die am besten als Adduction des Fusses zu bezeichnen ist, besteht in einer Hebung des medialen Fussrandes mit gleichzeitiger pronatorischer Biegung der ganzen Fusswurzel. Beide Bewegungen sind so schwer zu trennen, dass bald die eine, bald die andere als die wesentlichere erscheint. Eigentliche Abduction im Gegensatze zu dieser Adduction kommt nicht vor, sondern die Normalstellung des Fusses ist die Grenzstellung, von der aus der Fuss nur in adductorischer Richtung bewegt und dann wieder in die Anfangsstellung zurückgeführt werden kann (*123*).

§ 24. Fusswurzelmittelfussgelenk.

246. Die distalen Fusswurzelknochen, nämlich die drei Keilbeine und das Würfelbein sind untereinander und mit den Mittelfussknochen nahezu unbeweglich verbunden.

Die Gestalt der Mittelfussknochen ist im Ganzen dieselbe wie die der Mittelhandknochen. Das Gelenk zwischen ihren Basalenden und den Fusswurzelknochen heisst Articulatio tarsometatarcea oder Lisfranc'sches Gelenk. Das Metatarsale hallucis articulirt mit dem Cuneiforme I. Die Endfläche des zweiten Metatarsalknochens stösst gegen das, zwischen erstem und drittem beträchtlich zurückweichende Cuneiforme II, gegen den vorspringenden Theil des Cuneiforme I ist eine dorsalgelegene, gegen den des Cuneiforme III sind zwei dorsal- und volargelegene seitliche Gelenkflächen gerichtet. Der dritte Metatarsalknochen articulirt mit dem Cuneiforme III, der vierte und fünfte mit dem Cuboideum. Ausserdem besitzen die vier lateralen Knochen seitliche Gelenkflächen zur Articulation unter einander.

Die Gelenkfläche des Metatarsus hallucis zeigt concave Krümmung um eine dorsovolare Axe, kann sich jedoch auch durch Hervortreten einer transversalen Convexität der Sattelform nähern. Die Flächen der übrigen Mittelfussknochen sind unregelmässig und nur schwach gekrümmt. Die des zweiten und dritten haben dreieckige Gestalt, der der Cuneiformia entsprechend, die des vierten ist endlich viereckig, und die des fünften nach dem Fussrand dreieckig auslaufend. Die beiden letzteren sind nach Henke um eine transversale Axe convex gekrümmt und dementsprechend freier beweglich als die anderen (*124*). Die seitlichen Gelenkflächen zur Verbindung der Metatarsi untereinander, die nur zwischen Hallux und Metatarsus II fehlen, sind fast so gross wie die Endflächen, sodass nicht wie bei der Hand nur eine Erweiterung des Endgelenkes, sondern eine ausgebildete Gelenkverbindung durch Amphiarthrose vorliegt. Die Synovialkapseln des Tarsometatarsalgelenkes sind so vertheilt, dass für das erste Gelenk sich eine abgeschlossene Kapsel am Cuneiforme I findet, für das zweite und dritte zwei, die unter sich und auch mit der zwischen Naviculare und den Cuneiformia communiciren können, zwischen Cuneiforme I und II und Metatarsus II, und zwischen Cuneiforme III und Metatarsus II und III, und endlich eine wiederum abgeschlossene Kapsel zwischen Cuboideum und Metatarsus IV und V. Diese Kapseln umfassen auch die entsprechenderen Intermetatarsalgelenke und sind an dieser Stelle durch Ligamenta basium metatarsorum s. intermetatarsea dorsalia (4), plantaria (3) und interossea (3) verbunden. Von diesen sind die ersteren nur schwach, die Plantarbänder dagegen stark entwickelt. Die Interossea sind kurz, straff und sehr stark, ihre Anheftungsstelle ist durch rauhe Stellen am Knochen erkennbar. Zwischen Tarsus und Metatarsus unterscheidet man sieben bis acht Ligamenta dorsalia, nämlich eins zwischen Cuneiforme I und Metatarsus halllucis, drei vom Metatarsus II zu den Cuneiformia, zwei oder drei zwischen Cuboideum und den beiden lateralen Mittelfussknochen. Die acht bis zehn Ligamenta plantaria stellen sich am ersten und zweiten Gelenk als Fortsetzung der Fusswurzelbänder dar, bei den anderen als blosse Verstärkung der

Faserkapsel. Auch die Ligamenta interossea stehen im Zusammenhang mit entsprechenden Bändern der Fusswurzelknochen. Das stärkste verläuft schräg vom Cuneiforme I zum Metatarsus II, Ligamentum Lisfrancii. Die anderen sind dünnere, gekreuzt und gerade angeordnete Faserzüge zwischen Metatarsus II und III, wie IV und V, und den entsprechenden Tarsalknochen. Endlich finden sich noch zwei besondere Bänder: Ligamentum tarsometatarseum plantare laterale s. tarseum transversum laterale von der unteren Kante des Cuneiforme III zur Basis des Metatarsus V, Ligamentum tarsometatarseum mediale s. tarseum transversum mediale s. bifurcatum sublime vom unteren Theil der lateralen Fläche des Cuneiforme I schräg nach lateral und vorn zur Basis metatarsi III.

247. Durch diese Verbindungen sind die proximalen Enden der Mittelfussknochen in einem stark gewölbten Bogen zusammengeschlossen, während die Distalen divergirend einen flacheren Bogen bilden. Der mediale Theil des proximalen Bogens entspringt vom dorsalen Theil der Fusswurzel, die sich ihrerseits beim Auftreten nur auf Calcaneus und Cuboideum stützt. Der Fuss erscheint demnach sowohl der Quere, als auch der Länge nach gewölbt. Die Längswölbung ist am stärksten am medialen Rande und entsteht durch Zusammenfügung von Calcaneus, Naviculare, den Cuneiformia, dem gebogenen Schaft des Metatarsus hallucis und den unter dem Köpfchen ruhenden Sesambeinen. Nach dem lateralen Rande zu wird die Wölbung flacher und kann ganz verschwinden. Die Wölbung in der Querrichtung ist am stärksten an den Basalenden der Metatarsi und wird nach vorn geringer. Wie H. Virchow bemerkt, ist der grösste Durchmesser der Köpfchen senkrecht zur Sohlenfläche, der grösste Durchmesser der Basaltheile senkrecht zu der Wölbung des Fussrückens orientiert, sodass sich für jeden Metacarpalknochen ein „Drehungswinkel" ergiebt, der für den dritten am grössten, nämlich zu über 30° gefunden wurde (*125*).

Der Ausdruck „Wölbung" ist hier nur im allgemeinsten Sinne zu verstehen. Die Lehrbücher pflegen das Fussgerüst geradezu als Nischengewölbe zu bezeichnen, was zu dem Irrthum Anlass geben kann, als sei der mechanische Zusammenhang des Fussgerüstes der eines gemauerten Gewölbes. Die Cuneiformia werden geradezu Gewölbsteinen, der Talus dem Schlussstein verglichen. Aber die Steine eines gemauerten Bogens müssen stets von einer gewissen Regelmässigkeit und oben dicker als unten sein. Sie stellen ferner, da sie bei wachsendem Druck immer fester zusammengekeilt werden, ein durchaus

starres Gefüge dar. Der Zweck, den das Fussgewölbe erfüllt, ist ganz im
Gegentheil, als eine nachgiebige Feder durch elastische Gestaltveränderung
Stösse auszugleichen und sich verschiedenen Unterstützungsflächen anzupassen. Dementsprechend ist der Zusammenhalt der Bogen des Fusses nicht
durch die Gestalt der Knochen, sondern durch Bänder- und Muskelwirkung
bedingt. Dies ist bei H. v. Meyer ausführlich beschrieben, obschon daselbst
die Bezeichnung Gewölbe gebraucht wird. Will man das thatsächliche Verhältniss mit einem technischen Ausdruck bezeichnen, so passt am besten der
Begriff des „Sprengwerkes" (126).

Die Querwölbung wird erhalten durch die Ligamenta interossea
der Fusswurzel- und Mittelfussknochen, namentlich durch die Ligamenta tarsea transversa und durch die sich kreuzenden Sehnen

Figur 33.

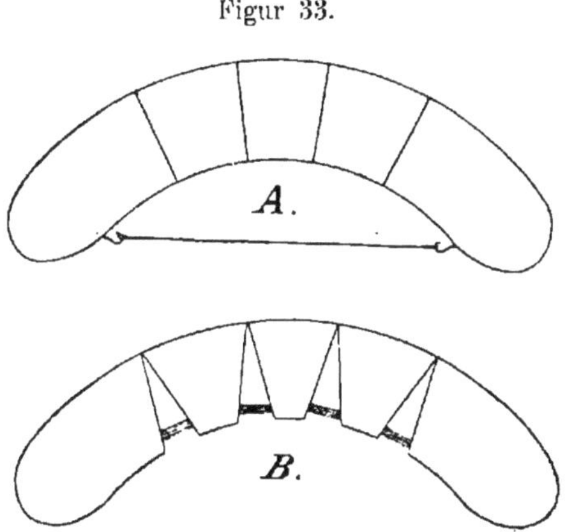

Typus des Gewölbes und schematisches Modell des Fussgewölbes,
nach H. Virchow.

In dem Gewölbe A wird die Verbindung der einzelnen Gewölbtheile nur auf
Druck beansprucht, bei dem Modell des Fussgewölbes B, das mechanisch dem
„Sprengwerk" entspricht, wird die Verbindung auf Zug beansprucht und vermag
federnd nachzugeben.

des Tibialis posticus und Peroneus longus. Am distalen Ende
erhalten den Bogen die Ligamenta capitulorum plantaria mit ihren
Querverbindungen, der Musculus transversus plantea und die quer-
verlaufenden Faserzüge der Plantaraponeurose. Die Längswölbung
ist, abgesehen von den starken Plantarbändern der Fusswurzel,
gespannt durch die Ligamenta plantaria der Tarsometatarsalgelenke,
ferner ebenfalls durch die Sehnen des Tibialis und Peroneus, end-

lich durch die Flexoren der Zehen überhaupt und die Plantaraponeurose.

Die vorderen Enden der Mittelfussknochen sind genau wie die
der Mittelhandknochen unter einander durch Ligamenta capitularum
s. intermetatarsea anteriora, mit den Grundphalangen durch Arti-
culationes metatarsophalangeales verbunden. Diese unterscheiden
sich von den Metacarpophalangealgelenken nur dadurch, dass die
Gelenkfläche des Metatarsi etwas mehr dorsalwärts gerichtet ist,
sodass die Dorsalflexion die Plantarflexion an Umfang übertrifft.
Das Metatarsophalangealgelenk der grossen Zehe unterscheidet sich
von den übrigen nur durch etwas freiere Beweglichkeit. Von den
Bändern, die sich ebenfalls wie die an der Hand verhalten, sind
die Ligamenta plantaria transversa besonders an der grossen und
kleinen Zehe stark entwickelt und die in ihnen enthaltenen Sesambeine bilden die Grundlage für den sogenannten lateralen und
medialen Fussballen.

§ 25. Zehengelenke.

248. Die Gelenke der Zehen entsprechen denen der Finger
(233).

Fünfter Abschnitt.

Muskelmechanik.

I. Allgemeine Muskelmechanik.

§ 1. Eintheilung der Muskelmechanik.

249. Die Thätigkeit der Muskeln ist nach zwei verschiedenen Richtungen
zu erforschen, die man als die Allgemeine Muskelphysiologie und die Specielle
Muskelphysiologie bezeichnet. Die Allgemeine Muskelphysiologie beschäftigt
sich mit denjenigen Eigenschaften des Muskels, die allen Muskeln gemein
sind, unter denen die Fähigkeit, sich zusammenzuziehen, die Wesentlichste
ist. Ihr vornehmstes Ziel ist, das Wesen des Contractionsvorganges zu er-
gründen und sie sucht sich diesem Ziele durch Untersuchungen auf den ver-

schiedensten Gebieten, auf dem der chemischen, elektrischen, thermischen und der mechanischen Erscheinungen zu nähern.

Die Specielle Muskelphysiologie dagegen befasst sich allein mit der mechanischen Wirkung der Muskeln. Sie kann daher auch als Muskelmechanik bezeichnet werden.

Innerhalb dieses engeren Gebietes der Speciellen Muskelphysiologie ergiebt sich nun von Neuem eine Theilung in allgemeine und in's Einzelne gehende Forschung. Denn über die mechanische Wirkung der einzelnen Muskeln lassen sich eine Reihe von Grundsätzen aufstellen, die wenigstens bei einem grossen Theile des Gesammtgebietes Anwendung finden. Andererseits ist es das letzte Ziel der Speciellen Muskelphysiologie, die mechanische Wirkungsweise jedes einzelnen Muskels, oder die Thätigkeit der einzelnen Muskeln bei jeder beliebigen Bewegung kennen zu lernen. Hierbei müssen auch solche Verhältnisse in Betracht gezogen werden, die eben nur für einen einzigen Muskel vorhanden sind. Diese Zweitheilung der Speciellen Muskelphysiologie mag dadurch ausgedrückt werden, dass unter „Muskelmechanik" ausschliesslich die allgemeinere Betrachtung verstanden wird, während die Untersuchung der einzelnen Muskeln als „Specielle Muskelmechanik" unterschieden werden soll.

Für beide Unterabtheilungen gemeinsam ist zu beachten, dass sie nur die Wirkung des Muskels als Ganzes in's Auge fassen und deshalb, wie Fischer sich ausdrückt, durch den Umstand, dass das Wesen des Contractionsvorganges (*127*) noch nicht hat erklärt werden können, ebensowenig behindert werden, wie die Physiker bei Aufstellung der Fallgesetze durch den Umstand, dass die Schwerkraft ihrer Ursache nach räthselhaft ist.

In mechanischer Beziehung wirkt die auf unbekannte Weise hervorgerufene Muskelkraft ebenso wie jede andere bekannte Kraft, und es lassen sich daher ihre Wirkungen ohne Rücksicht auf ihren Ursprung untersuchen.

§ 2. Einiges aus der Allgemeinen Muskelphysiologie.

250. Obwohl nach dem eben Gesagten die Muskelmechanik die Kenntniss der Ursache der Contraction entbehren kann, bedarf sie doch einiger Ergebnisse der Allgemeinen Muskelphysiologie, die sich auf den Verlauf der Contraction beziehen. Denn die Muskel-

kraft ist zwar von einer beliebigen auf andere Weise erzeugten Kraft nicht verschieden, aber nur, wenn diese Kraft in jedem Augenblicke in entsprechendem Maasse wirkt. Für die meisten Fälle geht allerdings die Muskelmechanik von der vereinfachenden Annahme aus, dass die Muskeln einen einfachen, völlig gleichmässigen Zug ausüben. Ehe man aber diese Voraussetzung annimmt, muss man darüber unterrichtet sein, in wiefern sie von den wirklichen Bedingungen abweicht.

251. Die Zusammenziehung des Muskels beruht auf der Zusammenziehung seiner kleinsten Theile, die man als Muskelelemente bezeichnet (*128*). Wenn sich alle Muskelelemente mit gleicher Kraft um ein gleiches Stück ihrer Länge verkürzen, so ist es klar, dass die Gesammtverkürzung des Muskels um so kräftiger sein wird, je mehr Muskelelemente er neben einander enthält, und um so grösser, je mehr Elemente er der Länge nach hinter einander enthält. Da die Elemente gruppenweise zusammengesetzt die Muskelfasern bilden, so gilt dasselbe von den Muskelfasern: Die Zusammenziehung ist um so kräftiger, je mehr Fasern gleichzeitig wirken, und um so grösser, je länger die Fasern sind, oder je mehr Fasern hinter einander gereiht sind. Die Gesammtmenge der neben einander liegenden Fasern wird aber gemessen durch einen Querschnitt, der an der dicksten Stelle des Muskels senkrecht zur Faserrichtung gedacht wird, oder besser gesagt, durch den grössten aller der Querschnitte, die senkrecht zur Faserrichtung gedacht werden können (255). Diesen Querschnitt nennt man den „physiologischen Querschnitt" des Muskels. Der physiologische Querschnitt ist also der Ausdruck der Zahl der im Muskel neben einander wirkenden Fasern, und folglich

> ist die Kraft des Muskels dem physiologischen Querschnitt
> proportional.

Der physiologische Querschnitt lässt sich annähernd berechnen aus dem Volumen des Muskels und der Länge seiner Fasern, nach demselben Princip, nach dem man den Querschnitt eines Cylinders aus Volum und Länge berechnet. Das Volum des Muskels in Cubikcentimetern ist sehr nahe gleich seinem Gewicht in Gramm (255), weil das specifische Gewicht des Muskelgewebes sich von dem des Wassers nicht erheblich unterscheidet. Es beträgt höchstens 1060. Man findet also annähernd den physiologischen Querschnitt in Quadratcentimetern, indem man das Gewicht des Muskels in Gramm durch die mittlere Faserlänge in Centimetern dividirt (*129*).

252. Der zeitliche Verlauf der Muskelzusammenziehung ergiebt sich aus der „Zuckungscurve", die man erhält, indem man
den Muskel die Veränderung seiner Länge während der Verkürzung
auf eine an ihm vorübergeführte Schreibfläche verzeichnen lässt.
Es geht aus dieser Curve hervor, dass die Verkürzung nicht gleichmässig schnell, sondern mit abnehmender Geschwindigkeit vor sich
geht. Die Curve lässt ferner die „Hubhöhe", nämlich die absolute
Grösse der Zusammenziehung erkennen, die bis zu $^5/_6$ der Länge
des Muskels betragen kann.

Hat der Muskel bei der Verkürzung ein Gewicht zu heben,
so fällt die Curve flacher aus, das Gewicht wird nicht so hoch
gehoben, wie das unbelastete Muskelende. Die Hubhöhe ist also
vermindert. Man kann dies so auffassen, dass der Muskel während
der Thätigkeit durch das Gewicht eine Dehnung erfährt.

War die Hubhöhe des unbelasteten Muskels a Millimeter, die des mit
c Gramm belasteten b Millimeter, so kann man sagen, die Last dehne den thätigen Muskel um die Strecke a—b. Denkt man sich nun den unbelasteten Muskel
in der Höhe b mm plötzlich mit dem Gewicht von c g belastet, so wird die
weitere Verkürzung gehemmt sein. Die Last c g ist also das Maass für die
Verkürzungskraft, die der Muskel bei dem Verkürzungsgrade besitzt, der der
Höhe b mm entspricht.

Es leuchtet ein, dass die Last um so grösser sein muss, in
je früherem Stadium die Verkürzung gehemmt werden soll. Dies
wird umgekehrt ausgesprochen in dem Satze:

Dass die Verkürzungskraft des Muskels mit dem Vorschreiten der Zusammenziehung sehr schnell abnimmt.

Am Höhepunkte der Verkürzung angekommen, hat der Muskel
gar kein Verkürzungsbestreben mehr, er übt keine Verkürzungskraft mehr aus, denn schon durch die geringste Last wird die
Verkürzung etwas vermindert.

Dieser Satz wird dadurch am anschaulichsten, dass man die beiden
äussersten Fälle vergleicht, den, dass die Kraft der Verkürzung in der Ruhelänge des Muskels gemessen wird, wo er beinahe seiner Maximalleistung fähig
ist, und den, dass die Kraft der Verkürzung ganz dicht am Gipfelpunkt der
Hubhöhe bestimmt wird, wo sich das Contractionsbestreben schon fast vollständig erschöpft hat.

Umgekehrt wird die Zusammenziehung eines Muskels um so
kräftiger, je stärker er schon vor der Contraction gedehnt war.
Dies geht aus der Betrachtung über die Abnahme der Contractions-

kraft mit zunehmender Verkürzung unmittelbar hervor. Wirkt ein
Muskel zwischen zwei Punkten, die näher an einander liegen, als
der Muskel selbst bei maximaler Verkürzung lang ist, so kann er
sich selbst bei maximaler Verkürzung nicht anspannen, würde
also gar keine Zugwirkung ausüben. Sind die Endpunkte ein
wenig weiter entfernt, so wird der Muskel nur bei äusserster Zusammenziehung schwach angespannt werden können. Sind die
Endpunkte so weit entfernt, dass der Muskel in der Ruhe eben
angespannt ist, so kommt die volle Contractionswirkung zur Geltung.
Dies ist der bei Versuchen mit ausgeschnittenen Muskeln gewöhnlich betrachtete Fall. Werden nun aber die Endpunkte noch weiter
auseinander gezogen, sodass der Muskel in der Ruhe gedehnt ist,
so kommt bei der Contraction nicht bloss die Elasticität, mit der
schon der ruhende Muskel zog, zu der Wirkung hinzu, sondern
die Contractionskraft steigt unverhältnissmässig stark an.

Eine Anspannung des ruhenden Muskels um wenige
Procente seiner Länge kann die Contractionskraft bis zum
Anderhalbfachen steigern.

Das sogenannte „Ausholen“ unmittelbar vor heftigen Bewegungen, wie
Schlagen, Werfen und andere, wird hiermit in Verbindung gebracht, doch
dürften dabei noch andere Verhältnisse im Spiele sein.

Für die Wirkungsweise der Muskeln im lebenden Körper ist
nun von der grössten Bedeutung, dass nur in wenigen Ausnahme-
fällen die Endpunkte bis zur Ruhelänge des Muskels genähert
werden können.

Es sind daher die Muskeln im Allgemeinen als dauernd
gespannte Stränge anzusehen.

Diese dauernde Spannung hat zwei verschiedene Ursachen.
Erstens ist jeder Muskel, wie eben angegeben, rein mechanisch
durch die Lage seiner Endpunkte gezwungen, eine grössere Länge
innezuhalten, als ihm im Ruhezustande zukommt. Der Muskel
ist also gedehnt und mithin elastisch gespannt.

Zweitens besteht in allen lebenden Muskeln für gewöhnlich ein geringer Grad von Erregung der contractilen
Substanz, die durch das Nervensystem vermittelt wird.
Man bezeichnet die dadurch hervorgebrachte Spannung
als den normalen Muskeltonus.

Durchschneidet man den zu einem Muskel gehörigen motorischen Nerven, so hört der Tonus auf und es tritt eine gewisse Erschlaffung und Verlängerung des Muskeln ein. Durchschneidet man nun eine der Sehnen, so zieht sich der Muskel noch weiter zusammen, zum Zeichen, dass unabhängig vom Nervensystem auch der Muskel selbst elastisch gespannt war.

Die Abnahme der Muskelkraft mit fortschreitender Verkürzung tritt bei der Untersuchung ausgeschnittener Muskeln, die sich beliebig stark verkürzen und bis zum Zerreissen ausdehnen lassen, sehr deutlich hervor. So lange aber der Muskel in seiner natürlichen Verbindung mit dem Knochengerüst ist, sind sowohl seiner Ausdehnung wie seiner Zusammenziehung ziemlich enge Grenzen gesetzt.

Es wird aus der ganzen Verkürzungscurve normaler Weise nur ein kurzer mittlerer Abschnitt ausgenutzt.

253. Aus der Abnahme der Verkürzungskraft ergiebt sich ferner, dass der Muskel hinsichtlich der Arbeitsleistung ungünstiger gestellt ist, wenn er ein kleines Gewicht hebt, als wenn er eine mittlere Belastung erhält. Die Arbeit wird gemessen durch das Product von Last und Hubhöhe. Wenn nun der Muskel mit einer kleinen Last dieselbe Arbeit leisten soll, wie mit einer grösseren, muss er sich sehr stark verkürzen und wird alsbald an die Grenze kommen, wo die Verkürzungskraft zu klein ist, auch nur die gegebene geringe Last zu heben. Andererseits wird bei sehr grosser Belastung die Hubhöhe so gering sein, dass abermals ein geringer Arbeitswerth herauskommt. Die Last, bei der die grösste Arbeit erreicht wird, ist eine mittlere. Der grösste Arbeitswerth, den der Muskel bei einer einzigen Zusammenziehung leisten kann, wird aber überhaupt nicht erreicht, wenn die Belastung constant ist. Sondern es muss die Belastung, entsprechend der Abnahme der Verkürzungskraft, während des Hubes abnehmen, um die günstigste Arbeitsbedingung zu gewähren (273) (*130*).

§ 3. Muskelformen.

254. Die eben beschriebenen Eigenschaften kommen schon dem Muskelemente an sich zu und gelten deshalb für alle Muskeln. Die Wirkungsweise der einzelnen Muskeln ist aber erheblich verschieden, je nach der Anordnung der Muskelelemente. In allen Muskeln sind die Elemente hinter einander zu „Fibrillen" gereiht,

und je eine Anzahl „Fibrillen" zu einem „Primitivmuskelbündel"
mit gemeinsamem Umhüllungsschlauch, „Sarkolemm" vereinigt.
Mehrere Fasern sind in der Regel wieder zu gröberen „Muskel-
bündeln" durch bindegewebige Hüllen verbunden, und zahlreiche
solche Bündel bilden den Muskel, der seinerseits von einer derberen
Hülle, der Muskelfascie, umgeben ist. Die Muskelfasern sind an
ihren Enden an die Sehnen befestigt, durch die ihre Zugwirkung
auf die zu bewegenden Theile übertragen wird.

Die Anordnung der Fasern in den einzelnen Muskeln ist nun
wesentlich verschieden. Der einfachste Fall ist der, dass eine
Anzahl Muskelfasern parallel neben einander verlaufen und an
ihren Enden durch Vermittelung je einer kurzen Sehnenfaser befestigt sind. Dies bezeichnet man als den „parallelfaserigen" Bau,
wobei daran zu denken ist, dass die Fasern der Zugrichtung parallel laufen.

Der Typus eines solchen Muskels ist der bandförmige M. sartorius des
Frosches, an dem eben seiner Einfachheit halber mit Vorliebe die Lehrsätze
der Allgemeinen Muskelphysiologie geprüft werden.

Nicht wesentlich unterscheiden sich von den parallelfaserigen
Muskeln die „spindelförmigen". Es ist hier nur der Muskelstrang
so dick, dass er im Vergleich zu seinen Endsehnen als „Muskelbauch" erscheint. Der Verlauf der Fasern kann dann auch nicht
vollkommen parallel sein, da die äusseren Fasern, um sich an die
dünne Sehne anzusetzen, nach einwärts über die anderen hinlaufen.
Typus dieser Muskelform ist der Biceps brachii des Menschen.

Eine andere Abart des parallelfaserigen Muskels bildet die
„Muskelhaut", die als aus einer Reihe platter, parallelfaseriger
Muskeln neben einander entstehend, oder als ein einziger, breiter,
parallelfaseriger Muskel betrachtet werden kann. Solche Muskel-
häute liegen gewöhnlich mehrere über einander, deren Fasern verschiedene Richtung haben, sodass einerseits allseitig gleichmässige
Zusammenziehung stattfinden kann, zweitens die Durchbrechung
der Haut durch Auseinanderweichen der parallelen Fasern verhindert wird.

255. Im Gegensatz zu diesen Muskeln, bei denen die Fasern
der Zugrichtung des Muskels parallel laufen, stehen die „schrägfaserigen Muskeln". Während bei den parallelfaserigen Muskeln
die Grösse der Zusammenziehung des Muskels mit der Grösse der

Verkürzung der Fasern identisch ist, zieht sich der schrägfaserige Muskel nur um einen Theil der Verkürzungsgrösse seiner Fasern zusammen, weil sie schräg zur Zugrichtung angeordnet sind. Dagegen kann bei dieser Anordnung eine sehr viel grössere Zahl von Fasern, bei gleichem Volum des Muskels, an der Sehne angreifen. Diese grosse Faserzahl ermöglicht eine sehr grosse Kraftentfaltung, aber, wie eben angegeben, bei geringerer Verkürzung des Muskels.

Das Verhältniss wird am leichtesten verständlich, wenn man sich bestimmte Maassverhältnisse vor Augen stellt. Man denke sich einen parallelfaserigen Muskelstrang von 1 ccm Querschnitt und 10 cm Länge, also 10 ccm Volum. Dieser Muskel möge sich bei einer Belastung von 3 kg um 2 cm verkürzen können. Um nun die Eigenschaften des schräg faserigen Muskels zu erkennen, denke man sich wiederum einen Muskel, der aber 10 ccm Querschnitt und nur 1 cm Länge hat. Das Volum des zweiten Muskels ist also dasselbe wie das des ersten, auch die Form mag dieselbe sein. Dieser Muskel wird sich dann, gleiche Eigenschaften seines Gewebes vorausgesetzt, bei einer Last von 30 kg und zwar um 0,2 cm verkürzen. Das wäre seine Leistung als parallelfaseriger Muskel. Nun sollen aber seine sämmtlichen Fasern zwischen zwei je 10 qcm Oberfläche darbietenden, 1 cm von einander verlaufenden Schnenstreifen ausgespannt sein, deren einer an einem, der andere am anderen Ende der Muskelmasse in einen Zugstrang übergeht. Die Fasern werden sich schräg zur Richtung des Zuges an den beiden Schnenenden stellen, und bei ihrer Verkürzung werden sich die beiden Zugstränge um weniger als 0,2 cm gegen einander verschieben. Dies ist der Bau der schrägfaserigen Muskeln, aus dem sich eine grosse Kraft bei kleinem Hub ergiebt. Beispiele dieser Anordnung sind der, allerdings noch etwas verwickelter geformte M. gastrocnemius des Frosches und des Menschen, der Peronaeus des Menschen u. A. m. (251).

Aus dieser Betrachtung geht der Unterschied zwischen dem oben angeführten Begriff des „physiologischen Querschnittes" und dem des gewöhnlichen anatomischen Querschnittes deutlich hervor: Volum und Gestalt beider im Beispiel angenommenen Muskeln war gleich. Im Falle des parallelfaserigen Muskels trifft der anatomische Querschnitt, der 1 qcm Inhalt zeigt, mit dem physiologischen, der senkrecht zu der Faserrichtung verläuft, zusammen. Im Falle des schrägfaserigen Muskels würde der einfache anatomische Querschnitt wieder nur 1 qcm Fläche haben, um den Muskel in eine obere und untere Hälfte zu trennen, der physiologische Querschntt dagegen zeigt 10 qcm Fläche und theilt den Muskel seiner ganzen Länge nach mitten zwischen beiden Sehnenstreifen.

256. Ausser diesen Muskelformen, die sich durch verschiedene Wirkungsweise auszeichnen, unterscheidet man nun noch eine Reihe von Formen, der äusseren Gestaltung nach. Hier ist zunächst der zwei- oder mehrbauchigen Muskeln zu gedenken, die wie aus einer

Reihe der Faserrichtung nach aneinander gesetzten Muskeln erscheinen, da sich die Sehne des ersten Muskelbauches in einen
zweiten fortsetzt, der wiederum in eine Sehne übergeht, auf die
dann wiederum ein Muskel folgen kann und so fort. Mechanisch
entsteht hierbei nur der Unterschied, dass der ganze Strang durch
den festen Zusammenhalt der Sehnen im Gegensatz zu einem einfachen Muskel von gleicher Ausdehnung weniger nachgiebig wird,
und dass ferner die Verkürzung etwas kleiner wird, da ja die
eingeschalteten Sehnen ihre Länge nicht ändern.

Doch dürfte das Vorkommen der mehrbändigen Muskeln überhaupt eher
auf morphologischem als mechanischem Wege zu erklären sein. So werden
die zweibauchigen Muskeln am Halse, Biventer und Omohyoideus als Ueber-
bleibsel von den Kiemenbögen des Fischzustandes primitiver Entwickelungs-
formen gedeutet, der vielbäuchige Rectus abdominis findet sein Homolog in
der Rumpfmuskulatur der Fische, die durchgehends aus schmalen Schichten
„Myocommata“ mit zwischengelagerten Sehnenhäuten besteht. Am gekochten
Fisch sind die Sehnenschichten gelöst und man sieht deutlich die Fleisch-
schichten lose übereinander liegen.

Als „gezähnte“ oder „sägeförmige“ Muskeln bezeichnet man
solche, deren Fasern in einzelnen Gruppen an eine Reihe einzelner
Knochenpunkte geheftet sind, sodass jede Gruppe aus der Gesammt-
masse des Muskels wie eine Zacke vorspringt.

„Gefiederte“ Muskeln nennt man schrägfaserige Muskeln, deren
Fasern nicht nur nach Einer, sondern nach zwei Seiten schräg
von einer Mittelsehne abgehen. Die „fächerförmigen“ Muskeln
endlich sind schon durch die Benennung genügend gekennzeichnet.

§ 4. Formen der Muskelwirkung.

257. Die Muskeln wirken durch die Zusammenziehung ihrer
Fasern, also im Allgemeinen durch Zug in der Faserrichtung,
indem sie ihre beiden Endpunkte einander nähern. Es kommt
aber auch der Fall vor, dass die Endpunkte eines Muskels annähernd in Ruhe bleiben, während der mittlere Theil sich anspannt
und dadurch eine Seitenwirkung quer zur Faserrichtung entfaltet.
Dies ist namentlich bei den ringförmigen Muskeln und bei den
flächenhaft ausgebreiteten Muskeln der Fall, die die Wände von
Hohlräumen bilden. In diesem Falle ist der Widerstand, den der
Muskel zu überwinden hat, gewöhnlich in der Form des gleichmässigen Druckes von Flüssigkeiten oder Gasen gegeben und die

Spannung der Muskelschicht wird durch diesen Druck zu messen sein, da die Spannung, die in die Faserrichtung fällt, von der Querspannung nicht zu trennen ist.

Für die Grösse der Spannung kommt hier in Betracht, dass mit wachsender Dehnung die Grösse der Oberfläche und folglich auch die Gesammtwirkung des Druckes wächst, auch wenn der Druck selbst nicht zunimmt. Die Zahl der Fasern bleibt aber dieselbe, ihre Spannung muss daher stärker werden. Vergrössert oder verkleinert sich also ein Hohlraum durch Muskelthätigkeit, so steigt oder sinkt (gleichbleibenden Innendruck vorausgesetzt) der von jeder Muskelfaser zu überwindende Widerstand mit ihrer Verlängerung oder Verkürzung (*131*).

Wird zum Beispiel einer kugelförmigen Blase Wasser unter 10 cm Druckhöhe zugeführt und die Blase hat 2 cm Durchmesser, so lastet auf jedem der 12,56 qcm Oberfläche (nach der Formel $S = 4\pi r^2$) dieselbe Druckhöhe von 10 g. Es mag nun die Wand der Blase auf jeden Quadratcentimeter 100 Muskelfasern in einer Richtung und 100 in der darauf senkrechten enthalten, so werden

Figur 34.

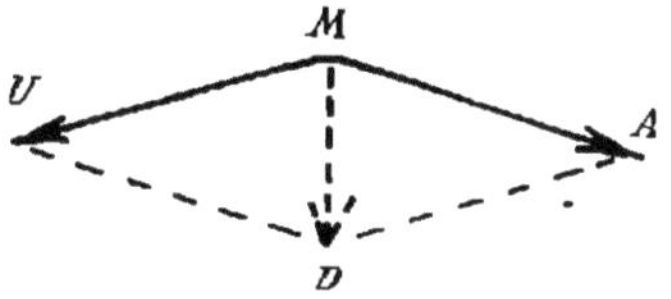

Wirkungsweise eines Muskels quer zur Zugrichtung.

Aus der Spannung des Muskels zwischen Ursprung und Ansatz ergeben sich zwei Zugkräfte, MV und MA, deren gemeinsame Wirkung nach Grösse und Richtung durch die Diagonale MD des Parallelogramms DUMA angegeben wird.

die 200 Fasern zusammen von dem Druck von 10 g betroffen. Lassen die Fasern nun ein wenig nach und der Durchmesser der Kugel wächst auf 3 cm an, so hat sie nun 28,26 qcm Oberfläche. Es entfallen demnach nicht mehr 200 Fasern, sondern nur noch 90 auf jeden Quadratcentimeter Oberfläche. Wächst der Durchmesser der Blase auf 4 cm, so ist die Oberfläche schon über 50 qcm gross. Es entfallen dann nur noch etwa 50 Fasern auf jeden Quadratcentimeter und auf diesen lastet immer der gleiche Druck von 10 g. Die einzelne Faser wird also 4 mal so stark belastet.

In dem Falle, dass nicht eine Muskelhaut durch ihre Anspannung einen Flächendruck aushalten, sondern ein Muskelstrang auf dieselbe Weise in einem einzigen Punkte seiner Länge durch seitlichen Druck wirken soll, lässt sich leicht zeigen, dass die Spannung des Muskels sehr viel stärker sein muss, als der zu überwindende Widerstand.

Wenn der Muskel sich anspannt, so werden die beiden Strecken von einem Endpunkte bis zu dem Punkte des seitlichen Widerstandes einen nahezu gestreckten Winkel bilden. In der Richtung der beiden Schenkel des Winkels wirkt der Muskelzug. Die resultirende Wirkung stellt sich dar als die Diagonale des Parallelogramms, das über diese beiden Strecken als Seiten errichtet wird, die desto kleiner ausfällt, je mehr der betreffende Winkel sich zwei Rechten nähert (262).

258. Die Zugwirkung, die ein gradlinig angespannter Muskel entfaltet, wirkt stets gleichmässig auf beide Endpunkte.

Wenn ein Muskel an beiden Endpunkten an nahezu gleich leicht bewegliche Theile angeheftet ist, bringt er gleichmässige Bewegung an beiden Enden hervor (313).

Die Unterscheidung von Ursprung und Ansatz, die im anatomischen Sprachgebrauch eingebürgert ist, beruht nur darauf, dass die meisten Muskeln in der Mehrzahl der Fälle, oder unter Voraussetzung bestimmter Stellung, etwa der anatomischen Grundstellung, an einem ihrer Endpunkte grösseren Widerstand finden. Dieser wird dann als Ursprung bezeichnet, der andere Endpunkt als Ansatz. Doch ist diese Unterscheidung in vielen Fällen undurchführbar, wofür der Rectus abdominis ein gutes Beispiel giebt.

§ 5. Vom Hebel und vom Kräftepaar.

259. Die Muskeln wirken an den Knochen als an Hebeln.

Die Bewegungsform der Hebel wird gemeinhin beschrieben durch den Hinweis auf die Bewegungsweise das Werkzeuges, von dem die Bezeichnung hergenommen ist, des „Hebebaumes“ oder „Hebels“. Wo es auf genauere Bestimmung der physikalischen Gesetze dieser Bewegungen ankommt, muss man natürlich von der Anschauung der groben Massen, die die wirklichen Hebel darstellen, absehen, und engt die Betrachtung ein auf die Betrachtung idealer Linien und Punkte, um die die Bewegung stattfindet. Die Betrachtung aber bleibt dieselbe. An Stelle der Abbildung eines Hebelarmes, den die Hand eines Arbeiters unter einen schweren Stein schiebt, wie sie in physikalischen Lehrbüchern am Anfange des Kapitels „Hebelgesetze“ zu stehen pflegt, tritt eine Figur, in der der Hebebaum durch eine feine gerade Linie, die hebende Hand, die wuchtende Last und die stützende Erde durch je einen Punkt bezeichnet sind. Für andere Arten der praktischen Anwendung des Hebels dient dasselbe Schema der geraden Linie, auf der drei Punkte besonders bezeichnet sind.

Die gewöhnliche Darstellungsweise der Hebelgesetze beschränkt sich auf diejenigen Fälle, in denen der eine von den drei Punkten als feststehend betrachtet werden kann. Die Lage dieses feststehenden Punktes, der als Angelpunkt, Drehpunkt, Hebelpunkt, Punctum fixum, Fulcrum, bezeichnet wird, hat für die Bewegung des Hebels natürlich ausschlaggebende Bedeutung, da die einzige Bewegung, die dem Hebel übrig bleibt, die der Drehung um diesen festen Punkt ist.

Was die anderen beiden Punkte betrifft, so pflegt man sie als Angriffspunkt der Kraft und Angriffspunkt der Last zu bezeichnen, indem man wiederum von der ursprünglichen Vorstellung des Hebebaumes ausgeht, mit dem etwa ein Steinklotz in Bewegung gesetzt wird. Diese Unterscheidung ist aber vollständig willkürlich, da ja der Stein in ganz derselben Weise, nur in umgekehrter Richtung auf den Hebel wirkt, wie die Hand.

Je nach der Lage des Drehpunktes zu den anderen beiden Punkten werden nun zwei Arten Hebel unterschieden, solche, bei denen der Drehpunkt zwischen den beiden anderen Punkten gelegen ist, oder zweiarmige Hebel, und solche, bei denen der Drehpunkt ausserhalb der beiden anderen gelegen ist, oder einarmige Hebel.

260. Bei dieser Eintheilung, die eben der Anschauung von Hebebäumen entstammt, wird eine Trennung gemacht, die für die mathematische Betrachtung des Hebels fortfällt. Denn es leuchtet ohne Weiteres ein, dass, wenn man an einem zweiarmigen Hebel die Länge des einen Hebelarmes bis auf Null abnehmen und dann den Angriffspunkt der Kraft über den Drehpunkt hinaus noch weiter rücken lässt, aus dem zweiarmigen Hebel ein einarmiger wird. Dies würde bei der mathematischen Behandlung einfach dadurch auszudrücken sein, dass das Vorzeichen des Werthes, der die Länge des Hebelarmes bezeichnet, umgekehrt wird. Es wird also hier eine Bedingung zum Eintheilungsgrund erhoben, die für die Sache selbst ganz unwesentlich ist. Man denke zum Beispiel an eine Wage, die an einem starken Träger aufgehangen und auf der eine leichte Last gewogen wird, so stellt zunächst der Wagebalken einen zweiarmigen Hebel dar, denn er dreht sich um den Aufhängepunkt in der Mitte, während Kraft und Last an den Enden angreifen. Es mögen aber nun auf die eine Wagschale eine sehr schwere Last gelegt und auf die andere allmählich Gewichte gepackt werden, sodass schliesslich die Tragfähigkeit der Aufhängung überschritten wird und die Mitte der Wage sich zu senken beginnt. Dann bietet plötzlich der Wagebalken nicht mehr das Bild eines zweiarmigen, sondern eines einarmigen Hebels.

Ferner braucht durchaus nicht immer der Fall verwirklicht zu sein, dass die drei Punkte in einer graden Linie liegen. Im Gegentheil ist der Fall des sogenannten Winkelhebels, bei dem die Angriffspunkte von Kraft und Last mit dem Drehpunkte ein Dreieck bilden, bei weitem häufiger.

261. Aus allen diesen Gründen ist es zweckmässiger, von vornherein den speciellen Fall des Hebebaumes ausser Acht zu lassen und eine allgemeinere Betrachtungsweise der Hebelbewegung durchzuführen. Diese beruht auf der Lehre vom „Kräftepaar" (*132*).

Wirken auf einen beliebigen Körper zwei Kräfte in beliebiger Richtung ein, so kann ihre gemeinschaftliche Einwirkung im Allgemeinen durch die einer einzigen Kraft ersetzt werden. Treibt zum Beispiel der Wind ein Boot quer über einen Strom, während der Strom es abwärts führt, so fährt das Boot in schräger Richtung thalab. Ein einziges in dieser schrägen Richtung wirkendes Schlepptau würde also dieselbe Wirkung üben, wie die beiden auf einander senkrechten Kräfte von Wind und Strom. Ebenso kann die gemeinschaftliche Wirkung von Wind und Strom durch ein einziges in derselben Richtung schräg gespanntes Tau aufgehoben werden. Aus dieser Betrachtung geht auch hervor, dass eine einzige, der eben besprochenen resultirenden Kraft entgegengesetzte Kraft, den beiden Einzelkräften das Gleichgewicht halten kann.

Zwei beliebige auf einen Körper wirkende Kräfte lassen sich also im Allgemeinen durch eine „Resultirende" ersetzen, oder, was dasselbe ist, durch eine (der Resultirenden entgegengesetzt gleiche) einzige Kraft aufwiegen.

262. Die Construction der Resultirenden lässt sich im Allgemeinen nach dem Satze vom Parallelogramm der Kräfte wie folgt ausführen: Der Angriffspunkt einer Kraft kann, ohne die Wirkung zu ändern, in der Richtung der Kraft beliebig verlegt werden. Denn wenn mit einem Seil ein Zug oder mit einer Stange ein Druck ausgeübt wird, ist es für die Wirkung gleich, ob das Seil oder die Stange lang oder kurz ist. Die beiden Kräfte werden der Richtung nach durch Linien dargestellt, die einander in der Regel schneiden. Vom Schnittpunkt werden auf den Linien Strecken im Verhältniss der Grösse der beiden Kräfte abgetragen. Dann stellen diese Strecken nach Richtung und Grösse die beiden Kräfte dar. Construirt man auf den beiden Strecken als Seiten ein Parallelogramm, so entspricht die Diagonale des Parallelogramms nach Richtung und Grösse der resultirenden Mittelkraft.

Sind die Richtungen der Kräfte parallel, so ist diese Construction nicht unmittelbar durchzuführen. Man hilft sich dann, indem man zwei entgegengesetzte gleiche Hülfskräfte einführt, die, weil sie einander aufheben, an dem Ergebniss nichts ändern, wohl aber die Durchführung der Construction ermöglichen, indem sie, jede mit einer der parallelen Einzelkräfte auf die oben angegebene Weise vereinigt, zwei Resultirende erzeugen, die nicht parallel sind, und so die gesuchte gemeinsame Resultirende ergeben.

263. Es giebt nun einen Ausnahmefall, für den die angeführten Angaben nicht gelten, das ist der Fall, dass zwei parallele entgegengesetzte, gleiche Kräfte auf einen Körper wirken. Zwei solche Kräfte bilden zusammen ein Kräftepaar.

Die Wirkung eines solchen Kräftepaares ist eine rein drehende und kann in Folge dessen nicht durch eine einzige Kraft, die immer nur eine Fortbewegung in einer bestimmten Richtung hervorbringt, ersetzt werden. Davon kann man sich eine deutliche Anschauung verschaffen, indem man einen Stab mit beiden Händen quer vor sich hält und nun mit einer Hand schiebt, mit der anderen zieht. Der Stab wird sich dann um einen Punkt zwischen den Händen drehen. Wird nun, etwa an einem Ende des Stabes, durch einen angebundenen Strick oder einen entgegengedrückten Widerstand irgendwelcher Art eine einzelne Gegenkraft ausgeübt, so wird dadurch die Drehung nicht verhindert, vielmehr rückt dann der übrige Theil des Stabes mitsammt den haltenden Händen um den durch den Widerstand mehr oder minder festgestellten Theil des Stabes herum, der Beobachter rudert sich gleichsam vorwärts oder rückwärts.

Es ist klar, dass die Bewegung, die in diesem Falle auftritt, der oben beschriebenen Bewegung des Hebebaumes gleich ist.

Figur 35.

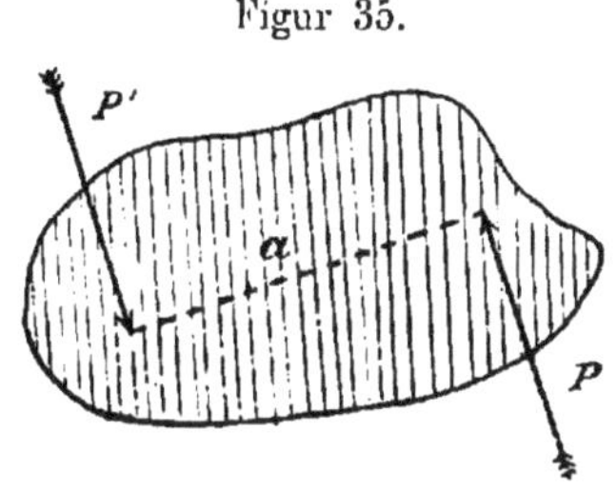

Wirkung eines Kräftepaares.

Auf einen beliebig gestalteten Körper wirken die durch die beiden Pfeile dargestellten parallelen, gleichen und entgegengesetzten Kräfte P und P' im Abstand a. Sie bringen eine Drehung hervor, die gemessen wird durch die Grösse der einen Kraft multiplicirt mit dem Abstand a, dem sogenannten Hebelarm des Kräftepaares.

Die Bewegung des Hebels lässt sich demnach als die Wirkung eines Kräftepaares auffassen. „Kraft" und „Last", die gegenseitig auf den Hebel drücken, heben einander bis zu einem gewissen Grade auf. Es bleibt nur der Ueberschuss der einen Kraft über die andere übrig. Diese übrig bleibende Kraft wirkt auf den Hebel und bringt dadurch in dem Drehpunkt eine Druckwirkung hervor, die ihr gleich und entgegengesetzt ist, also mit ihr ein Kräftepaar darstellt, das den Hebel dreht.

264. Um die Vereinigung der Wirkung von Kraft und Last durchzuführen, die Grösse und Richtung des Ueberschusses der

einen über die andere festzustellen, bedarf es der Einführung des Begriffes „Drehungsmoment".

Denkt man sich zwei parallele, gleiche und entgegengesetzte Kräfte, also ein Kräftepaar, an beiden Enden einer Strecke wirkend, so wird offenbar die Strecke auf beiden Seiten in genau gleicher, aber entgegengesetzter Weise beeinflusst und wird sich um ihre Mitte drehen. Je grösser der Abstand, in dem die Kräfte von der Mitte aus angreifen und je grösser die Kräfte selbst, um so grösser wird auch das Drehungsbestreben. Folglich wird die Grösse des Drehungsbestrebens, das jede der beiden Kräfte, einzeln genommen, hervorruft, gemessen durch das Produkt aus dem Abstand der Kraft von der Mitte der Strecke und der Grösse der Kraft. Da beide Kräfte gleich weit von dem Mittelpunkte der Strecke entfernt und einander gleich sind, so kann man ihre gemeinsame Drehwirkung auch ausdrücken durch das Produkt der einen Kraft und ihres Abstandes von der anderen. Dieses Produkt heisst das Drehungsmoment des Kräftepaares.

Da eine beliebige einzelne Kraft, wenn sie auf einen um einen festen Punkt drehbaren Körper wirkt, in dem festen Punkte eine ihr gleiche und entgegengesetzte Widerstandskraft findet, so ist auch die Drehwirkung einer solchen Kraft auszudrücken durch das Produkt aus ihrer Grösse in den Abstand ihrer Richtung von dem Drehpunkt (vgl. auch Fig. 40) (270).

Das Gleichgewicht oder das Wirkungsverhältniss von Kraft und Last an einem Hebel ist auf diese Weise zu betrachten als die Gleichheit oder das Grössenverhältniss der Drehungsmomente.

Dabei nähert sich, wie man sieht, die Anschauung vom Drehungsmoment sehr der des Hebels, so sehr, dass man den zweiten Factor: Abstand der Kraftrichtung vom Drehpunkt, auch geradezu als „Hebelarm" der Kraft bezeichnet. Dennoch kommen beide Vorstellungen nicht ganz auf dasselbe hinaus, denn die des Drehungsmomentes hat den Vorzug, dass sie auch alle die Fälle umfasst, in denen die Kräfte unter verschiedenen Winkeln am Hebel angreifen, während das Schema vom Hebel nur parallele Kraftrichtungen berücksichtigt.

265. Während für den Fall eines langen Knochens, etwa wie die Ulna, wenn sie vom Brachialis internus bei belasteter Hand im Ellenbogengelenk gebeugt wird, die Analogie mit der schema-

tischen Hebelbewegung anschaulich hervortritt, ist die Form der Hebelwirkung in vielen anderen Fällen viel weniger leicht zu erkennen (294).

Wenn zum Beispiel der Oberarm im Schultergelenk durch den Infraspinatus in supinatorischem oder durch den Latissimus dorsi in pronatorischem Sinne gedreht wird, wobei die Längsaxe des Knochens ihre Stellung garnicht zu verändern braucht, so scheint hier eine Muskelwirkung vorzuliegen, die mit einer Hebelwirkung nichts gemein hat. Dies kommt aber nur daher, dass man gewohnt ist, bei der mechanischen Betrachtung der Skeletbewegungen die Knochen als Linien ohne wesentliche Ausdehnung anzusehen. Bei dem gewählten Beispiele ist das nicht zulässig, da bei der Drehung einer Linie um

Figur 36.

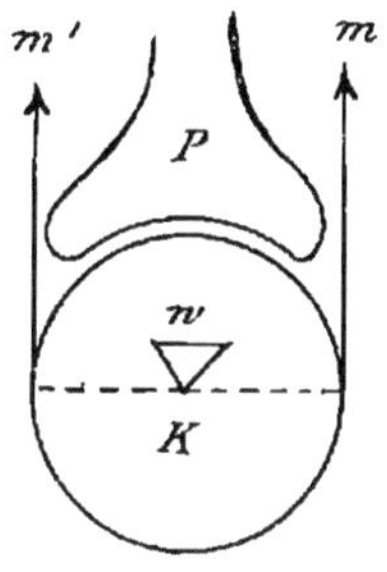

Hebelwirkung bei der Rotation eines Knochens.
Die Muskeln m und m', die sich an entgegengesetzten Seiten des Gelenkkopfes K ansetzen, drücken ihn gegen die Pfanne P. Es entsteht eine Gegenwirkung w, die im Mittelpunkt des Kopfes angreift. Der Durchmesser vom Ansatz von m bis zum Ansatz von m' dreht sich bei der Rotation als zweiarmiger Hebel um w.
Der thätige Muskel ist die Kraft, der passiv gedehnte die Last.

sich selbst kein einziger Punkt seinen Ort verändert und daher die zu untersuchende Bewegung selbst aus der Betrachtung ausgeschaltet werden würde. Bei der Drehung des Oberarmknochens, der eine merkliche Dicke hat, beschreiben die Punkte seiner Oberfläche Kreise um die Drehungsaxe. Diese Axe ist durch das Schultergelenk und die jeweilige Haltung des Armes bestimmt. Die erwähnten Muskeln greifen, der eine vor, der andere hinter der Längsaxe des Armes an. Ganz schematisch kann man also sagen: Der sagittale Durchmesser des Humeruskopfes ist der Hebel, der Mittelpunkt des Schultergelenks (oder allgemeiner, der Schnittpunkt der sagittalen Hebellinie mit der Längsaxe des Armes) ist der Drehpunkt, der Ansatzpunkt des Muskels ist der Angriffspunkt der Kraft. Der Angriffspunkt der Last ist nicht ohne Weiteres anzugeben, da sie sich offenbar aus allerhand Kräften zusammensetzt, die der Drehung des Armes widerstehen. Man kann sich aber alle diese verschiedenen Einzelkräfte durch eine einzige auf einen Punkt des angenommenen Hebels wirkende Last ersetzt denken (305).

Bei manchen, genau genommen bei fast allen Bewegungen des Körpers ist nicht bloss wie hier Ein Hebelpunkt unbestimmt, sondern zwei oder gar alle drei.

Die Anschauung, dass sich die Muskelthätigkeit ganz allgemein auf die Lehre vom Hebel zurückführen lasse, ist nur solange festzuhalten, als nur bestimmte Muskeln, nämlich die sogenannten eingelenkigen Muskeln unter vereinfachenden Bedingungen betrachtet werden. „Eingelenkige Muskeln" nennt man solche Muskeln, die von Einem Knochen unmittelbar an den benachbarten, über nur Ein Gelenk hinwegziehen. Im Gegensatz dazu spricht man von zwei- und mehrgelenkigen Muskeln, die über zwei oder mehr Gelenke fortziehen.

§ 6. Bewegung Eines einzigen beweglichen Gliedes durch einen Muskel.

266. Bei der Untersuchung der Bewegung der knöchernen Hebel durch die Muskeln ist zunächst der einfachste Fall in's Auge zu fassen, dass der Knochen sich um eine im Raume völlig feststehende Axe dreht und durch einen einzigen von einem ebenfalls feststehenden Punkt ausgehenden Muskel bewegt wird. Diese Bedingungen sind annähernd verwirklicht in dem von Alters her für die Darstellung der Muskelwirkung benutzten Beispiele der Bewegung des Unterarms durch den Biceps, wenn vorausgesetzt wird, dass Oberarm und Schulter im Raum fixirt sind. Um eine exacte Darstellung der mechanischen Bedingungen zu ermöglichen, muss aber auch von diesen scheinbar einfachen anatomischen Verhältnissen abgesehen werden. Das Ellenbogengelenk mit seiner unregelmässigen Bewegung werde ersetzt durch eine ideale Drehungsaxe, der Unterarm mit seiner, wegen des unbestimmbaren Ueberganges in den ruhenden Oberarm wechselnden, unregelmässig gestalteten Masse durch eine einzige gewichtlose Linie, die an einem bestimmten, etwa der Hand entsprechenden Punkte belastet gedacht werden kann, endlich der Biceps durch einen einzigen feinen Faden, streng genommen eine blosse Linie, die von einem einzigen nahe. an der Drehungsaxe gelegenen Punkte der Unterarmlinie ausgehend die Richtung des Muskelzuges andeutet. Unter diesen vereinfachenden Annahmen lassen sich die elementaren Lehrsätze der Mechanik auf die Wirkung des Muskels anwenden. Die Ergeb-

nisse dieser Sätze gelten dann im Grossen und Ganzen auch für den wirklichen Muskel unter den thatsächlichen anatomischen Verhältnissen, und zwar natürlich nicht nur für Biceps und Unterarm, sondern für jeglichen Muskel oder jegliche Muskelgruppe, die ein einziges bewegliches Glied an einem festen Gelenk in Bewegung setzt.

Die Zuverlässigkeit, mit der man den mechanischen Lehrsatz auf das anatomische Präparat anwenden kann, hängt aber davon ab, in welchem Grade die anatomischen Verhältnisse von den eben angegebenen exacten mechanischen Verhältnissen abweichen. Es ist deshalb wichtig, sich die verschiedenen Punkte klar vor Augen zu stellen, in denen der wirkliche Befund von dem theoretischen Erforderniss abzuweichen pflegt.

Figur 37.

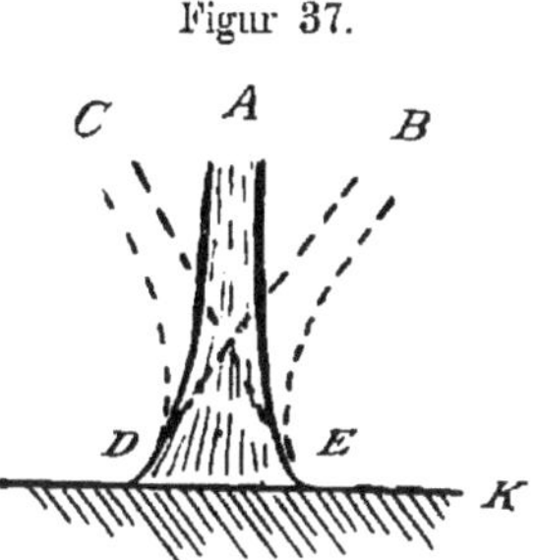

Einfluss der Breite der Ansatzsehne auf die Wirkung des Muskels.
Am beweglichen Knochen K setzt sich die Schne ADE an. Wird sie in der Richtung nach B angezogen, so spannt sich der Rand DB, während EB erschlafft. Ebenso spannt sich bei Zug von C aus der Rand CE, während CD erschlafft. Der Angriffspunkt des Zuges, der bei senkrechter Richtung in der Mitte der Sehne zwischen D und E gelegen ist, nähert sich bei schrägem Zuge den Randpunkten D und E.

267. Erstens sind die anatomischen Gelenkaxen nicht genau bestimmbar und vollkommen unveränderlich. In dieser Beziehung sind aber die Abweichungen meist unbedeutend. Zweitens liegen die Ansatzpunkte der Muskeln und die Punkte, die als Angriffspunkte der Last, oder Messpunkte für die Grösse der Bewegung angenommen werden, wegen der Dicke und der Krümmungen der Knochen nicht auf einer Geraden. Dieser Punkt wird meist auch nicht in's Gewicht fallen. Drittens sind die Ansatzpunkte der Muskeln nicht bestimmbar, weil die Anheftungsstellen der Schnen eine mehr oder weniger grosse Ausdehnung haben. Dies fällt

schon bei einer verhältnissmässig schmalen Sehne, wie die des
Biceps, in's Gewicht, weil der Muskelzug nicht gleichmässig auf
die ganze Anheftungsstelle der Sehne wirken kann, sondern, je
nach der Stellung der Sehne zum Knochen, bald der eine, bald der
andere Theil der Sehne stärker angespannt wird (vgl. Fig. 37).

Viertens lässt sich schon aus diesem Grunde der Zug eines
aus unzähligen Bündeln bestehenden Muskels, geschweige denn der
einer Gruppe von Muskeln, nicht durch einen oder mehrere einzelne
Zugfäden wiedergeben (65). Fünftens wird die Richtung des
Muskelzuges sehr häufig dadurch beeinflusst, dass die Sehne über
Knochenvorsprünge oder auch nur zwischen Weichtheilen gleitet,
wodurch die mechanischen Bedingungen sehr stark beeinflusst
werden können. Sechstens ändert sich, wie bekannt, die Kraft
des Muskelzuges im Laufe der Verkürzung (252). Diese Veränderung lässt sich nach den von der allgemeinen Muskelphysiologie gelieferten Formeln in Rechnung bringen, aber nur insofern,
als die Verkürzung der einzelnen Muskelbündel wirklich bekannt
ist (*133*).

Alle diese Umstände können im einzelnen Fall Abweichungen
von dem durch die mechanische · Theorie geforderten Verhalten
hervorbringen, die eben nur die allgemeine Grundlage für die Beurtheilung der einzelnen Fälle abgiebt.

268. Die exacte Betrachtung geht also aus von der Vorstellung eines idealen Charniergelenkes, in dem nur Drehung um
Eine Axe in Einer Ebene stattfinden kann, und nimmt ferner an,
dass die Eine der in dem Gelenk zusammentreffenden Linien fest-
stehe, dass die Kraft in Form gradlinigen Zuges in der Bewegungsebene an einem einzigen Punkt der bewegten Linie angriffe, und
dass die Last ebenfalls in einem einzigen Punkte derselben Linie
vereinigt sei. Die Kraft des Muskelzuges wird nur dann ganz
und gar als bewegende Kraft im Sinne der Drehung in Rechnung
kommen, wenn der Muskelzug gerade in der Richtung der Drehung
wirkt, also in der Richtung der Tangente des Kreises, den der
Ansatzpunkt des Muskels um die Drehungsaxe beschreibt. Wenn
dagegen der Muskel in einer anderen Richtung zieht, so wird seine
Wirkung zu theilen sein in eine rein drehende, die in die erwähnte
Tangentialrichtung fällt, und eine auf dieser senkrechte Kraft, die
in die Richtung des bewegten Knochens fällt. Der bewegte Knochen

kann sich in seiner Längsrichtung nicht verschieben, da er in dem Charniergelenk festsitzt, also wird der Theil der Zugkraft, der in seine Längsrichtung fällt, nichts weiter thun, als eine vergebliche Zug- oder Druckwirkung auf das Gelenk ausüben (306).

Dies wird besonders deutlich in dem Falle, dass man sich das Gelenk soweit gebeugt oder gestreckt denkt, dass die Richtung des bewegten Knochens genau in die des Muskelzuges fällt. Dieser Fall ist in Wirklichkeit zwar unmöglich, da der wirkliche Knochen und der wirkliche Muskel, als dicke, mehr oder weniger feste Gebilde nicht in denselben Raum zusammenrücken können, doch kann er näherungsweise bis zu einem Gewissen Grade eintreffen. In diesem Fall wird der Muskel genau in der Richtung des Knochens selbst wirken, er wird den Knochen in das Gelenk hinein zu schieben oder aus diesem heraus zu reissen streben, aber gar keine Bewegung hervorbringen.

Figur 38.

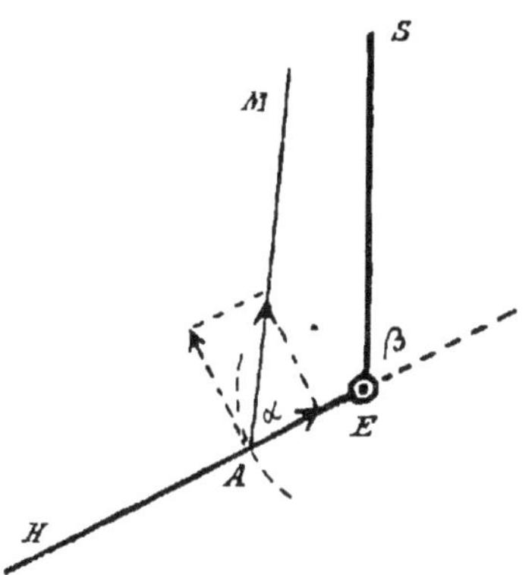

Wirkung schrägen Zuges auf ein um Eine feste Drexaxe bewegliches Glied. Mit dem feststehenden Knochen SE sei der bewegliche Knochen EH durch ein Charniergelenk E verbunden. Der Zug des Muskels MA zerfällt in zwei Componenten, von denen die eine, in der Richtung AE, nur die Wirkung hat, den Knochen gegen das Gelenk zu drücken, während die andere, in der Richtung der Tangente der Kreisbewegung von A um E, rein drehend wirkt. Diese wirksame Componente ist, wenn der ganze Zug des Muskels $= z$ gesetzt wird, $= z \cdot \sin \alpha$. Wenn MA $\parallel$ SE, ist $\alpha = \beta$. Es ist dann also das Verhältniss der wirksamen Componente zum ganzen Zuge gleich dem Sinus des Gelenkwinkels β.

Es sind damit bis hierher drei verschiedene Stellungen des Gelenkes erwähnt worden, in denen sich die Wirkung des Muskelzuges verhält wie folgt: Erstens eine Streckstellung, bei der die Richtung des bewegten Knochens und die des Muskelzuges zusammenfallen. Der Muskelzug wirkt, wie eben beschrieben, rein drückend auf das Gelenk und nicht bewegend. Zweitens diejenige Stellung, in der der Muskel tangential zum Drehungskreise, oder, was dasselbe ist, senkrecht zur Richtung des bewegten Knochens angreift. Der Zug wirkt rein drehend, ohne in der Richtung des Knochens auf das Gelenk zu schieben oder zu ziehen. Drittens eine Beugestellung, bei der wiederum die Richtung des Knochens mit der des Muskels zusammenfällt und nun eine rein in der Richtung des Knochens ziehende Wirkung des Muskels eintritt, ohne jede drehende Wirkung.

Denkt man sich den Knochen der Reihe nach durch diese drei Stellungen hindurchgeführt, so wird es deutlich, dass in den dazwischen liegenden Stellungen ein allmählicher Uebergang von den Bedingungen der einen Stellung zu denen der anderen stattfinden muss. Der bewegende Antheil der Muskelkraft, die Drehwirkung des Muskelzuges auf den Knochen wächst also von einem Minimum in der ersten Stellung zu einem Maximum in der zweiten an und sinkt dann bis zur dritten Stellung wieder auf Null herab. In jeder beliebigen Stellung ist die drehende Componente des Muskelzuges durch die Construction des Kräfteparallelogramms zu finden, deren Diagonale die Kraft des Zuges darstellt und von dessen Seiten eine in der Richtung des Knochens, die andere darauf senkrecht verläuft. Letztere stellt die drehende, bewegende Kraft dar. Diese Seite des Parallelogramms ist aber weiter nichts als das Loth von dem Endpunkte der den Muskelzug bezeichnenden Strecke auf die Richtung des bewegten Knochens. Wenn im Laufe der Bewegung sich die Grösse des Winkels zwischen der Richtung des Muskelzuges und der des Knochens ändert, ändert sich auch die Grösse dieses Lothes, und zwar, da das Loth den Sinus des betreffenden Winkels darstellt, einfach nach dem Verhältniss des Sinus zum Winkel. Die andere Componente, die in die Richtung des Knochens fällt, ist der Cosinus des erwähnten Winkels.

Diese Betrachtung lehrt also, die Wirkung des Muskelzuges in der Bewegungsebene eines vollkommenen Charniergelenkes für jede Stellung anzugeben. Zu der vorhandenen Zugkraft des Muskels als Einheit verhält sich die drehende Wirkung wie der Sinus, die in der Knochenrichtung das Gelenk beanspruchende Wirkung wie der Cosinus des Winkels zwischen Zugrichtung und Richtung des bewegten Knochens. Elementarer ausgedrückt verhalten sich die beiden Theilwirkungen zur Gesammtwirkung wie die Seiten des oben bezeichneten Kräfteparallelogramms zur Diagonale.

Wenn der betrachtete Muskel ziemlich lang ist und dem feststehend gedachten Knochen annähernd parallel läuft, wie das zum Beispiel für den Biceps annähernd zutrifft, so bleibt sich die Zugrichtung während der ganzen Bewegung annähernd gleich und der Winkel zwischen der Richtung des Muskelzuges und Richtung des bewegten Knochens ist dann gleich dem Beugungswinkel des bewegten Knochens gegen den feststehenden. Das obige Ergebniss lässt sich dann so aussprechen, dass man sagt: Die bewegende Kraft des Muskels verhält sich zu der gesammten Kraft des Muskelzuges wie der Sinus des Beugewinkels des bewegten Knochens (vgl. Fig. 38).

269. Man kann den Sinn der besprochenen Construction kurz aussprechen, indem man sagt:

Von dem Zuge des Muskels kommt nur so viel als bewegende Kraft zur Geltung, wie auf die Richtung der einzig möglichen Bewegung, nämlich auf die Richtung der Drehung, entfällt, und wenn die Kraft des Zuges durch die Länge einer Strecke angegeben ist, wird die bewegende Kraft angegeben durch die Projection der Strecke auf die Richtung der Bewegung.

Figur 39.

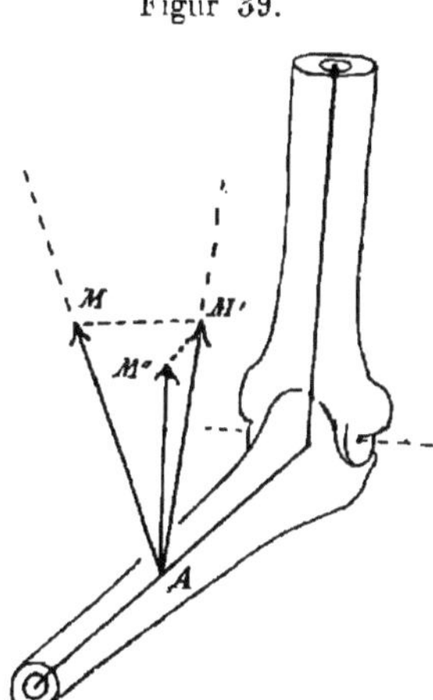

Wirkung schief angreifenden schrägen Zuges auf ein um Eine feste Drehaxe bewegliches Glied.

Von dem schiefen Zuge MA wirkt eine Componente rein seitlich und strebt das Gelenk aus seiner Bewegungsebene zu brechen, nur die Componente AM', die in die Bewegungsebene fällt, kann in dieser Ebene bewegend wirken. Diese Componente ist nach Figur 38 wiederum zu zerlegen in eine Componente, die in der Richtung des Knochens wirkt und nur auf das Gelenk drückt, und die Componente AM", die den Knochen um seine Axe dreht. Von dem ursprünglichen Zuge MA ist nur der Bruchtheil M"A für die Bewegung wirksam.

Dann lässt sich auch der Fall, dass der Muskel nicht in der Ebene der Bewegung gelegen ist, sondern von einem seitlich gelegenen Ursprungspunkt herkommt, sehr schnell erledigen. Denn es bleibt dann bei ganz genau demselben Satze: die Projection der Strecke, die den Zug des schrägen Muskels darstellt, auf die Richtung der einzig möglichen Bewegung, nämlich die Tangente an den Drehungskreis in der Drehungsebene, giebt wiederum den Antheil der Zugwirkung an, der als drehende Kraft zur Geltung kommt.

Gewöhnlich wird die Erörterung dieses Falles (*134*) umständlicher so vorgenommen, dass man durch Zerlegung der schräg wirkenden Kraft nach dem Parallelogramm der Kräfte zunächst den Antheil ermittelt, der in der Bewegungsebene, und den Antheil, der senkrecht auf die Bewegungsebene wirkt. Der zweite beansprucht das Gelenk auf seitliches Wackeln, hat aber, da ein ideales Gelenk vorausgesetzt ist, keine Bewegung zur Folge. Der erste Antheil wird dann, genau wie oben die in der Drehungsebene gelegene Zugkraft, wiederum getheilt in eine Componente, die in die Bewegungsrichtung fällt und eine, die in die Richtung des bewegten Knochens fällt.

Da die Theilung beide Male genau wie in dem obigen Falle ausgeführt wird, soll hier auf die Construction im Einzelnen nicht eingegangen werden.

Rechnerisch gestaltet sich die Aufgabe so, dass die in die Drehungsebene fallende Componente des schrägen Zuges sich zu der Zugkraft des Muskels selbst als Einheit verhält wie der Cosinus des Winkels, den die Zugkraft mit der Drehungsebene einschliesst, und die in die Bewegungsrichtung fallende Componente zu dieser Componente als Einheit wie der Sinus des Winkels, den sie mit der Richtung des bewegten Knochens einschliesst.

270. Dieselbe Betrachtung über die Veränderung der als Drehkraft wirksamen Componente des Muskelzuges ergiebt sich in etwas anderer Form, wenn man vom Begriff des Drehungs-momentes ausgeht (264). Drehungsmoment heisst das Product aus der Grösse der Kraft und dem Abstand ihrer Richtung vom Drehpunkt. Das Drehungsmoment eines Muskels ist also gleich der Kraft seines Zuges multiplicirt mit der Entfernung des Muskels vom Gelenk, die natürlich senkrecht auf die Richtung des Muskels zu messen ist. Bei den verschiedenen Stellungen des bewegten Knochens ist auch die Richtung des Muskels verschieden, und mithin ändert sich ihr Abstand vom Gelenk.

Der Abstand des Muskels vom Gelenk verhält sich aber zu der Entfernung des Ansatzpunktes vom Gelenk als Einheit wie der Sinus des Winkels zwischen Muskel und bewegtem Knochen. Folglich ergiebt sich derselbe Satz wie oben, dass die drehende Kraft des Muskels sich ändert wie der Sinus des genannten Winkels.

Der Unterschied gegenüber der obigen Betrachtung ist nur der, dass dort eine veränderliche Kraft, nämlich die wirksame Componente des Muskelzuges, stets in demselben Abstand vom Drehpunkt, nämlich am Ansatzpunkt des Muskels angreifend gedacht wurde, während hier stets die ganze Kraft des Muskelzuges, aber mit einem veränderlichen Factor (nämlich dem Abstand ihrer Richtung vom Drehpunkt) multiplicirt in Betracht gezogen wird.

271. Sind die beiden Knochen, von denen der eine wiederum unbeweglich zu denken ist, statt durch ein Charniergelenk durch ein allseitig bewegliches Gelenk, wie ein Sattelgelenk, ein Kugelgelenk verbunden, und wirkt auf den beweglichen Knochen ein Muskel in beliebiger Richtung, so bringt er stets eine drehende Wirkung in der Ebene hervor, die durch den Mittelpunkt des Ge-

Figur 40.

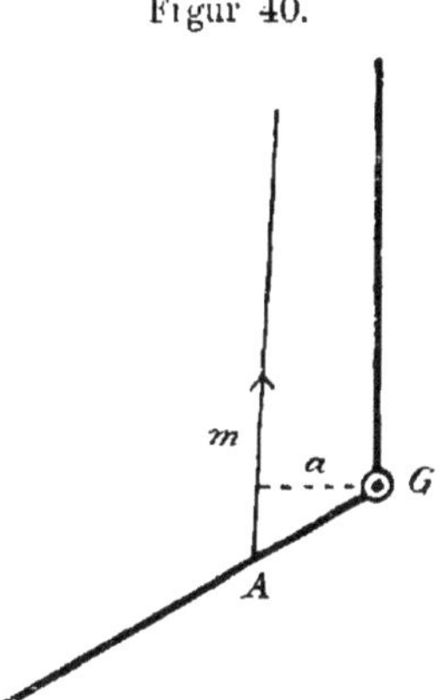

Das Drehungsmoment, das eine beliebige Kraft m auf den um die feste Axe G beweglichen Körper GA ausübt, ist gleich dem Produkt der Kraft m in ihrem Abstand a von G.

lenkes, den Ursprungspunkt und den Ansatzpunkt des Muskels bestimmt ist. Diese Ebene ist dann die Drehungsebene für den betreffenden Muskel, und seine Wirkung verhält sich dann genau so, als sei das Gelenk ein Charniergelenk, mit der betreffenden Ebene als Drehungsebene.

272. Greifen an den Knochen an verschiedenen Punkten mehrere Muskeln in verschiedenen Richtungen an, so ist ihre gemeinsame Wirkung auf folgende Weise zu bestimmen:

Da die drehende Wirkung der verschiedenen Muskeln erstens von ihrer Kraft, zweitens aber von der Lage ihres Ansatzpunktes abhängt, kann man sie nicht ohne Weiteres mit einander vereinigen. Man kann aber leicht die Wirkung jedes einzelnen Muskels darstellen durch die einer entsprechend veränderten Kraft, die an einem bestimmten, beliebig gewählten Ansatzpunkt angreift. Denn ein Muskel, der mit einer Zugkraft von 25 kg in einer Entfernung von 25 mm vom Gelenk angreift, hat genau dieselbe Wirkung wie ein Muskel von 12,5 kg Zugkraft, der in einer Entfernung von 50 mm vom Gelenk angreift. Auf diese Weise kann man also sämmtliche Muskeln durch entsprechende Kräfte mit einem gemeinsamen Ansatzpunkt ersetzen. Je zwei von diesen Kräften können dann nach dem Parallelogramm der Kräfte durch Eine Resultirende ersetzt werden, bis schliesslich nur eine einzige auf den Knochen wirkende Kraft als das Gesammtergebniss der sämmtlichen einzelnen Muskelwirkungen übrig bleibt.

In diesem Falle ist die Darstellung mit Hülfe der Drehungsmomente weniger anschaulich.

273. Aus dem Vorhergehenden folgt, dass sich die Kraft der Einwirkung eines Muskels auf einen Knochen unter theoretisch vereinfachten Bedingungen mit der Bewegung um das Gelenk nach einem bestimmten Gesetz ändert. Weiter oben (267) ist schon darauf hingewiesen, in welchen Beziehungen sich die wirklichen Vorgänge von dem soeben theoretisch erörterten unterscheiden. Durch diese Unterschiede wird die theoretisch anzunehmende Veränderung der bewegenden Kraft im Laufe der Bewegung erheblich beeinflusst. Doch wird sie in der Regel nicht völlig aufgehoben, denn man findet im Allgemeinen, dass die Wirkung der Muskeln auf den Knochen bei der Stellung am grössten ist, bei der die Zugrichtung des Muskels senkrecht auf den Knochen steht. Daraus ist zu schliessen, dass in der Richtung des Zuges zu der Bewegung die wichtigste Bedingung für die Kraftentfaltung der Muskeln liegt, abgesehen natürlich von der Stärke der einzelnen Muskeln selbst.

Ferner nimmt die Kraft des Muskels an sich, infolge der allgemeinen, im Wesen des Verkürzungsvorganges begründeten Eigenschaften des Muskelgewebes mit zunehmender Verkürzung ab (252). Diese Aenderung spielt deswegen eine geringe Rolle, weil unter normalen Verhältnissen die Längenänderungen des Muskels im Vergleich zu der grössten möglichen Verkürzung nur unbedeutend sind

(252). Dennoch tritt wiederum nicht selten hervor, dass die Wirkung der Muskeln sich in den Stellungen, in denen sie lang ausgestreckt sind, unter sonst annähernd gleichen Bedingungen als stärker erweist, als in solchen Stellungen, bei denen der Muskel mehr verkürzt ist (277).

Betrachtet man diese Ursache der Aenderung der wirksamen Muskelkraft mit der ersten zusammen, so ergiebt sich, dass bei einem einfachen von einem Muskel bewegten Gelenk die Kraft in der Stellung am grössten sein wird, bei der die Zugrichtung senkrecht zum bewegten Knochen steht, dass sie aber in gestreckteren Stellungen weniger stark vermindert sein wird, als bei stärker gebeugten Stellungen, weil in den gestreckteren Stellungen der Muskel länger ist, bei den gebeugteren kürzer (*133*).

Für die Anwendung der theoretischen Sätze auf wirkliche Befunde ist weiter die Dicke der Muskeln und Sehnen und der Einfluss der Knochenvorsprünge in Betracht zu ziehen, durch die die Richtung des Muskelzuges geändert werden kann. Hierüber gilt folgende einfache und von selbst verständliche Regel:

Wird die Richtung des Muskelzuges durch mit dem feststehenden Knochen verbundene, also nicht mit zu bewegende Theile abgelenkt, so ist für die Beurtheilung der Zugrichtung die Stelle der Ablenkung als Ursprungspunkt des Muskels zu rechnen, das heisst, es kommt nur die Richtung des Muskels zwischen der Ablenkungsstelle und dem Ansatzpunkt in Betracht (280).

Umgekehrt, wird der Muskel durch an dem bewegten Knochen haftende, also mit ihm bewegliche Theile abgelenkt, so ist die Ablenkungsstelle als Ansatzpunkt aufzufassen und nur die Richtung des Muskels von seinem Ursprung an dem festen Knochen bis zu der Ablenkungsstelle an dem bewegten Gliede in Rechnung zu bringen (*135*).

Die Ablenkung des Muskelzuges ist also so aufzufassen, wie in der technischen Mechanik die Wirkung einer Rolle aufgefasst wird, nämlich so, dass die Wirkung eines über die Rolle geführten Seiles stets als von der Rolle selbst ausgehend angesehen werden kann, gleichviel in welcher Richtung das Seil jenseits der Rolle weitergeführt ist.

Um von dem Einfluss solcher Ablenkungen auf die Kraftwirkung der Muskeln eine Anschauung zu gewinnen, denke man an das gewöhnliche Beispiel: das Ellenbogengelenk, das bei fixirtem Oberarm vom Biceps gebeugt werden soll. Ist das Gelenk vollständig gestreckt, so zieht der Biceps nahezu in der Richtung des gestreckten Unterarms und drückt diesen daher mit grosser Kraft gegen das Gelenk, während er nur eine geringe drehende Wirkung entfaltet. Denkt man sich nun einen Klotz zwischen das untere Ende des Humerus und die Sehne des Biceps geschoben, so wird dadurch die Sehne, die vorher dicht an dem Gelenk anlag, von dem Knochen abgesteift und zieht von dem Klotz herunter in ganz steiler Richtung zum Unterarm. Uebt jetzt der Biceps seine Zugwirkung aus, so muss er, da seine Sehne nun fast senkrecht auf dem Unterarm steht, fast rein drehend wirken. Aehnlich, allerdings in geringerem Maasse, wirken auch die natürlichen Verdickungen und Vorsprünge der Knochen, über die die Muskelsehnen hinziehen.

Da die erwähnten Verhältnisse bei jedem einzelnen Muskel und jedem einzelnen Gelenk eine mehr oder weniger grosse Abweichung von den allgemeinen theoretisch vereinfachten Bewegungsgesetzen bedingen, so können die Gesetze der Bewegung der wirklichen Gelenke nur durch Beobachtungen und Messungen an den Gelenken selbst gewonnen werden.

Solche Messungen haben am anatomischen Präparat Braune und Fischer für die Beugemuskeln des Ellenbogengelenkes ausgeführt. Hierbei musste das Gesetz, nach dem die Kraft des Muskels mit seiner Verkürzung abnimmt, nach Angaben aus der allgemeinen Muskelphysiologie angenommen werden. Das Ergebniss ist je nach dem hierfür zu Grunde gelegten Werthe erheblich verschieden, doch zeigt sich unter allen Umständen, dass die Kraft viel gleichmässiger auf die verschiedenen Stellungen vertheilt ist, als nach der vereinfachten theoretischen Betrachtung zu erwarten wäre (*133*). (Siehe nebenstehende Tabelle.)

Zu dem gleichen allgemeinen Ergebniss führen Bestimmungen am Lebenden (*136*).

§ 7. Bewegung zweier gelenkig verbundener Glieder durch einen von einem zum anderen ziehenden Muskel.

274. Im Vorhergehenden ist ausdrücklich immer nur der Fall der Bewegung eines Gelenks durch einen Muskel betrachtet worden, in dem der eine der durch das Gelenk verbundenen Knochen unbeweglich festgestellt ist. Man könnte meinen, mit der Betrachtung dieses Falles allein wenigstens für die Untersuchung aller soge-

Rotationsmomente der Ellenbogenbeuger nach Fischer.

Winkel der Beugung	Pronator teres	Rad. ext. long.	Brach. int.	Biceps c. l.	Biceps c. b.	Brachio radialis
Unter der Annahme konstanter Muskelkraft von 1 kg auf den Quadrat-centimeter des natürlichen Querschnittes:						
0°	20,6	27,2	135,9	62,0	43,9	29,2
30°	28,7	41,2	189,3	115,3	74,4	91,6
60°	39,1	93,7	285,2	202,1	132,9	169,3
90°	51,7	140,7	415,9	245,0	163,9	225,6
130°	42,9	137,4	389,9	193,5	135,1	217,9
Unter der Annahme, dass die Muskelkraft proportional mit der Verkürzung abnähme:						
0°	21	—	136	62	44	29
30°	26	41	176	108	70	83
60°	31	83	235	165	109	143
90°	33	100	279	157	107	153
130°	17,5	56	159	79	55	89
Unter der Annahme, dass die Muskelkraft proportional dem Quadrate der Ver-kürzung abnimmt:						
0°	21	—	136	62	44	29
30°	24	40	163	101	65	83
60°	25	74	194	133	89	121
90°	22	71	185	100	69	104
130°	7	23	86	33	23	37

nannten eingelenkigen Muskeln auszukommen, das heisst solcher Muskeln, die von Einem Knochen unmittelbar auf den nächsten übergehen, also nur über Ein Gelenk hinwegziehen. Denn es erscheint so, als könne ein solcher Muskel immer nur Drehungen der betreffenden beiden Knochen gegen einander ausführen und wäre infolgedessen ganz unabhängig davon, ob die einzelnen Knochen im Raume feststehen oder nicht. Man ist daher auch in allen älteren Untersuchungen über den oben betrachteten Fall nicht hinausgegangen, indem man annahm, dass eingelenkige Muskeln eben nur das Eine Gelenk, über das sie hinwegziehen, und zwar nach den oben entwickelten Gesetzen zu bewegen im Stande seien.

Otto Fischer hat zuerst erkannt, dass diese Vorstellung irrig sei, und hat gezeigt, dass ein eingelenkiger Muskel, indem er die beiden Knochen, an denen er befestigt ist, gegeneinander in Bewegung setzt, auch Bewegungen in an den Endpunkten dieser Knochen gelegenen Gelenken hervorzubringen vermag (*137*). Dies ist zunächst für die eingelenkigen Muskeln ausgesprochen und erwiesen und mag auch hier zunächst für die eingelenkigen Muskeln ausführlich erörtert werden. Es handelt sich dabei aber nur um die Anwendung der ganz allgemein gültigen mechanischen Anschauung, die lehrt,

dass ein Muskel durch seine Zugwirkung zwischen Ursprung und Ansatz auch Gelenke in Bewegung zu setzen vermag, über die er nicht hinwegzieht, die also ausserhalb des Ursprungs- oder Ansatzpunktes gelegen sind.

Diese Bewegungen entstehen durch Kräfte, die erst durch die Bewegung selbst erzeugt werden. Die Betrachtung fällt also in's Gebiet der Dynamik.

Ist, wie früher bei der Betrachtung der eingelenkigen Muskeln ausnahmslos angenommen wurde, der eine Knochen im Raum unbeweglich befestigt, so kann selbstverständlich nur der eine Knochen bewegt, also nur Ein Gelenk gedreht werden. Die Bewegung, die ein eingelenkiger Muskel hervorbringt, ist also verschieden, je nachdem der eine Knochen des zu bewegenden Knochenpaares vollständig oder nur durch ein Gelenk in seinem Endpunkte befestigt ist.

Dies gilt natürlich ganz allgemein von jedem System aus zwei gelenkig verbundenen Körpern, zwischen denen eine gemeinsame Zugkraft irgend welcher Art wirkt. Der grösseren Anschaulichkeit halber möge es aber gestattet sein, hier nur von Einem Beispiel zu reden, und zwar wie gewöhnlich wiederum von den im Ellenbogengelenk verbundenen Armknochen, die diesmal durch einen eingelenkigen Muskel, den Brachialis internus gebeugt werden sollen. Man hatte früher immer nur den einfachsten Fall erörtert, dass der Oberarm vollkommen unbeweglich festgehalten werde, während der Unterarm durch den Muskel in Bewegung gesetzt wurde. Wie gestaltet sich aber die Bewegung des Armes, wenn der Oberarm nicht ganz festgehalten wird, sondern im Schultergelenk beweglich ist? Otto Fischer hat gezeigt, dass alsdann der Muskel sowohl den Unterarm wie auch den Oberarm bewegt, sodass eine Drehung im Ellenbogengelenk und auch im Schultergelenk auftritt. Der Ellenbogen wird gebeugt, im Schultergelenk findet eine Dorsalflexion statt.

Man muss sich hüten, diese Bewegung etwa mit der zu verwechseln, die bei frei herabhängendem Arm bei Beugung des Ellenbogens durch die Wirkung der Schwere herbeigeführt wird. Diese durch die Schwere bewirkte Bewegung hat allerdings mit der in Rede stehenden Muskelbewegung viel Aehnlichkeit. Wird nämlich bei frei herabhängendem Arm der Unterarm nach vorn gebogen, so bewirkt seine Schwere, dass der ganze Arm ein wenig rückwärts pendelt und bei einer etwas dorsalflectirten Schulterstellung zur Ruhe kommt. Dieses Zurückpendeln in Folge der Schwere hat aber mit der Rückwärtsdrehung des Schultergelenkes durch den eingelenkigen Ellenbogenbeuger nichts zu thun. Um letztere rein beobachten zu können, muss man im Gegentheil die Schwerewirkung ausschliessen, was leicht zu erreichen ist, indem man die Bewegung in einer horizontalen Ebene vor sich gehen lässt. Die doppelte Bewegung in Ellenbogen- und Schultergelenk lässt sich so auch am Lebenden leicht zeigen, doch ist hier immer der Einwand möglich, dass sich die Schultermuskeln activ an der Bewegung betheiligen.

Da es sich um einen allgemein für die gesammte Muskelmechanik gültigen Satz handelt, ist es auch unwesentlich, dass diese Art der Bewegung thatsächlich am Körper selbst nachgewiesen werde. Es genügt, die Thatsache an der Bewegung von Modellen und auf theoretischem Wege nachzuweisen und sie dann auf die Verhältnisse beim Lebenden zu übertragen. Fischer hat, um zugleich die richtigen Grössenverhältnisse bestimmen zu können, ein Modell verfertigt, das in mechanischer Beziehung dem Arm des Menschen gleich zu setzen war, und hat so die speciellen Verhältnisse für die Bewegung des Schultergelenkes bei Beugung und Streckung des Ellenbogengelenkes ermittelt.

275. Wodurch kommt nun die Einwirkung des Brachialis internus auf das Schultergelenk zu Stande?

Um hiervon eine Anschauung zu gewinnen, empfiehlt es sich, zunächst die wirklichen anatomischen Verhältnisse ausser Acht zu lassen und sich an einfachere mechanische Bedingungen zu halten. Man stelle sich ein Modell aus zwei annähernd gewichtlosen Stäben vor, die in einem Gelenk, „Ellenbogengelenk“, in horizontaler Ebene beweglich verbunden sind. Das freie Ende eines dieser Stäbe des „Oberarms“ sei in einem zweiten Gelenk, „Schultergelenk“, befestigt, das ganze System auf einer horizontalen Unterlage ohne merkliche Reibung beweglich. Der „Ellenbogen“ sei leicht gebeugt

und das freie Ende des zweiten Stabes, „des Unterarms", werde
mit einem Gewicht beschwert, gegen das das Gewicht des ganzen
beweglichen Systems verschwindet. Wird nun durch eine zwischen
zwei Punkten des Oberarms und Unterarms wirkende Zugkraft,
etwa ein stark angespanntes Gummiband, der Ellenbogen stärker
gebeugt, während der „Oberarm" mit der Hand in seiner Stellung
gehalten wird, so muss das schwere, am freien Ende des Unterarms befindliche Gewicht sich im Kreise um den Ellenbogen bewegen. Denkt man sich die Kraft des Gummibandes recht gross,
und plötzlich losgelassen, so wird das Gewicht einen kräftigen
Schlag nach „vorwärts" thun. Solch ein Schlag wird, wie aus der
praktischen Erfahrung bekannt ist, von einem heftigen Rückstoss
begleitet sein, den die fixirende Hand am „Oberarm" deutlich
spürt. Macht man den Versuch nun, ohne den „Oberarm" zu
halten, so gestaltet er sich ganz anders. Die nahezu gewichtlosen
Stäbe geben für die Kräfte, die dem Gewicht den Stoss nach vorwärts ertheilen sollten, gar keinen Widerhalt, folglich rückt auch
das Gewicht nicht „vorwärts", vielmehr weichen die beiden Stäbe
zusammen nach „rückwärts". Einen Widerhalt zur Bewegung des
schweren Gewichtes findet die Kraft des Gummibandes nur an
dem „Schultergelenk". Die gemeinsame Beugebewegung der Stäbe
kann auf das Gewicht daher nur in der Weise wirken, dass sie
die Entfernung zwischen den äusseren Enden der Stäbe, also
zwischen dem Gewicht und dem „Schultergelenk" vermindert. Die
Bewegung gestaltet sich deshalb so, dass das Gewicht in grader
Linie dem Schultergelenk genähert wird, während die beiden Stäbe
sich gemeinschaftlich „rückwärts" verschieben müssen, wobei eine
Drehung des „Oberarms" um das „Schultergelenk" eintritt.

Kommt das Gewicht der beiden Stäbe gegenüber der angenommenen Last in Betracht, so bildet ihr Beharrungsvermögen
einen gewissen Widerhalt für die Bewegung des Gewichtes und es
wird daher bei der plötzlichen Beugung des Ellenbogengelenkes
ein entsprechender Ausschlag des „Gewichtes", nach „vorwärts"
stattfinden, während die Rückwärtsbewegung der Stäbe kleiner
ausfällt, also auch eine geringere Drehung im „Schultergelenk"
stattfindet.

Uebertragt man diese Anschauung auf die Verhältnisse beim
unbelasteten Arm, so zeigt sich, dass die dem „Gewichte" in der

obigen Darstellung entsprechende Schwere des Unterarmes nebst
der Hand hinreicht, um auf den Oberarm eine beträchtliche Rück-
wirkung auszuüben, sodass Beugung keineswegs bloss im Ellenbogengelenk, sondern in beträchtlichem Maasse auch im Schultergelenk erfolgt.

Umgekehrt wird aus ganz denselben Gründen bei der Streckung
des Ellenbogens, durch die der Unterarm einen Ausschlag nach
„rückwärts" zu machen gezwungen ist, der Oberarm im Schultergelenk nach „vorwärts" gedreht.

Figur 41.

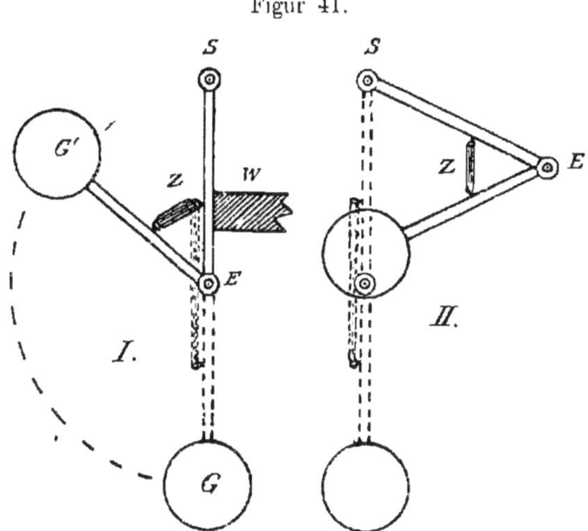

Schematisches Modell der Bewegung eines zweigliedrigen Systems durch einen
eingelenkigen Muskel.

Das Modell besteht aus den leichten Stäben SE und EG, die in S um eine
feste senkrechte Axe drehbar, in E beweglich verbunden, in G mit einem
schweren Gewichte belastet sind. Z ist ein starkes Gummiband. Das Modell
bewegt sich reibungslos auf einer wagerechten Fläche. Das Modell in I möge
sich zuerst in der punktirten, gestreckten Stellung befinden, an SE sei ein
unbeweglicher Klotz W angedrückt. Wird das Modell losgelassen, so schleudert
die Zugkraft des gespannten Gummibandes, Z, das Gewicht G im Kreisbogen
in die Lage G', die mit ausgezogenen Linien gezeichnet ist. In II sei das Modell
ebenfalls zuerst in gestreckter Stellung, aber ohne den Klotz W. Wird es nun
losgelassen, so geht es in die durch ausgezogene Linien bezeichnete Stellung
von II über, wobei der Stab SE um S gedreht wird.

276. Der Brachialis internus wirkt also auf das Schultergelenk. Dieser
Ausdruck, der in Fischer's Arbeiten mehrfach in der Form wiederholt wird:
„Muskeln wirken auf Gelenke, über die sie nicht hinwegziehen", ist aber nicht
ganz einwandfrei. Zwischen der Wirkungsweise eines eingelenkigen Muskel

auf das Gelenk, über das er hinwegzieht, und auf die Nachbargelenke bestehen nicht unwesentliche Verschiedenheiten.

Dies geht schon daraus hervor, dass die Grösse der Bewegung in den Nachbargelenken von der Stärke des Muskelzuges und von dem Ansatz und Ursprungspunkt unabhängig ist, dagegen vollständig verändert wird durch die Gewichtsvertheilung in dem bewegtem Gliede. Denkt man sich den „Oberarm" sehr schwer, den „Unterarm" gewichtslos, so ist die Wirkung des eingelenkigen Brachialis internus auf das „Schultergelenk" gleich Null. Es ist also nicht eigentlich die Muskelkraft, die diese Bewegungen hervorbringt, sondern vielmehr, es sind „passive" Bewegungen der Gelenke infolge der Widerstände, die die Masse der Gliedmaassen der Bewegung entgegensetzt.

So überraschend namentlich im Gegensatz zu den älteren Erörterungen über die Bewegung des Armes im Ellenbogen der Fischer'sche Satz klingt: dass der Brachialis internus drehend auf das Schultergelenk einwirke, so selbstverständlich erscheint derselbe Gedanke, wenn er auf andere Bewegungsvorgänge übertragen wird. Wenn der Körper sich im Stehen auf die Fussspitzen hebt, so wird das Fussgelenk hauptsächlich durch den Soleus, einen eingelenkigen Muskel, gestreckt. Dabei findet zugleich infolge des Widerstandes des Erdbodens eine passive Bewegung in den Metatarsophalangealgelenken des Fusses statt. Diese kann mit ganz demselben Recht wie oben die Bewegung des Schultergelenkes durch Wirkung des Brachialis internus als eine Muskelwirkung des Soleus angesehen werden. Eigentlich ist sie keine Wirkung des Soleus, denn wenn der Fuss in die Luft gehoben ist, kann sich der Soleus contrahiren so viel er will und er wird nie eine Dorsalflection der Zehen hervorbringen. Ebenso ist die Dorsalflexion des Oberarmes in der Schulter auch nicht eigentlich eine Wirkung der Ellenbogenbeuger, denn wäre der Rumpf (beim Modell die ganze Unterlage, an der die Achse des Schultergelenkes befestigt ist) nicht durch die Schwere festgehalten, so würde der Rumpf ohne Drehung im Schultergelenk der Bewegung des Oberarms folgen, so gut wie die Zehen in der Luft der Bewegung des Mittelfusses.

Durch diese Betrachtung verliert jedoch Fischer's Untersuchung keineswegs an Bedeutung. Ihr Werth liegt nicht darin, eine neue besondere Function bestimmter Muskeln aufzudecken, sondern vielmehr darin, die Abhängigkeit der Bewegungen jedes Gelenkes von den Bewegungen der Nachbargelenke zu erweisen.

§ 8. Bewegung von drei oder mehr gelenkig verbundenen Gliedern durch einen zweigelenkigen oder mehrgelenkigen Muskel.

277. Der im Vorhergehenden betrachtete Fall, dass ein Gelenk für sich allein oder nur unter passiver Betheiligung der Nachbargelenke durch einen oder mehrere eingelenkige Muskeln bewegt

wird, kommt in reiner Ausbildung in Wirklichkeit nicht vor. Ueberall sind neben den eingelenkigen auch zweigelenkige oder mehrgelenkige Muskeln vorhanden. Die Wirkung der mehrgelenkigen Muskeln kann aber der der eingelenkigen sehr nahe kommen, wenn nämlich das eine Gelenk im Vergleich zum anderen nur wenig oder garnicht bewegt wird. Daher wird für viele Fälle trotz der Betheiligung mehrgelenkiger Muskeln die oben gegebene Darstellung der Bewegungsbedingungen für eingelenkige Muskeln angewendet werden können.

Auch für diejenigen Fälle, in denen im Allgemeinen beide Gelenke bei den Bewegungen in gleichem Maasse theilnehmen, kann man zunächst eine für die Wirkungsweise der zweigelenkigen Muskeln sehr bedeutsame Thatsache auf dem Wege finden, dass man eins der beiden Gelenke als unbeweglich ansieht und nur die Wirkung des Muskels auf das andere in's Auge fasst.

Es ist klar, dass die Bewegungsbedingungen, die man dadurch für das zweite Gelenk erhält, andere sein werden, je nach der Stellung, in der man das erste Gelenk als feststehend annimmt. Denkt man sich zuerst diejenige Stellung beider Gelenke, in der der Muskel am stärksten gespannt ist, und betrachtet dann das eine Gelenk als in der betreffenden Stellung unbeweglich fest-stehend, so wird die Wirkung des Muskels auf das andere Gelenk sowohl was Umfang, als was Kraft der Bewegung betrifft, den grössten möglichen Werth haben (272). Denkt man umgekehrt an die Stellung beider Gelenke, in der die beiden Endpunkte des Muskels einander so sehr wie möglich genähert sind, und denkt sich nun das eine Gelenk fixirt, so wird selbst bei äusserster Streckung des anderen Gelenkes die Spannung des Muskels keinen so hohen Werth erreichen können, wie im vorhergehenden Fall, ja es ist denkbar, dass durch die angenommene Stellung des ersten Gelenkes die Ursprungsstelle des Muskels seiner Ansatz-stelle so weit genähert würde, dass er selbst bei äusserster Zu-sammenziehung das zweite Gelenk nicht mehr in vollem Umfange zu bewegen im Stande wäre. In geringerem Grade wird unter allen Umständen die Wirkung des zweigelenkigen Muskels auf das eine Gelenk von der Stellung des anderen Gelenkes abhängig sein. Dieses Verhalten zweigelenkiger Muskeln bezeichnet Henke mit dem Ausdruck „relative Insufficienz", weil eine Abnahme der Leistung, eine Insufficienz, auftritt in Relation zu der jeweiligen Stellung der Gelenke (*138*).

278. Es ist nicht leicht, auch nur Ein Beispiel ausgesprochener relativer Insufficienz zu finden. Der angegebene äusserste.Fall, dass der Muskel selbst in contrahirtem Zustande nicht mehr gespannt ist, kommt wohl überhaupt nicht vor. In anderen Fällen tritt vielleicht für einzelne Muskeln nahezu Insufficienz ein, aber es wirken zugleich andere Muskeln auf das Gelenk, die die Beobachtung stören. In manchen Fällen, wie bei den Fingermuskeln, kann die Spannung der Antagonisten (285) Insufficienz der Agonisten vortäuschen, auch wo sie nicht vorhanden ist. Haycraft führt als Beispiel (*139*) der relativen Insufficienz an, dass die Rückwärtsbeugung des Unterschenkels gegen den Oberschenkel im Stehen mit viel grösserer Kraft ausführbar sei, wenn das Becken gleichzeitig vornüber geneigt werde. Ein Mann könne ein Kind auf seiner Ferse reiten lassen, wenn er den Oberkörper horizontal über einen Tisch beugt, dagegen werde ihm die Last zu schwer, sobald er den Rumpf und mit ihm das Becken aufrichte. Hierbei ist aber ausser Acht gelassen, dass zu der angegebenen Kraftleistung auch erforderlich ist, dass der Oberschenkel in seiner senkrechten Lage fixirt werde, worauf die Stellung des Beckens ebenfalls grossen Einfluss hat. Ein besseres Beispiel dürfte die Abhängigkeit des Ileopsoas von der Haltung der Wirbelsäule, oder die Spannung des langen Kopfes des Quadriceps durch Rückwärtsneigung des Beckens darbieten. Des letzten Umstandes wegen muss die Adaptation bei Querfracturen der Kniescheibe in sitzender Stellung des Patienten vorgenommen werden.

279. Bei freien Gelenken gestaltet sich die Wirkung der zweigelenkigen Muskeln ungleich verwickelter, als bei den eingelenkigen, schon deshalb, weil die beiden Gelenke verschiedene Form haben können. An den Gliedmaassen des Menschen findet man zum Beispiel ein Kugelgelenk, das die Verbindung mit dem Rumpf herstellt, und ein Charniergelenk, in dem Beugung und Streckung des Gliedes stattfindet, von gemeinsamen zweigelenkigen Muskeln in Bewegung gesetzt. Wird also in der Beugestellung des Charniergelenkes im Kugelgelenk eine Rotation ausgeführt, so werden die zweigelenkigen Muskeln, die über das Kugelgelenk und das Charniergelenk hinweg an das gebeugte Glied ziehen, sich gewissermaassen um den rotirten Knochen umwickeln. Ihre Zusammenziehung wird dementsprechend neben der Beugewirkung auch eine rotirende Wirkung auf das Kugelgelenk haben.

Von diesen verwickelten Bedingungen darf man aber um so eher absehen, weil bei einem sehr grossen Theil der wirklich stattfindenden Bewegungen die Gelenke nur in der Weise verwendet werden, als handele es sich ausschliesslich um Charniergelenke mit parallelen Axen. Das heisst also, das Kugelgelenk wird oft nur in der Ebene bewegt, in der auch die Bewegung des Charniergelenks vor sich geht.

Diesen verhältnissmässig einfachen Fall kann man sich für die theoretische Betrachtung der zweigelenkigen Muskeln weiter in der Weise vereinfacht denken, dass man die Längsaxen der drei Knochen, als drei in Einer Ebene liegende, durch zwei Gelenke verbundene Strecken veranschaulicht, von denen die beiden äusseren in je einem beliebigen Punkte durch einen gradlinigen Muskelzug verbunden sind. Auch unter diesen vereinfachten Annahmen aber hat man es mit sehr verwickelten Bedingungen zu thun (*140*). Es genügt nicht, sich die Wirkung des Muskels erst für den Fall klar zu machen, dass das Eine Gelenk festgestellt ist, dann für den Fall, dass das zweite Gelenk festgestellt ist, und sich diese beiden Wirkungen vereinigt zu denken, denn bei freier Beweglichkeit beider Gelenke sind die Bedingungen für die Bewegung jedes einzelnen Gelenkes andere, als wenn je das andere Gelenk festgestellt ist. Es genügt aber auch nicht, den zwischen beiden Gelenken liegenden Knochen als feststehend anzusehen und die gleichzeitige Wirkung der Muskelzusammenziehung auf beide Gelenke zu untersuchen. Denn der zweigelenkige Muskel bewegt im Allgemeinen auch den mittleren Knochen, über den er frei hinwegzieht.

280. Bei der Anwendung dieses theoretischen Schema's auf die Wirklichkeit ist zu bedenken, dass unter „Längsaxe" in diesem mechanischen Zusammenhange nicht die anatomischen Längsaxen der Knochen zu verstehen sind, sondern vielmehr die Verbindungslinien von Gelenkmittelpunkten und Muskelansatzpunkten. Im Schema greift der Muskel in einem Punkte der Längsaxe an, in Wirklichkeit an der Oberfläche des Knochens. Ferner ist zu beachten, dass die Ablenkung des Muskelzuges durch Knochenvorsprünge auf deren Bewegungsbedingungen sehr grossen Einfluss hat. Gehören die Vorsprünge zu demselben Knochen, an dem sich Ursprung oder Ansatz befindet, so ist der an dem Vorsprungspunkte als Ursprung oder Ansatz zu rechnen. Geht der Vorsprung vom Mittelknochen aus, so ist von diesem Punkte jeder Theil des zweigelenkigen Muskels für sich, also als ein eingelenkiger Muskel zu betrachten (273).

281. Die Schwierigkeit, auf die man bei der Untersuchung der Bewegungen dieses Systems mit zwei freien Gelenken stösst, besteht darin, dass der Muskelzug, indem er auf die Ansatzpunkte wirkt, gleichzeitig den mittleren Knochen bewegen, mithin also

die Gelenkpunkte verschieben kann. Die Knochen werden sich
also nicht um feste Punkte zu drehen brauchen, sondern der Drehpunkt kann sich während der Bewegung ändern (*141*).

Dadurch verliert der Bewegungsvorgang alle Beziehung zur
Lehre vom Hebel, die von der Annahme fester Drehpunkte aus-
geht. Dagegen tritt sehr deutlich hervor, dass auf jeden der drei
Knochen ein Kräftepaar wirkt, nämlich auf die beiden äusseren der
Muskelzug und der Gegendruck, den der mittlere Knochen im
Gelenk ausübt, und auf den mittleren Knochen die Bewegungs-
antriebe, die die beiden äusseren Knochen auf die Gelenkpunkte
ausüben.

Figur 42.

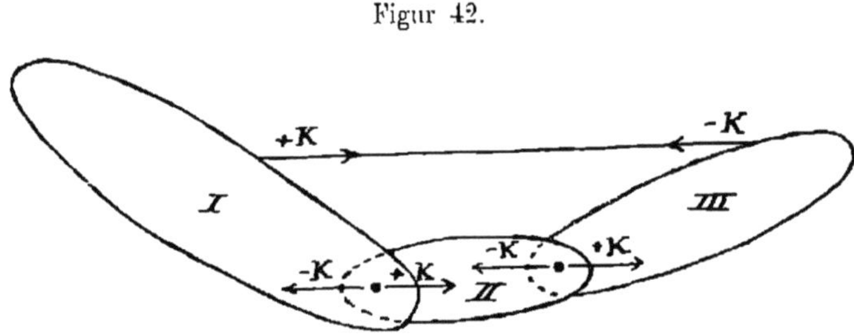

Schematische Darstellung der Wirkung eines zweigelenkigen Muskels nach
O. Fischer.

Der zwischen den beweglichen Gliedern I und III ausgespannte Muskel übt
an seinen Endpunkten gleiche und entgegengesetzte Zugkräfte, + K und — K
aus, die in den Gelenkpunkten parallele gleiche und entgegengesetzte Gegenkräfte wecken. Auf jeden der drei Körper I, II, III wirkt in Folge des Muskelzuges ein Kräftepaar, dessen Drehungsmoment gegeben wird durch die Grösse
der Kraft K, multiplicirt mit dem Abstande senkrecht zwischen den Richtungen
der parallelen Gegenkräfte. Dieser Abstand ist in dem dargestellten Falle am
grössten für den Körper I, am kleinsten für den Körper II.

Da der Muskelzug geradlinig, mithin sich selbst parallel und
auf beide Ansatzpunkte mit derselben Kraft, aber in entgegengesetzter Richtung wirkt, da ferner der Gegendruck, den dieser
Muskelzug in jedem der beiden Gelenke hervorruft, dem Muskelzuge parallel, gleich und entgegengesetzt ist, steht jeder der drei
Knochen unter dem Einfluss zweier paralleler, gleicher und entgegengesetzter Kräfte, also unter dem Einfluss eines Kräftepaares (263).

Die Betrachtung dieser Kräftepaare giebt ohne Weiteres die
Grösse und Richtung des Drehungsbestrebens an, mit dem der

Muskelzug auf jeden der drei Knochen einwirkt. Die Grösse des
Drehungsmomentes eines Kräftepaares bestimmt sich bekanntlich
aus der Grösse der Kräfte und ihrem Abstande von einander. Die
Grösse der Kräfte ist in dem betrachteten Falle überall dieselbe.
Die Abstände der Kräfte sind aber je nach der Stellung der drei
Knochen gegeneinander verschieden. Steht zum Beispiel einer der
äusseren Knochen auf der Richtung des Muskelzuges senkrecht,
so ist der Abstand der Muskelzugkraft von der Gegendruckkraft
im Gelenk gleich dem Abstande des Ansatzpunktes vom Gelenk.

Figur 43.

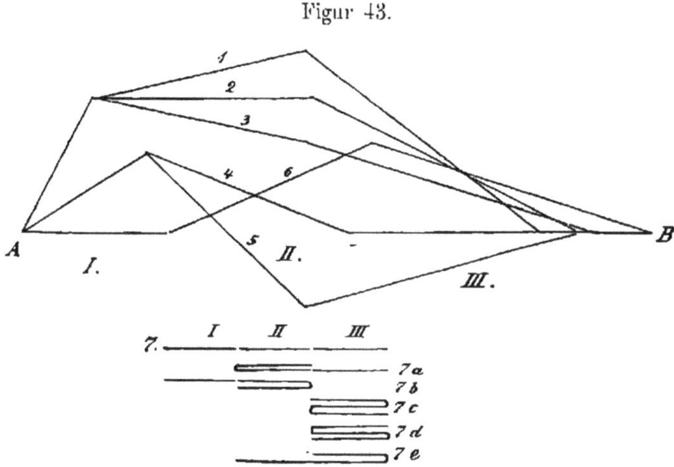

13 verschiedene Lagen eines Systems von drei beweglichen Gliedern, in denen
die Wirkung eines vom ersten zum dritten Gliede verlaufenden zweigelenkigen
Muskels verschiedene Drehungsmomente ausübt (nach O. Fischer).

In Figur 43 a sind 6 verschiedene Lagen dargestellt, die für wirkliche Fälle in
Betracht kommen. Die Linien bei I, II und III stellen die Längsaxen der be-
wegten Körper, die Winkel zwischen I und II und II und III die Gelenke. Je
nach der Stellung wird das Drehungsbestreben, das eine zwischen den End-
punkten von I und III wirkende Zugkraft hervorruft, für die verschiedenen
Körper verschieden sein. Im Fall 2 ist es für die Linie II gleich Null, im
Fall 4 für die Linie III, im Fall 6 für die Linie I.
In Figur 43 b sind 6 theoretisch verschiedene Fälle dargestellt, in denen das
Drehungsbestreben für alle drei Körper gleich Null ist.

Steht der Knochen dagegen schräg, so wird der Abstand der beiden
Kräfte und damit das Drehungsmoment des Kräftepaares geringer.
Ist der mittlere Knochen dem Muskelzuge parallel, so fallen die
beiden durch den Muskelzug in den Gelenkpunkten hervorgerufenen

Druckkräfte auf dieselbe Linie, ihr Abstand ist Null, der Muskel
übt auf den Mittelknochen keine drehende Wirkung. Je nachdem
nun der Mittelknochen nach einer oder der anderen Seite von
dieser Parallelstellung abweicht, wird zugleich mit dem dadurch
entstehenden Abstand der auf die Gelenkpunkte wirkenden Kräfte
ein Drehungsmoment in einer oder der anderen Richtung entstehen.
Ebenso kann der Muskelzug auf jeden der beiden äusseren Knochen
in einem oder dem anderen Sinne drehend wirken, je nachdem
der Knochen sich in gebeugter oder in überstreckter Stellung befindet. Dadurch ergeben sich für die Drehungen, die ein zweigelenkiger Muskel an den drei Gliedern einer zweigelenkigen
Knochenreihe hervorzubringen vermag, je nach den verschiedenen
Stellungen der Gelenke nicht weniger als 13 verschiedene Möglich-
keiten (siehe Figur 43 auf voriger Seite).

Für alle diese Fälle gilt als allgemeines Gesetz, dass die
Summe je zweier der drei Drehungsmomente dem dritten gleich
sein muss, da ja der Muskel an seinen beiden Enden gleiche und
entgegengesetzte Kräfte entfaltet und die Drehungen nur von diesen
beiden Kräften herrühren.

Für jeden einzelnen gegebenen Fall ist die Grösse der betreffenden Drehungsmomente abhängig von der Grösse der Muskelkraft, der Länge der Strecken zwischen Gelenken und Ansätzen,
der Länge des Mittelknochens, und von der Winkelstellung der
Knochen gegen die Richtung des Muskelzuges.

O. Fischer hat Formeln angegeben, um aus diesen Stücken
unmittelbar Richtung und Grösse der Drehungsmomente zu finden
und so die Aufgaben aus der Statik der zweigelenkigen Muskeln
zu lösen (*141*).

Für die allgemeine Betrachtung ist namentlich der Fall zu beachten,
dass der Muskel nur dann drehend einwirkt, wenn der betreffende Knochen
nicht parallel zur Richtung des Muskelzuges steht. Wenn also der Mittelknochen parallel zum Muskel ist, wirkt der Muskel nur auf die beiden äusseren
Glieder der Kette. Freilich wird durch deren Bewegung in der Regel der
Parallelismus sogleich aufgehoben, die Betrachtung gilt also nur in statischer
Beziehung.

Ferner ist der Fall hervorzuheben, dass der Muskel auf zwei benachbarte
Knochen der Kette genau in gleichem Maasse drehend einwirkt, sodass sich
wohl eine drehende Wirkung auf die beiden Knochen, aber keine drehende
Wirkung auf das dazwischen liegende Gelenk ergiebt.

282. Mit diesen Angaben über die Wirkungsweise zweigelenkiger Muskeln ist aber über die Bewegungen, die sie in Wirklichkeit hervorrufen, noch nichts gesagt. Zwar bleibt das Drehungsmoment, das der Muskel auf jeden der betheiligten Knochen ausübt, unbeeinflusst, gleichviel welche äusseren Kräfte auf den Knochen ausserdem einwirken. Würde zum Beispiel der eine Endpunkt der zweigelenkigen Kette von drei Gliedern durch äussere Kräfte im Raum festgehalten, so würde der zweigelenkige Muskel trotzdem genau dasselbe Drehungsbestreben ausüben, wie bei vollkommener Freiheit der Bewegung. Nur würde dann im Allgemeinen eine Drehung des ganzen Systems um den fixirten Endpunkt zu den Wirkungen des Muskels hinzukommen. Es würden also neben den durch Muskel unmittelbar hervorgerufenen Drehungsmomenten noch andere Drehungsmomente durch die Einwirkung der äusseren Kräfte wachgerufen. Aber die Kenntniss der Drehungsmomente allein genügt noch nicht, um die Form der wirklich stattfindenden Bewegungen angeben zu können. Vielmehr hängen die Bewegungen, die in dem mehrgliedrigen System auftreten, von der Vertheilung der Massen im System ab.

Dies wird unmittelbar anschaulich, wenn man an den einfachen Fall denkt, dass zwei der beweglich verbundenen Glieder sehr schwer, das dritte fast gewichtlos wäre. Gleichviel wie das Drehungsbestreben des Muskels sich auf die drei Glieder vertheilt, würde bei der Zusammenziehung offenbar das dritte, gewichtslose Glied die grösste Bewegung ausführen. Es kommt aber nicht nur die Schwere und die Lage des Schwerpunktes der einzelnen beweglichen Abschnitte, sondern auch die Vertheilung der Masse um den Schwerpunkt innerhalb der einzelnen beweglichen Abschnitte für die Bewegungsform in Betracht. „Dies", sagt Fischer, „ist die Ursache, dass die Probleme der Muskeldynamik viel verwickelter und schwerer zu lösen sind, als die der Muskelstatik" (*142*).

§ 9. Beziehung der Innervation zur Muskelmechanik.

283. Im Vorstehenden ist gezeigt worden, in welcher Weise das Knochengerüst von bestimmten einzelnen Muskeln in Bewegung gesetzt wird. Es zeigt sich zum Beispiel, dass ein eingelenkiger Beugemuskel, der über das Ellenbogengelenk hinwegzieht, gleichzeitig mit der Vorwärtsbeugung des Unterarms eine Rückwärts-

drehung des Oberarms hervorbringt (275). Zwischen der Bewegung des Ellenbogens und der der Schulter besteht also ein mechanischer Zusammenhang. Die zweigelenkigen Muskeln bewegen ebenfalls, wie oben angeführt, mehrere Gelenke auf einmal, und zwar je nach den mechanischen Bedingungen auf ganz bestimmte Weise. Der Biceps wird zum Beispiel Ellenbogen und Schulter im Allgemeinen beide vorwärts zu beugen streben. Die Bewegung des Ellenbogengelenkes wird wiederum die zweigelenkigen Unterarmmuskeln anspannen und dadurch einen gewissen Einfluss auf die Bewegung des Handgelenkes haben und so fort. Im Allgemeinen ist auf diese Weise jeder einzelne Theil des Bewegungsapparates mechanisch von allen übrigen abhängig und zwar sowohl durch unmittelbaren Muskelzug, als durch die Einwirkung der Massenbewegung in Folge der Gelenkverbindung der Glieder unter einander. Hieraus ergiebt sich ein bestimmter, allerdings sehr mannichfach veränderlicher Zusammenhang zwischen den Bewegungen in den einzelnen Gelenken. Das Kennzeichen dieser rein mechanischen Beziehung zwischen zwei Bewegungen ist, dass sich mit mehr oder weniger Deutlichkeit die mechanischen Gesetze erkennen lassen, die den Zusammenhang der Bewegungen bedingen, und, was auf dasselbe hinausläuft, dass die eine Bewegung unter allen Umständen auftreten muss, wenn die andere ausgeführt wird, es sei denn, dass besondere neue Kräfte eingeführt werden. Der mechanische Zusammenhang zweier Bewegungen muss sich daher an dem anatomischen Präparat genau so zeigen, wie am Lebenden, wenn nur der Muskelzug entsprechend in derselben Weise nachgeahmt wird. Zum Beispiel die Rückwärtsdrehung des Schultergelenkes bei Beugung des Ellenbogengelenkes hat Fischer sogar von einem mechanischen Modell des Armes ausführen lassen (*137*).

Die erwähnten Beziehungen zwischen den Bewegungen mehrerer Gelenke sind, da sie aus mechanischen Ursachen entstehen, nothwendig, aber sie sind durchaus nicht immer für die beabsichtigte Leistung des Bewegungsapparates zweckmässig. So wird die Bewegung des Ellenbogens häufig in der Absicht ausgeführt werden, die Hand nach vorn zu bringen, die mit der Beugung verbundene Rückwärtsdrehung des Oberarms in der Schulter vereitelt aber diesen Zweck und muss dann erst durch besondere Thätigkeit der Schultermuskulatur aufgehoben werden. Für diesen Fall ist vielleicht der Umstand als besondere Zweckmässigkeitserscheinung anzusehen, dass der Biceps, der bei der Ellen-

bogenbeugung mitwirkt, als zweigelenkiger Muskel das Schultergelenk nach
vorn dreht und also der mechanischen Wirkung der Ellenbogenbeugung entgegen arbeitet (306).

284. Im Gegensatze zu diesen mechanischen Beziehungen
verschiedener Bewegungen unter einander beobachtet man nun
vielfach auch gesetzmässige Verknüpfungen von Bewegungen, die
sich nicht auf mechanische Ursachen zurückführen lassen. Sie
bleiben daher auch bei der Nachahmung der Bewegung am anatomischen Präparat oder am mechanischen Modell aus. Man kann
also hier nicht von einem eigentlichen Zusammenhange der Bewegungen an sich sprechen. Vielmehr beruhen diese gesetzmässigen
Verknüpfungen einfach auf gleichzeitiger Innervation verschiedener
Muskelgruppen, die wegen ihrer mechanischen Zweckmässigkeit
oder aus anderen Gründen stets gemeinschaftlich erfolgt.

Die Erörterung des Zusammenhanges zwischen der Innervation
verschiedener Muskelgruppen gehört zwar eigentlich in's Gebiet
der Physiologie des Nervensystems, doch würde die mechanische
Betrachtung des Bewegungsapparates ohne den Hinweis auf dies
Gebiet unvollständig bleiben.

Man kann vom Standpunkte der Bewegungslehre vier Arten
der Innervations-Verknüpfung unterscheiden.

Als erste sei die „Coordination“ genannt, die einen sehr
weiten Umfang begreift. Bekanntlich ist jeder einzelne Muskel
aus unzähligen Muskelfasern zusammengesetzt, die im Allgemeinen
jede ihre besondere Nervenfaser erhalten, und jede dieser Nerven-
fasern stammt von einer besonderen motorischen Zelle des Central-
nervensystems her. Es muss also, damit der Muskel sich einheitlich contrahirt, die Gesammtmenge der zugehörigen motorischen
Zellen gleichzeitig thätig werden. Schon diese geordnete Zusammenwirkung motorischer Zellen kann als Coordination bezeichnet werden.
Die Coordination kann sich nun viel weiter als über die zu Einem
Muskel gehörige Zellgruppe erstrecken. Sie kann, wie beispielsweise
bei der Athmung, eine grosse Zahl völlig getrennter Muskelgruppen
zu einheitlicher Zusammenwirkung vereinigen. Sie kann aber auch
eine auf einen längeren Zeitraum vertheilte Folge einzelner Muskelthätigkeiten zusammenfassen, wofür abermals die Athembewegungen
ein gutes Beispiel geben. Der Begriff der Coordination umfasst
aber nicht nur solche gemeinsame Thätigkeit von Muskeln, die un-

willkürlich oder gar nothwendig immer in derselben Weise erfolgt,
sondern man bezeichnet auch die Zusammenarbeit jeder beliebigen
Gruppe von Muskeln zu jedem beliebigen Zwecke ganz allgemein
als Coordination.

Neben der Coordination stellt die „Association" von Bewegungen ein engeres Gebiet dar. Hier handelt es sich um Verknüpfung
von gleichzeitigen Bewegungen zu gemeinsamem Zweck, die in der
Regel durch besondere nervöse Apparate bedingt ist. Der Begriff
wird am besten durch den Hinweis auf das vornehmste Beispiel
associirter Bewegung, nämlich die Bewegung der Augäpfel erläutert.

Eine dritte Art der Innervationsverknüpfung tritt bei den sogenannten „Mitbewegungen" ein. Diese steht in einem gewissen
Gegensatz zur Coordination, insofern, als es sich nicht um zweck-
mässiges, sondern anscheinend um rein zufälliges Zusammenarbeiten
bestimmter Muskelgruppen mit der beabsichtigten Bewegung handelt.

Die vierte Art der Innervationsverknüpfung beruht nicht auf
unmittelbarem, sondern auf mittelbarem Zusammenhang der Thätigkeit verschiedener motorischer Apparate auf reflectorischem Wege.
Sie bildet gewissermaassen die Grundlage, auf der sich die Coordination überhaupt erst durch Erfahrung und Uebung entwickelt
und sie beherrscht dauernd die gesammte Thätigkeit des Bewegungsapparates. Bei der Beurtheilung des Körpers als Bewegungs-
maschine wird diese wichtige Thatsache gewöhnlich nicht genügend
beachtet. Meist ist nur davon die Rede, dass durch die „Willensthätigkeit" eine Erregung im Centralnervensystem gesetzt wird
und dass im Uebrigen die Muskulatur als blosser Mechanismus die
beabsichtigte Bewegung zweckmässig ausführt. Dem gegenüber
kann man behaupten, dass von tausend Erregungen motorischer
Zellen kaum eine unmittelbar auf „Willensthätigkeit" zurückzuführen
ist, während neunhundertneunundneunzig oder mehr reflectorisch
entstehen und dadurch die Bewegung dauernd dem vorhandenen
Bedürfniss anpassen (*143*).

Daher ist denn auch die Coordination durchaus nichts Fest-
stehendes, Unabänderliches, obschon sie in gewissen Fällen in so
regelmässiger Weise auftritt, dass man auch auf diesem Gebiete
Bewegungsgesetze aufstellen zu können geglaubt hat, und dass

auch Verwechselungen dieser Innervationsgesetze mit den mechanischen Bewegungsgesetzen vorkommen können (*144*).

285. Auf der Vorstellung, dass die Coordination der Muskeln für jede Bewegung ein für alle mal bestimmt sei, beruht die Anschauung, dass man die Muskeln in Antagonisten und Synergisten eintheilen könne. Aus dieser Anschauung heraus hat man weiter das Gesetz ableiten wollen, dass bei einer Bewegung stets nur die Eine dieser beiden Gruppen thätig sei, während die Antagonisten erschlafften (*145*). Schon nach dem, was oben über den mechanischen Zusammenhang zwischen den einzelnen Bewegungen gesagt worden ist, über die Mannichfaltigkeit der Bewegungen die ein einziger zweigelenkiger Muskel hervorrufen kann und anderes mehr, ist es klar, dass dieselben Muskeln unter gewissen Bedingungen Antagonisten, unter andern Synergisten sind.

Der Zusammenhang zwischen den Innervationen der einzelnen Muskeln geht aber noch viel weiter, als der mechanische, oder vielmehr, er ist auch da noch deutlich erkennbar, wo sich der mechanische kaum erweisen lässt. Wenn zum Beispiel ein Mensch im Stehen eine Bewegung mit der Hand macht, ist zur Erhaltung des Gleichgewichts eine Aenderung der Innervation in den Beinmuskeln erforderlich. Zu jeder stärkeren Bewegung eines Körpertheils gehört die coordinate Thätigkeit sehr vieler Muskeln, die anscheinend mit der Bewegung nichts zu thun haben. Alle Muskeln die dieser Thätigkeit entgegen arbeiten würden, können als Antagonisten der betreffenden Bewegung aufgefasst werden. Offenbar ist aber bei der grossen Mannichfaltigkeit der Bewegungen an ein dauerndes festes Verhältnis solcher grossen Muskelgruppen untereinander nicht zu denken.

Der Begriff Antagonismus und Synergismus ist nur für jede einzelne ganz bestimmte Stellung mit Rücksicht auf die für sie geltenden mechanischen Bedingungen anwendbar. Mithin ist auch kein allgemeines Bewegungsgesetz an diese Begriffe zu knüpfen (287).

286. Weit besser entspricht den Anforderungen an ein allgemeines Gesetz eine Beobachtung, die von Duchenne herrührt, und von Hering als ein allgemeiner Begriff mit dem Ausdruck „pseudoantagonistische Synergie" bezeichnet worden ist. Bei ge-

meinschaftlicher Bewegung aller Finger gegen die Mittelhand bemerkt man, dass mit der Volar-Bewegung der Finger Dorsalflexion des Handgelenks auftritt und umgekehrt. Diese Bewegung fällt der Richtung nach zusammen mit der von Fischer für Ellenbogen und Schultergelenk nachgewiesenen mechanischen Folge der Beugung oder Streckung eines Gelenks für das Nachbargelenk (274). Die Betrachtung der an der Bewegung betheiligten Massen schliesst jedoch die mechanische Erklärung in diesem Falle aus. Es handelt sich vielmehr um eine zweckmässige Coordination, bei der die Streckmuskeln durch Fixirung des Handgelenks in Dorsalflexion die Thätigkeit des Beugens unterstützen. Wären die Beuger der Finger allein thätig, und das Handgelenk bliebe frei beweglich, so würde es eine volarflectirte Stellung annehmen können, bei der die Beugesehnen entspannt werden würden. Dieselben Verhältnisse gelten in umgekehrtem Sinne für die Streckung, und spielen ohne Zweifel auch an andern Stellen des Körpers eine mehr oder weniger wichtige Rolle. Immer wird hier die erwähnte Form der Coordination durch Erfahrung und Uebung ausgebildet worden sein, und sie wird daher als gesetzmässige, zum mindesten als vielfach wiederholte Bewegungsbedingung anzusehen sein.

Eine mindestens ebenso gesetzmässige Verknüpfung von Innervationen, die aber zum Zweck der Bewegung nicht in erkennbarer Beziehung steht und deshalb in die Gruppe der Mitbewegung zu zählen ist, veranschaulicht folgender Versuch: mit Fuss und Hand derselben Körperseite werde eine Kreisbewegung rechts herum ausgeführt, und man gehe dann mit der Hand durch Beschreiben einer 8 zur Bewegung links herum über. Augenblicklich folgt auch der Fuss dieser Bewegung. Der Versuch gelingt ebenso sicher, auch wenn die 8förmige Bewegung der Hand in ganz kleinem Maassstabe ausgeführt wird, wie beim Schreiben eines lateinischen grossen D. Hier ist offenbar an einen mechanischen Zusammenhang nicht zu denken, sondern es handelt sich um zwangsmässige Verbindung der Bewegungen auf rein nervösem Gebiet.

II. Specielle Muskelmechanik.

§ 1. Hauptsatz der Speciellen Muskelmechanik.

287. Bei jeder Betrachtung auf dem Gebiete der Speciellen Muskelmechanik gilt ein Satz, auf den als Grund- und Hauptsatz dieses ganzen Gebietes nicht nachdrücklich genug hingewiesen

werden kann. Dieser äusserst wichtige Satz kann in aller Kürze so ausgesprochen werden:

Die einzeln benannten Muskeln sind anatomische, aber nicht mechanisch-physiologische Einheiten.

Die Specielle Muskelphysiologie muss selbstständige Einheiten unterscheiden, wo die Anatomie nur „Portionen" oder Theile eines und desselben Muskels anerkennt. Die Specielle Muskelphysiologie muss Muskelgruppen zusammen stellen, die die Anatomie als verschiedenen Schichten oder Systemen angehörend trennt.

Dieser Satz wird so vielfach ausser Acht gelassen, dass es nöthig erscheint, seine Richtigkeit ausführlich nachzuweisen.

Die anatomischen Lehrbücher geben gewöhnlich nur eine einzige Wirkung eines Muskels an, wobei zu verstehen ist, dass dies die Wirkung der Zusammenziehung sämmtlicher Fasern dieses Muskels bedeutet. Viele der anatomisch als Einheit betrachteten Muskeln enthalten aber Fasern von so verschiedener Richtung, dass ihre einzelnen Theile für sich allein ganz verschiedene, ja entgegengesetzte Bewegungen hervorrufen. So wirkt der obere Rand des M. trapezius rein hebend auf das Schulterblatt, der untere Rand wirkt dagegen herabziehend. Es ist leicht zu zeigen, dass sich bei der Hebung des Schulterblattes der obere Rand allein betheiligt. Ferner werden mitunter ganze Gruppen von Muskeln anatomisch unter einem einzigen Namen zusammengefasst, während sie ihrer Function nach getrennt werden können. Duchenne hat mittelst elektrischer Reizung am Lebenden die Unabhängigkeit einer Anzahl Gesichtsmuskeln nachgewiesen, die von den Anatomen für Theile ein und desselben Muskels erklärt worden waren (292) (*146*).

Umgekehrt richtet sich die physiologische Gruppirung der Muskeln einzig und allein nach der Form der Bewegung die diese Muskeln hervorbringen, unbekümmert um ihre anatomische Verschiedenheit. Während die Anatomie etwa die Glutaeengruppe oder die Schulterblattmuskeln in deutlich getrennte Einzelmuskeln zerlegt, sind diese Gruppen vom Standpunkte der Bewegungsmechanik als gemeinsame Massen zu betrachten, an denen man etwa eine hintere, eine mittlere und eine vordere Partie zu unterscheiden hat, die eine mehr nach rückwärts, eine mehr seitwärts und eine mehr nach vorwärts zu flectirende Wirkung auf das Gelenk ausüben.

Dieser Unterschied in der Auffassung ist nicht darauf zurückzuführen, dass die Bewegungsphysiologie die Feinheiten der Bewegungen nicht so scharf zu trennen vermag, wie sie durch die Gestaltung der Muskulatur eigentlich gegeben sind, sondern er beruht darauf, dass die Bewegung thatsächlich von den Einzelheiten der Muskelanatomie unabhängig ist. Denn wenn die Muskeln eine Bewegung hervorbringen, arbeiten sie nicht einzeln, sondern in grossen Gruppen, indem alle Fasern, die der Bewegung dienen können, gleichviel welchem Muskel sie angehören, in Thätigkeit treten.

288. Den oben aufgestellten Grundsatz betont aufs nachdrücklichste auch der grösste Kenner der Speciellen Muskelphysiologie: Duchenne. „L'action musculaire isolée n'est pas dans la nature“ heisst es in der Vorrede seines grossen Werkes, und derselbe Ausdruck kehrt am Schlusse mit ausführlicherer Erörterung wieder. Eine Bestätigung dieses Satzes liegt in der Beobachtung, auf die Duchenne wiederholt hinweist, dass die Contraction einzelner Muskeln auf elektrischen Reiz Stellungen hervorruft, die der willkürlichen Bewegung überhaupt versagt sind (324).

Der Bewegungsapparat ist so wenig für die Wirkung der einzelnen Muskeln eingerichtet, dass solche Wirkungen, wenn sie künstlich hervorgerufen werden, die Knochen aus den Gelenken heraustreiben und die Gefahr der Verrenkung nahelegen.

Man könnte nun glauben, wenn die Muskelmechanik die Muskeln nicht nach ihrer anatomischen Anordnung betrachtet, werde sie eine physiologische Eintheilung an deren Stelle setzen. Das ist aber aus dem Grunde nicht ausführbar, weil die physiologische Gruppirung keine bleibende ist.

Während für eine Bewegung die Muskeln A, B, eine Hälfte des Muskels C und die Muskeln D, E und F zusammenwirken, so wirken für eine andere Bewegung vielleicht wiederum A und B, diesmal aber mit der anderen Hälfte von C und mit einer Reihe anderer Muskeln, G, H, I und so fort, zusammen.

Schliesslich lässt sich auch die Grenze für die Mitwirkung bei einer einzelnen Bewegung gar nicht feststellen, da sie je nach der Stellung des Körpers eine verschiedene sein wird (284).

Dessenungeachtet soll im Nachfolgenden die Zusammenstellung über die mechanische Wirkung der einzelnen Muskeln und der physiologischen Muskelgruppen in groben Zügen versucht werden.

§ 2. Wirkung der einzelnen Muskeln.

289. Die mechanische Wirkung der einzelnen Muskeln hängt von soviel verschiedenen Umständen ab, dass sie nur für bestimmte Fälle mit einiger Genauigkeit angegeben werden kann.

In diesen Fällen handelt es sich vorwiegend um die einfache Zugwirkung zwischen zwei leicht bestimmbaren Knochenpunkten. Sobald aber Ursprung und Ansatz des Muskels eine grössere Ausdehnung, die Fasern eine erheblich verschiedene Richtung haben, die Sehnen zwischen Knochenvorsprüngen gelagert sind, endlich wenn überhaupt die durch den Muskel erzeugte Bewegung grösseren Umfang annimmt, wird die Wirkung so mannichfach, dass sie sich weder gradehin beschreiben, noch in ihrem Zusammenhange mit der Bewegung übersehen lässt.

Trotzdem sollen im Folgenden die gebräuchlichen Angaben über die Wirkung der einzelnen Muskeln zusammengestellt werden. Zwar muss eine solche Zusammenstellung nothwendig lückenhaft und die Behandlung der Frage oberflächlich sein. Es scheint aber, dass ein unabweisliches, praktisches Bedürfniss vorliegt, ein wenn auch noch so unzulängliches Schema der Speciellen Muskelmechanik zu besitzen. Dies lässt sich daraus schliessen, dass die Angaben der anatomischen Lehrbücher über die Wirkungsweise der Muskeln vielfach citirt und von den Aerzten ganz allgemein zur Grundlage ihrer mechanischen Betrachtungen erhoben werden. Diese Angaben sind, wie schon einmal hervorgehoben wurde, so unzulänglich, dass es vielleicht nützlich ist, wenn durch eine zusammenhängende Darstellung die vorhandenen Lücken bemerkbar gemacht werden.

Es werde nun die specielle Muskelmechanik zunächst in der Form durchgesprochen, dass die Wirkungsweise jedes einzelnen Muskels für sich ins Auge gefasst wird. Es mag dabei die in den anatomischen Lehrbüchern befolgte Reihe innegehalten werden. Vielfach werden die Angaben nicht über die gebräuchlichen kurzen Andeutungen hinausgehen können.

290. Der M. occipito frontalis besteht aus den M. occipitales und frontales, mit der dazwischenliegenden Aponeurose. Die M. occipitales können, da sie vom Knochen entspringen, nur die Aponeurose in Bewegung setzen. Ihre Wirkung wird im Allgemeinen in Spannen der Aponeurose bestehen. Bemerkenswerth ist, dass zwischen ihnen, ebenso wie zwischen den Frontalmuskeln eine Lücke ist, sodass hauptsächlich die seitlichen Partieen der Apo-

neurose gespannt werden. Dadurch muss durch den Muskelzug zugleich eine Querspannung hervorgebracht werden.

Ein viereckiges Tuch, das an allen Punkten seiner Ränder zugleich gezogen wird, erhält in der Mitte schwächere Spannung als ein Tuch, das mit der gleichen Kraft nur an den vier Ecken auseinander gezogen wird.

Die M. frontales bilden, wenn sie an ihrer vorderen Endigung durch die Gesichtsmuskulatur mehr oder weniger fixirt sind, das Gegengewicht zum Zuge der Occipitales. Da aber ihre Zusammenziehung an der Aponeurose viel stärkeren Widerstand findet als an den Gesichtsmuskeln und der Gesichtshaut, so ziehen sie diese bei stärkerer Thätigkeit ausnahmslos in die Höhe, sodass die Stirn gerunzelt wird (*147*). Die Ausbildung dieser Muskeln und die Fähigkeit sie zu innerviren ist bei verschiedenen Individuen sehr verschieden.

Bekannt ist das Kunststück, einen schweren, auf dem Kopf getragenen Gegenstand durch eine heftige Contraction des einen oder anderen Muskelpaares nach vorn oder hinten hinabzuwerfen.

291. Bei den Muskeln der Ohrmuschel, M. auricularis superior s. attollens, anterior s. attrahens, posterior s. retrahens, besteht zwischen den Widerständen, die einerseits die Ohrmuschel andererseits die Kopfaponeurose bietet, ein so ungleiches Verhältnis, dass sich die Bewegung ausschliesslich an der Ohrmuschel bemerklich machen muss. Die fächerförmige Ausbreitung deutet darauf hin, dass die anatomische Eintheilung der Function nicht vollkommen entspricht, da ohne Zweifel der hintere Rand des Superior den Posterior, der vordere den Anterior unterstützt. Die Fähigkeit zum Gebrauch dieser Muskeln geht den meisten Individuen ab.

292. Die Muskeln der Schutzorgane des Auges werden in ihrer Beziehung zum Sehorgan hier nicht zu betrachten sein. Es ist nur der Corrugator supercilii und der Orbicularis palpebrarum zu erwähnen, weil sie die wesentlichen Stützpunkte oder Widerstände für die Bewegung des Epicranius frontalis bilden. Der Orbicularis ist eigentlich kein reiner Kreismuskel, da er am inneren Augenwinkel fester angeheftet ist als in seinem übrigen Verlauf. Daher verzieht sich die ganze Lidspalte bei festem Schluss der Augen ein wenig medianwärts. Nach den Angaben von Duchenne (*146*) ist seine obere Hälfte von der unteren physiologisch unabhängig. Bei leichtem Schluss der Augen würde demnach nur die obere Hälfte des Orbicularis thätig sein. Nach Duchenne ist ausserdem die Elasticität der Gewebe des oberen Lides als mitwirkend anzusehen, da sich auch bei Lähmung des Orbicularis das Auge, wenn auch nur mangelhaft, schliesst.

293. Von den Muskeln der Nase ist der M. pyramidalis nasi ebenfalls als Widerhalt des M. frontalis zu erwähnen, kann aber auch in umgekehrter Richtung wirken, und erscheint dann als Antagonist des Compressor. Der untere Theil zieht nämlich wegen des schrägen Verlaufs seiner Fasern die Haut über der Nasenwurzel quer zusammen, während der Compressor nasi, durch Anspannung seiner Aponeurose die entgegengesetzte Wirkung hat. Auf die Heber der Nasenflügel, als bei der Athmung betheiligt, soll hier nicht eingegangen werden.

294. Die Muskeln der Mundöffnung, die den übrigen Theil der Gesichtsmuskulatur bilden, lassen sich vom mechanischen Standpunkt in drei Gruppen theilen. Der Buccinator hat eine mechanische Wirkung für sich, insofern als sein hinterer Theil die muskulöse Wand der Mundhöhle darstellt, und sowohl bei der Bewegung des Mundinhalts als auch beim Blasen und Saugen eine Hauptrolle spielt. Im wesentlichen ist seine Function die einer contractilen Membran. Der Orbicularis oris bildet den zweiten Haupttheil der Lippenmuskulatur, indem er den sämmtlichen andern Muskeln (grade Mundmuskel), die von verschiedenen Seiten an ihn herantreten, als Ansatzpunkt dient. Die graden Mundmuskeln, einschliesslich des Buccinator, haben im wesentlichen die Wirkung den ganzen Orbicularis oder einen Theil von ihm in ihrer Faser-richtung anzuziehen. Der Orbicularis selbst verengt, wegen des ringförmigen Verlaufes seiner Fasern die Mundöffnung und drängt die ganze Substanz der Lippen in verschiedene Form. Hierbei ist namentlich zu unterscheiden diejenige Form des Mundschliessens bei der die Lippen nach vorn zugespitzt oder breit nach vorn ge-schoben werden, und die bei der sie platt an die Vorderzähne an-gepresst werden. Diese verschiedenen Formen werden durch die Art der Betheiligung der graden Mundmuskeln erklärt. Bei der zweiten Form sollen sie sämmtlich angespannt sein und daher die Lippen von allen Seiten her rückwärts ziehen. Bei der ersteren sollen einzelne dieser Muskeln (Levator menti) die Lippen nach vorn aussen ziehen. Hiergegen ist einzuwenden, dass diese Muskeln sowohl der Lage als der Stärke nach dazu kaum geeignet scheinen. Dagegen ist es vollkommen verständlich, dass der Orbicularis selbst, bei geeigneter Vertheilung der Thätigkeit auf verschiedene seiner Fasern, die betreffenden Bewegungen des Mundes hervorbringen kann.

Denkt man sich die Masse des M. orbicularis, die ja einen
grossen Theil der Substanz der Lippen ausmacht, in Form eines
Ringes der aus contractilen Fasern besteht, so wird je nachdem
die vorderen, hinteren, äusseren oder inneren Fasern sich zu-
sammenziehen, die Gestaltveränderung des Ringes verschieden sein.
Die Zusammenziehung der hinteren äusseren Fasern (unter „aussen“
ist hier „von der Mundöffnung abgekehrt“ zu verstehen) wird den
in Ruhe bleibenden Theil des Muskels und mit ihm die ganzen
Lippen nach vorn drängen, wobei sich zugleich die Innenfläche
nach aussen kehren wird. Der Muskelring wird sich so gewisser-

Figur 44.

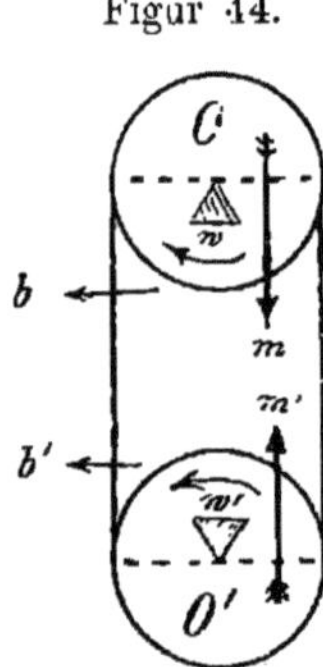

Wirkung der Orbicularis oris beim Spitzen des Mundes.

Die Kreise O und O' stellen die Querschnitte des gesammten Ringmuskels
oberhalb und unterhalb der Mundöffnung vor. Die Zusammenziehung der im
oberen und unteren hinteren Quadranten gelegenen Fasern wirkt in der Richtung
der Pfeile m und m' auf die in den punktirten Linien gelegene Muskelmasse als
Hebel, der sich um den passiven Widerstand der inneren Muskelmassen w und
w' in der Richtung der gebogenen Pfeile dreht. Dadurch entsteht die Verschiebung der inneren Fläche in der Richtung der Pfeile b und b'.

maassen umstülpen, Diese Form der Bewegung kann ausserdem
durch die Mitwirkung der graden Muskeln verändert werden, sie
bildet aber wohl die Grundlage für jede stärkere Bewegung von
Seiten des Orbicularis oris.

Aehnliche Bewegungen nimmt man an allen Gebilden wahr, die mit ring-
förmigen Muskeln versehen sind, beispielsweise am After der Thiere und des
Menschen, besonders deutlich aber am durchschnittenen Oesophagus des
Frosches, von dem sich nicht selten längere Stücke vollständig „umkrempeln“.

295. Vom Platysma myoides wirkt der oberste mediale Aus-
läufer, der auch von den Anatomen als „Risorius“ unterschieden

wird, wie die graden Muskeln der Mundöffnung, indem er den
Mundwinkel abwärts und auswärts zieht. Durch die Gesammt-
thätigkeit wird die Haut des Halses und der Brust bis zu einigen
Fingerbreit unterhalb der Clavicula gegen den Unterkiefer und ungleich schräg gegen die Mittellinie emporgezogen, sodass sie in
Längsfalten hervorspringt. Die Spannung des Platysma muss dann
natürlich auch den Unterkiefer und die Gesichtsmusculatur entsprechend belasten. Daher ist das Platysma auch als Herabzieher
des Unterkiefers angesprochen worden. Es ist aber ohne weiteres
durch Betasten zu erkennen, dass selbst wenn der Unterkiefer
gegen einen starken Widerstand herabgedrückt wird, das Platysma
unbetheiligt bleibt.

296. Die Wirkung der Kaumuskeln, M. temporalis, masseter,
Pterygoideus externus und internus, ergiebt sich zur Genüge aus
ihren anatomischen Verhältnissen. Die ersten beiden sind wesentlich
Schliesser des Mundes, die zweiten bringen seitliche und sagittale
Bewegungen des Unterkiefers hervor, je nachdem sie einseitig oder
auf beiden Seiten ungleich thätig sind. Genaueres über die inneren
Unterkiefermuskeln ist nicht mit Bestimmtheit anzugeben, doch ist
anzunehmen, dass sie beim Oeffnen des Mundes eine wesentliche
Rolle spielen. Beachtenswerth ist, dass die Kaumuskeln sehr weit
vom Drehpunkt und fast senkrecht auf die Axe des bewegten
Knochens eingreifen, sodass fast ihre volle Kraft auf einen zwischen
den Zähnen liegenden Widerstand wirken kann. Bei weit geöffnetem
Munde nimmt allerdings dies günstige Kraftverhältniss sehr schnell
ab, weil eine grössere Componente des Muskelzuges in die Richtung
des Knochens fällt. Durch das Vorrücken des Gelenkkopfes auf
das Tuberculum wird diese Veränderung sehr verstärkt. Bei geschlossenem Munde ist der vordere Rand des Masseter etwa an
der vorderen Grenze des vorletzten Mahlzahnes zu fühlen. Auf
einem zwischen die hintersten Backzähne geschobenen kleinen
Gegenstand können die vorderen Fasern des Masseter mit ihrer
ganzen Kraft wirken. Wird aber der Mund geöffnet, um einen
grösseren Gegenstand zwischen die Zähne zu fassen, so stellt
sich der Unterkiefer so schräg, dass ein grosser Theil des Zuges
der Kaumuskeln nur drückend auf das Kiefergelenk wirkt.

297. Zahlreiche kleine Muskeln verbinden das Zungenbein
mit den Schädelknochen, nämlich Stylohyoideus, Biventer, Genio-

hyoideus, Mylohyoideus. Die Wirkung der meisten ist ohne weiteres aus ihrer Lage verständlich, und ihre Function ist nur in Beziehung zu besonderen Vorgängen der Athmung und des Schluckactes von Bedeutung. Dagegen muss die Wirkung des Biventer erörtert werden Diese ist verschieden, je nachdem der vordere oder der hintere Bauch für sich, oder beide zusammen thätig sind, und je nachdem das Zungenbein durch die von unten angreifenden Muskeln omohyoideus und sternohyoideus (zu dem sich als mechanisch gleichwirkend der Sternthyreoideus nebst Thyreohoideus gesellt) fixirt ist. Im ersten Falle zieht der vordere Bauch (gemeinsam mit dem Geniohyoideus) das Zungenbein nach vorn und oben, im zweiten Falle (gemeinsam mit dem Stylohyoideus) nach oben und hinten, im dritten wird das Zungenbein gehoben, im vierten soll der Digastricus sich als Oeffner des Mundes bethätigen.

Sternohyoideus und Sternothyreoideus ziehen Zungenbein und Kehlkopf fusswärts, beispielsweise nach der beim Schluckact eintretenden Erhebung. Von ihrer Thätigkeit muss die passive Bewegung, die durch die Spannung der Luftröhre bei verschiedenen Respirationsvorgängen auftritt, sorgfältig unterschieden werden. So findet sich die Angabe, dass beim Hervorbringen tiefer Töne die genannten Muskeln in Thätigkeit treten. In diesem Falle wird aber, wie sich leicht zeigen lässt, die Exspiration vornehmlich durch die Brustathmung ausgeführt (*149*). Das Zwerchfell kann geradezu abwärts getrieben werden, und es werden also die Lungen und mit ihnen der Kehlkopf passiv nach abwärts getrieben, ebenso wie es sonst bei tiefer Inspiration geschieht.

298. Die Muskulatur der Zunge bildet ein interessantes Beispiel der Bewegung ausschliesslich aus contractiler Substanz ohne festes Gerüst bestehender Organe (104).

Dieser Umstand findet überraschenden Ausdruck in der von E. du Bois-Reymond (*150*) wiedergegebenen Anschauung des Naturphilosophen Steffens: „Jedes Organ des menschlichen Körpers entspricht einem bestimmten Thier, ist ein Thier. Beispielsweise die allerwärts bewegliche feuchtschlüpfrige Zunge ist ein Tintenfisch, eine Sepie. Denn der Knochen der Zunge, das Zungenbein, hängt mit keinem anderen Knochen des Skelets zusammen. Nun hat aber die Sepie nur einen Knochen, das bekannte Os Sepiae. Folglich hängt dieser Knochen mit keinem anderen Knochen zusammen. Folglich ist die Zunge eine Sepie".

Die Muskeln, die von relativ festen Punkten aus in die Zunge eingehen, Genioglossus, Hyoglossus, Styloglossus, haben von diesem Gesichtspunkt aus kein besonderes Interesse, sie ziehen die Zunge je nach ihrem Ursprungspunkte zu. Die fein ausstrahlenden verästelten Endfasern dieser Muskeln aber, und die eigene Musculatur der Zunge, die aus Längs- und Querfasern besteht, bilden, unter einander dicht verflochten, eine für sich allseitig contractile Masse. Diese vermag sich, unter dem Einfluss der querlaufenden Fasern, activ zu verlängern, wie das beim Herausstrecken der Zunge geschieht. Es sind namentlich die senkrecht zur Fläche der Zunge laufenden Fasern hierbei betheiligt, wie man an der Abplattung der Zunge beim Hervorstrecken erkennen kann.

Die Muskeln des Schlundes, die nur für die Ernährungsthätigkeit, nicht für andere mechanische Verrichtungen des Körpers in Betracht kommen, können hier übergangen werden.

299. In der Wirkungsweise des Sternocleidomastoideus kann man vier verschiedene Punkte unterscheiden. Betrachtet man das sternale Ende als relativ festeren Punkt, so wird er am Processus mastoideus seine Zugwirkung ausüben. Es scheint, als könne diese für die Bewegung des Kopfes nur geringe Bedeutung haben, weil die Warzenfortsätze ungefähr in derselben Transversalen gelegen sind wie die Hinterhauptshöcker, also in die schematische Drehaxe des Kopfes selbst fallen. Es ist aber daran zu denken, dass die Neigung des Kopfes ebenso sehr durch Biegung der oberen Halswirbelsäule, als durch Bewegung im Atlasgelenk zu Stande kommt. Der Sternocleidomastoideus trägt, wie man sich leicht überzeugen kann, zur Beugung des Kopfes nach vorn wesentlich bei.

Die Bezeichnung „Kopfnicker" ist trotzdem unpassend, weil die eigentliche Nickbewegung ohne viel Betheiligung der Beugemuskeln durch den Einfluss der Schwere ausgeführt werden kann.

Durch dieselbe Wirkung auf die Halswirbelsäule betheiligt sich der Sternocleidomastoideus bei schon vorhandener Rückwärtsbiegung der Wirbelsäule und vorgeschobenem Kinn auch an der Rückwärtsneigung des Kopfes, indem er wahrscheinlich die Wirbelsäule gegen den Zug der Nackenmuskeln versteifen hilft.

Namentlich bei rückwärts horizontal gelagertem Körper, wenn der Kopf steif getragen werden soll (wie z. B. beim Wechseln des

Kopfkissens), sind beide Sternomastoidei angestrengt thätig, und zwar im wesentlichen zur Steifung der Wirbelsäule, denn man kann sich leicht überzeugen, dass man in dieser Stellung mit dem Kopfe nicken kann, ohne dass die Sternocleidomastoidei merklich betheiligt sind.

Drittens übt der Sternocleidomastoideus auf seinen unteren Ansatzpunkt kräftige Wirkungen, wenn der obere anderweitig fixirt ist. Bei allerhand Rumpfbewegungen, insbesondere bei angestrengter Athmung ist der Sternocleidomastoideus betheiligt.

Viertens endlich besteht eine Hauptfunction dieser Muskeln in in ihrer einseitigen Wirksamkeit. Vermöge seines schrägen Verlaufes und seines Angriffspunktes ganz am äusseren Rande der Schädelbasis wirkt jeder einzelne Sternocleidomastoideus stark drehend auf den Kopf, und zwar ist dies am deutlichsten bei gesenktem Kopfe. Ebenso wichtig ist aber die Rolle der Sternocleidomastoidei bei seitlichem Neigen des Kopfes. Hierbei muss die drehende und vorwärtsneigende Wirkung durch entsprechende Thätigkeit der Nackenmuskeln aufgewogen werden, sodass eine rein seitliche Wirkung herauskommt, die wiederum wegen des weit nach aussen gelegenen Ansatzes am Warzenfortsatz einen grossen Hebelarm hat und mithin kräftig wirken kann *(151)*.

300. Die Scaleni wirken in ähnlicher Weise zur Versteifung der Wirbelsäule und des Brustkorbes gegen den Zug der angreifenden Muskeln. Ihre Mitwirkung als Rippenheber bei der Athmung ist bekannt.

301. Die kleinen tiefen Halsmuskeln, Recti capitis, Longus colli, werden mitunter genannt, wo es sich um Bewegungen handelt, die sie zwar ihrer anatomischen Lage nach auszuführen im Stande wären, für die aber andere viel grössere Muskelmassen verfügbar sind. Beispielsweise ist für die seitliche Beugung des Kopfes offenbar kein einziger Muskel so ausschliesslich bestimmt, wie der Rectus capitis lateralis. Die Wirkung dieses Muskels ist aber offenbar gleich Null, wenn sie mit der erwähnten Thätigkeit des Sternocleidomastoideus verglichen wird.

302. Die Muskeln des Rückens und Nackens, in so viele Einheiten sie die Anatomie auch trennen mag, sind vom physiologischen Standpunkt als Eine gemeinsame Masse anzusehen. Damit soll nicht gesagt sein, dass diese gesammte Muskelmenge

immer nur gemeinsam in Thätigkeit trete, im Gegentheil kann sicher die Rückenmuskulatur jeder einzelnen Stelle längs der Wirbelsäule für sich thätig sein. Auch innerhalb eines jeden Körperabschnittes werden die einzelnen langen und kurzen Muskeln wahrscheinlich nicht immer auf genau dieselbe Weise zusammen arbeiten, doch ist bis jetzt keine eingehendere Analyse möglich. Demnach muss die Wirkung dieser Muskelmasse im Grossen und Ganzen bezeichnet werden: Sie ist Strecker, Seitwärtsbeuger und Dreher der Wirbelsäule. Die „Streckung" der Wirbelsäule besteht je nach dem Abschnitte, um den es sich handelt, aus ganz verschiedenen Bewegungen. Die Lendenkrümmung wird durch die Streckmuskeln verstärkt, sodass hier die „Streckung" vielmehr eine Rückwärtsbeugung ist, die Rücken- oder Brustkrümmung dagegen vermindert. Dieselbe Muskulatur, die zwischen Wirbeln oder Wirbeln und Rippen verlaufend, die Wirbelsäule biegt, wirkt im obersten Abschnitt als Nackenmuskulatur vorzugsweise auf den leicht beweglichen Kopf ein. Ebenso kann die Muskulatur der Lendenwirbelsäule bei feststehendem Oberkörper das Becken und mit ihm die untere Körperhälfte in Bewegung setzen.

Die seitliche Krümmung der Wirbelsäule kommt durch einseitige Wirkung des gemeinsamen Rückenstreckers zu Stande und kann ebenfalls an einzelnen Stellen der Wirbelsäule getrennt ausgeführt werden, ja beispielsweise im Lenden- und Halstheil nach entgegengesetzter Richtung. Ohne Zweifel sind bei dieser Bewegung die Reihen kleiner Muskeln, wie die Intertransversarii, die ihrer Lage nach reine Seitenbeuger sein müssen, mit thätig. Es ist aber offenbar falsch, diese Muskeln besonders als Seitenbeuger zu nennen, weil sie wegen ihrer Kleinheit und ihrer Lage nahe an der Drehungsstelle unter der gesammten betheiligten Muskulatur wahrscheinlich gar keinen hervorragenden Platz einnehmen.

Etwas anders verhält es sich mit der Drehung der Wirbelsäule. Hier sind offenbar bestimmte einzelne Bündel aus der ganzen Fasermasse als Dreher anzuerkennen, und zwar vornehmlich Semispinalis, Multifidus, Rotatores (also die als Transversospinalis zusammengefasste Gruppe). Auch die fälschlich sogenannten Levatores costarum haben offenbar diese Function, da sie so nahe am Drehpunkt der Rippen angesetzt sind, dass sie auf diese nicht bewegend einwirken können (*152*).

303. Von den Muskeln der oberen Extremität sind zunächst diejenigen anzuführen, die unmittelbar auf das Schulterblatt wirken. Zu diesen gehören Rhomboïdeus major und minor, die, wenn sie gemeinsam gleichmässig thätig sind, den hinteren Rand des Schulterblattes schräg nach oben gegen die Wirbelsäule ziehen. In offenbarem mechanischem Zusammenhange ist nun gleich der Serratus anticus zu nennen. Sein unterer Theil bildet gewissermaassen nur eine Verlängerung der Faserzüge der Rhromboïdei bis auf die vordere Thoraxwand. Seine Zusammenziehung muss die Rhomboïdei dehnen, und wenn diese sich gleichzeitig mit dem Serratus verkürzen, wird der hintere Rand des Schulterblattes fixirt. Hierbei übt der Serratus eine Zugwirkung auf die vordere Thoraxwand. Da nun beide Muskeln, Serratus und Rhomboïdei, nicht einheitlich zu wirken brauchen, sondern in ihren einzelnen Theilen ganz unabhängige Thätigkeit entwickeln können, so ist klar, dass die Fixation des Schulterblattes in jeder beliebigen Rotationslage stattfinden kann. Die obersten Bündel des Serratus wirken ziemlich stark hebend auf das Schulterblatt, natürlich zugleich nach vorn ziehend. Der Levator anguli scapulae zieht das Schulterblatt gerade nach oben. Vom Trapezius zieht der obere Rand den äusseren Winkel des Schulterblattes schräg kopfwärts. Bei festgestellter Schulter wirkt umgekehrt der Levator jeder Seite als seitlicher Beuger, der obere Rand des Trapezius als Rückwärtsbeuger und Dreher der Halswirbelsäule und des Kopfes.

Der mittlere Theil des Trapezius zieht den hinteren Rand des Schulterblattes ohne Drehung grade gegen die Wirbelsäule.

Wirkt der ganze Trapezius, so entsteht zugleich mit der Zurückziehung des Schulterblattes eine Drehung, durch die der untere Winkel etwas nach lateral verschoben wird.

Dies kommt daher, dass die oberen hebenden Fasern am lateralen Theil der Spina scapulae, die unteren herabziehenden Fasern am medialen Ende der Spina scapulae angesetzt sind. Die Zugwirkungen von oben und unten können einander also nicht, wie meist angenommen wird, aufheben, sondern vereinigen sich zu einer Drehwirkung (*153*).

Diese Drehwirkung kann durch die drehende Componente im Zuge des Levator und der Rhomboïdei aufgewogen werden, wenn diese zugleich mit dem Trapezius thätig sind.

Der Pectoralis minor bildet gewissermaassen eine Fortsetzung der Faserzüge des oberen Trapeziusrandes bis auf die vordere Brustwand. Er zieht den lateralen Theil des Schulterblattes nach ventral fusswärts. Seine Function erhält je nach der Stellung des Schultergürtels grössere oder geringere Bedeutung.

Dem Subclavius, obschon er als Senker des Schlüsselbeins erwähnt wird, ist wegen seiner für diese Function ungünstigen Lage keine Bedeutung für die Bewegung des Schultergürtels beizumessen.

304. Es mögen nun die Muskeln folgen, die vom Rumpf unmittelbar zum Humerus gehen, nämlich Latissimus dorsi und Pectoralis major. Beide können den Arm, mittelbar aber auch die Schulter bewegen.

Der Pectoralis major zieht den Arm in allen Stellungen ventralwärts, am stärksten aber in der nach rückwärts flectirten Stellung. In der normalen Stellung ist er der stärkste Adductor, ebenso bei nach vorn gestreckten Armen. Bei kopfwärts erhobenem Arm wirkt er nach vorn herabziehend, und zwar bis zur Horizontalstellung. Bei fixirtem Arm bringt der Pectoralis entsprechend umgekehrte Wirkungen auf den Rumpf hervor, insbesondere beim Aufziehen des Körpers vermittelst der Arme beim Klettern und beim Stützen auf den Händen. Ebenso wie die übrigen Schultermuskeln wirkt der Pectoralis in diesen Fällen mittelbar auch auf das Ellenbogengelenk ein. Die Bewegung der Schulter nach oben und vorn, wie beim Einhüllen in ein Tuch, wird durch den oberen Theil des Pectoralis hervorgebracht (*154*).

Der Latissimus dorsi zieht den Oberarm in allen Stellungen nach hinten und bildet gleichsam ein Gegengewicht gegen die Einwirkung des Pectoralis und Trapezius. Wegen der Aufwicklung seiner Sehne auf den Humerus bringt er gleichzeitig eine Rotation im Sinne der Pronation hervor. Er ergänzt die Adductorenwirkung des Pectoralis und wirkt auf den erhobenen Arm in demselben Sinne wie der Pectoralis, aber in weiterem Umfang.

305. Es folgen die Muskeln, die vom Schulterblatt an den Oberarm gehen.

Supraspinatus, Infraspinatus, Teres minor, Subscapularis haben, da sie dicht am Gelenk ansetzen, offenbar nur eine geringe bewegende Wirkung, und dienen wahrscheinlich mehr der Fixirung des Oberarms während der Bewegung im Schultergelenk. Dies giebt Duchenne ausdrücklich für den Supraspinatus an, der ausserdem nicht ganz unbedeutende Abductionswirkung entfaltet.

Der Infraspinatus, dessen Ansatzpunkt hinter der Längsaxe des Humerus gelegen ist, erweist sich in der Normalstellung des Armes als kräftiger Rotator (265), in supinatorischem Sinne. Bei erhobenem Arm müsste er demnach als pronatorischer Rotator wirken können. Der Teres minor bildet gleichsam eine Verbreiterung des Infraspinatus, und unterstützt dessen Wirkung. Der Subscapularis, der sich vor der Längsaxe des Humerus ansetzt, rotirt in der Normalstellung pronatorisch. In andern Stellungen dürfte die oben angedeutete gelenkverstärkende Wirkung dieser Muskeln wesentlich sein.

Der Deltoideus muss in mindestens drei Portionen getheilt betrachtet werden. Die mittlere Portion wirkt rein abducirend auf den Humerus und vermag ihn ohne Betheiligung anderer Muskeln aus der Normalstellung bis zur Horizontalen zu heben (324). Normalerweise wird aber diese Bewegung auf ganz andere Weise ausgeführt (288).

Die vordere Portion wirkt in der Normalstellung vorwärtshebend, die hintere rückwärtsziehend und sogar adductorisch, also der Mittelportion entgegen. Der ganze Muskel tritt daher wohl nur bei erhobenem Arm gleichmässig in Thätigkeit. Der Deltoideus wird als eine Fortsetzung des Trapezius über die Schulter hinaus betrachtet, doch ist diese Anschauung einseitig, weil diese beiden Muskeln gemeinschaftlich zu keiner bestimmten Wirkung befähigt sind, indem vielmehr zur Fixirung der Schulter viele andere Muskeln mitwirken müssten.

Der Coracobrachialis dürfte der vorderen Portion des Deltoideus gleichzustellen sein.

Der Teres major übt eine rein adducirende Wirkung auf den Arm, indem er den Winkel zwischen lateralem Schulterblattrand und Humerusaxe verkleinert. Er kann den Arm nur sehr wenig nach hinten ziehen, weil sein Ursprung nicht weit hinter dem Schultergelenk liegt, und er wirkt auch nicht merklich rotatorisch.

306. Der Biceps brachii hat drei Hauptfunctionen: Erstens beugt er den Ellenbogen, zweitens rotirt er den Radius und bringt dadurch Supination hervor (325), drittens wirkt er im Sinne der

Beugung auf das Schultergelenk. Diese drei Wirkungen treten
stets gemeinsam auf. Soll also der Arm in Pronationsstellung
gebeugt werden, so muss der Radius durch die Pronationsmusculatur
fixirt sein. Die Wirkung auf das Schultergelenk (268) ist nur
schwach, weil die Sehne sehr nah am Drehungspunkt vorübergeht.

Da die Richtung, in der die Sehne liegt, sich bei Rotation des Humeruskopfes ändert, wird die ganze Flexionsebene, in der der Muskel wirkt, zugleich rotirt.

Nach O. Fischer's Darstellung der Wirkung eingelenkiger Muskeln
(*137*) muss der Biceps als Ellenbogenbeuger zugleich eine Rückwärtsdrehung
des Oberarms im Schultergelenk hervorrufen. Dieser Rückwärtsdrehung wirkt
offenbar der Umstand entgegen, dass die lange Bicepssehne vom Schulterblatt entspringt und folglich vorwärtsbeugend auf den Oberarm einwirken
muss. Es wird daher die Fischer'sche Rückwärtsdrehung etwas kleiner ausfallen, als wenn der Biceps als eingelenkiger Muskel vom Oberarm selbst ent-
spränge. Duchenne sieht die wesentliche Bedeutung des Schulterblatt-
ursprungs des Biceps darin, dass der Humerus an die Gelenkpfanne angedrückt
werde (*155*). Im Uebrigen zeigt die Fischer'sche Untersuchung, dass der
Biceps ebenso wie die anderen Ellenbogenbeuger eine sehr beträchtliche Wirkung auf das Schultergelenk auszuüben vermag. Namentlich bei fixirter Hand,
wie zum Beispiel beim Klettern wird die Beugung des Ellenbogens stets von
einer entsprechenden Stellungsänderung des Oberarms gefolgt sein, die ebensowohl von den Ellenbogenbeugern wie activ von der Schultermuskulatur ver-
ursacht wird.

Der Triceps brachii ist, was seine kurzen Köpfe betrifft, ein
eingelenkiger Muskel; vermöge ihrer Faserrichtung strecken diese
Portionen mit sehr bedeutender Kraft den Arm im Ellenbogen-
gelenk. Der lange Kopf vermag analog zu der eben erwähnten
Wirkungsweise des Biceps auch unmittelbar auf das Schultergelenk
zu wirken. In der Normalstellung muss diese Wirkung eine
schwach adducirende, in der nach vorn gestreckten Haltung des
Arms eine schwach senkende Kraft ausüben u. s. f. Unter allen
Umständen entsteht auch hier die von Duchenne (*155*) in den
Vordergrund gerückte Anpressung des Humeruskopfes gegen die
Gelenkpfanne (268). Bei fixirter Hand hat die Streckung des
Ellenbogengelenks in der Regel Bewegungen in dem Schultergelenk
und auch im Handgelenk zur Folge.

Der Brachialis internus ist reiner eingelenkiger Ellenbogenbeuger.

Dem Anconaeus quartus wird eine Rolle bei der Supinations-
bewegung zugeschrieben, doch dürfte seine Thätigkeit mehr der

Verstärkung der Gelenkverbindung gegenüber bestimmten Muskelwirkungen gelten.

307. Von den Muskeln des Unterarms, die gewöhnlich nur
in ihrer Beziehung zur Bewegung der Hand betrachtet werden,
wirken alle diejenigen, die oberhalb des. Ellenbogengelenks entspringen, unmittelbar auch auf dies Gelenk ein. Die daraus entstehende Gesammtwirkung ist, wie aus Braune und Fischer's
Untersuchung hervorgeht, durchaus nicht gering, da bei rechtwinkliger Beugung Extensor carpi radialis, Supinator longus und
Pronator teres zusammen mehr als die Hälfte der Beugekraft des
Biceps und Brachialis internus entwickeln (*133*).

Dem Supinator longus kommt fast ausschliesslich diese Wirkung
zu, neben der nur bei äusserster Pronationsstellung eine supinatorische
Nebenwirkung auftritt (325), daher er besser Brachioradialis heisst.

308. Flexor carpi radialis und ulnaris wirken schwach beugend
auf das Ellenbogengelenk, sind dagegen kräftige Beuger des Handgelenks. Der erstere bringt gleichzeitig eine abductorische Wirkung
hervor, die mit Hülfe des Extensors derselben Seite die Radialflexion des Handgelenks bewirkt.

Von den Extensoren, Extensor carpi radialis longus und brevis
und Extensor carpi ulnaris, wirkt der erste stark, die anderen
schwach beugend auf das Ellenbogengelenk; hauptsächlich aber
strecken sie das Handgelenk und bewirken mit den Flexoren, wie
eben angedeutet, die Ulnar- und Radialabduction. Hierbei entwickelt der lange Extensor carpi radialis eine viel stärkere abductorische Wirkung wie der kurze, der vielmehr fast als reiner
Extensor erscheint. Der Extensor ulnaris bildet, wenn seine
extendirende Wirkung durch den Flexor aufgehoben ist, die wesentlichste auf Ulnarflexion gerichtete Kraft. Der Palmaris longus
wirkt rein beugend auf das Handgelenk.

Der Pronator teres ist neben seiner pronatorischen Function
starker Armbeuger (*133*). Der Pronator quadratus dagegen wirkt,
indem er sich von der Ulna abwickelt, rein pronatorisch drehend
auf die Hand. Auch der Supinator brevis ist reiner Supinator.

Die gemeinsamen Fingerbeuger, Flexor digitorum communis,
profundus und sublimis, können eine beträchtliche Beugekraft auf
das Ellenbogengelenk ausüben. Ferner wirken sie, sobald ihre
beugende Wirkung auf die Finger vollendet oder durch äusseren

Widerstand gehemmt ist, stark beugend auf das Handgelenk. Damit sie auf die Finger einwirken, ist es daher auch erforderlich, dass das Handgelenk gestreckt (*144*) gehalten werde (286). Die Wirkung auf die Finger ist unter die beiden Muskeln so getheilt, dass der Flexor sublimis die zweite Phalange gegen die erste, der Profundus die zweite und dritte gegen die erste und zweite beugt. Die Beugewirkung auf die erste Phalange kommt erst bei weiterer Zusammenziehung in zweiter Linie zu Stande. Diese Beugung wird auch auf die Lumbricales und Interossei zurückgeführt, jedenfalls ist aber der kräftige Schluss der sämmtlichen Phalangen um einen fest in die Faust gefassten Gegenstand auch ohne die Beihülfe dieser kleinen Muskeln durch die Wirkung der langen Fingerbeuger zu erklären.

Der Extensor digitorum communis streckt in erster Linie die untersten Phalangen vermittelst der aponeurotischen Ausstrahlung seiner Sehnen auf deren Basis. In zweiter Linie wirkt er auf die distalen Phalangen, die jedoch durch die Wirkung der Beuger trotzdem in Beugung gehalten werden können. Ebenso hemmt die Spannung des Extensors bei äusserster Volarflexion der Hand nur Beugung der ersten, nicht die der zweiten und dritten Phalanx. Neben dieser Streckwirkung auf die Finger tritt bei der Thätigkeit des Extensor Spreizung auf.

Wie der Extensor communis wirkt auch der Extensor proprius des Index und kleinen Fingers.

309. Von den Muskeln des Daumens ist der Extensor longus Strecker beider Phalangen und zugleich Adductor des ganzen Daumens. Der Extensor brevis abducirt das Metacarpale und streckt die erste Phalanx. Der Abductor longus bringt dagegen eine Volarflexion des Metacarpale hervor. Die Muskeln des Daumenballens zerfallen vom mechanischen Standpunkt in eine radiale und ulnare Gruppe. Erstere umfasst den Abductor brevis und die radiale Portion des Flexor brevis; zu dieser kann auch der Opponens mit gezählt werden. Ihre Wirkung ist zugleich (17) Flexion, Abduction und Rotation in pronatorischem Sinne am Metacarpale und an der ersten Phalanx, mithin die Opposition des Daumens (*115*).

Die ulnare Gruppe umfasst den Adductor pollicis und die ulnare Portion des Flexor brevis und dient zur Adduction des Daumens. Die quere Portion des Adductor ist eins der seltenen

Beispiele, dass ein Muskel fast genau in der Richtung der Bewegung des Knochens verläuft (268). Der Flexor longus ist Beuger der zweiten Phalanx.

Entsprechend verhält sich die viel schwächere Wirkung der Muskeln des Kleinfingerballens.

310. Die Interossei, die gewöhnlich nur als Adductoren und Abductoren der Finger angesehen werden, sind ausserdem Strecker der zweiten und dritten Phalanx, indem sie zugleich die erste Phalanx beugen. Dieselbe Wirkung entfalten auch die Lumbricales.

Im Bezug auf Abduction und Adduction sind die Interossei so vertheilt, dass die Interossei dorsales die Finger von der gemeinsamen Axe des Mittelfingers entfernen, also die Hand spreizen, während die Interossei dorsales sie an diese Axe heranziehen.

311. Die Intercostales, das Zwerchfell und die Bauchmuskulatur vereinigen sich zur Fixirung des Brustkorbes, der dann der Wirbelsäule und dem Schultergelenk als feste Stütze dient. Daneben dienen die Intercostalmuskeln und die Bauchmuskulatur auch der Bewegung des Rumpfes, indem die Thoraxwand fixirt und von ihr aus das Becken bewegt wird. Insbesondere der Rectus abdominis ist für die ventrale Flexion der Lendenwirbelsäule wesentlich. Bei fixirtem Oberkörper wirkt er dadurch nach vorn hebend auf das Becken. Den seitlichen Bauchmuskeln kommt dem entsprechend seitliche Flexionswirkung, daneben auch rotatorische Wirkung auf die Wirbelsäule zu.

312. Der Glutaeus maximus wirkt in der Beugestellung des Schenkels, wie zum Beispiel beim Steigen oder vornübergebeugtem Lasttragen als Strecker, in der Streckstellung bringt er daneben eine geringe supinatorische Rotation hervor. Seine einzelnen Portionen wirken jede für sich ihrer Lage entsprechend verschieden.

Der Glutaeus medius hat infolge der fächerförmigen Ausbreitung seiner Fasern in seinen verschiedenen Theilen verschiedene Zugrichtung. Die Gesammtwirkung ist die einer kräftigen Abduction, oder bei feststehendem Bein entsprechende Hebung der andern Hüfte. Der vordere Rand wirkt in der Normalstellung pronatorisch rotirend und beugend, der hintere supinatorisch rotirend und streckend. Der Glutaeus minimus unterstützt die mittlere Partie des Medius.

Die kleinen inneren Hüftmuskeln sind sämmtlich supinatorische Rotatoren, ohne merkliche flexorische Nebenfunction.

313. Der Ileopsoas ist der stärkste Hüftbeuger. Seine supinatorisch rotirende Wirkung ist unwesentlich. Dagegen ist zu beachten, dass er bei fixirtem Schenkel rückwärts auf die Wirbelsäule wirkt, indem er das Kreuz hohl macht (*156*) und das Becken vornüber kippt. Er ist daher auch Hemmungsmuskel für die Rückwärtsneigung des Beckens, oder die Rückwärtsstreckung der Schenkel (258).

314. Von den Adductoren hat der Pectineus neben der adductorischen auch beugende Wirkung und rotirt in supinatorischem Sinne. Ebenso verhalten sich Adductor brevis und longus. Der Adductor magnus vermag in seinem oberen Theile eine beugende, im unteren eine extendirende Wirkung zu entfalten, bei schon vorhandener Beugestellung wirken alle seine Fasern streckend. Seine Hauptwirkung ist selbstverständlich die Adduction, dagegen haben nur die obersten Fasern rotirende, und zwar supinatorische Nebenwirkung.

Der Gracilis ist Flexor, indem er den gestreckten Schenkel beugt, aber schon bei geringer Bewegung in Streckwirkung übergeht, gleichzeitig Adductor und pronatorischer Rotator.

315. Der Tensor fasciae latae wirkt, wie man sich leicht überzeugen kann, nicht nur als Fascienspanner, sondern betheiligt sich an der Beugung des Oberschenkels. Hierin wird er vom Sartorius unterstützt, wobei sich die rotatorischen Wirkungen der beiden Muskeln gegenseitig aufheben.

Ganz ähnlich wirkt der lange Kopf des Quadriceps, der in der Beugestellung ausserdem gleichzeitig abducirt. Die beiden seitlichen Köpfe wirken gemeinschaftlich als eigentliche Extensores cruris, und zwar herrscht der Zug des lateralen Muskels derart vor, dass die Kniescheibe an den äusseren Rand der Fossa patellaris angedrückt und unter Umständen nach aussen luxirt wird.

316. Die am Oberschenkel gelegenen Unterschenkelbeuger sind typisch zweigelenkig, indem sie zugleich als Strecker des Hüftgelenks und Beuger des Unterschenkels dienen. Die Beugewirkung des Semimembranosus und Semitendinosus wird vom Gracilis unterstützt, zu dem sich auch der Sartorius, obgleich im übrigen Beuger

des Hüftgelenks, zugesellt. Diese auf der medialen Seite der Tibia angreifenden Muskeln bewirken gleichzeitig bei freiem Kniegelenk die pronatorische Rotation des Unterschenkels (241).

Der Biceps ist Strecker des Oberschenkels, Beuger des Kniegelenks und Supinator des Unterschenkels.

Der Popliteus wirkt dieser supinatorischen Drehung entgegen. Seine Anheftung an den lateralen Zwischenknorpel ist wahrscheinlich für dessen Bewegung bei der Beugung des Knies von Bedeutung.

317. Den Unterschenkelbeugern gesellen sich auch die am Unterschenkel gelegenen langen Köpfe des Triceps surae, die Gemelli, da sie vom Femur entspringen und über das Kniegelenk hinwegziehen. Ihre beugende Wirkung auf das Kniegelenk ist aber gering. Bei stark gebeugtem Knie sind die Gemelli an sich verkürzt, und können deshalb auch zur Streckung des Fusses nur wenig beitragen, die dann vornehmlich der Soleus übernimmt. Die Plantarflexion des Fusses, die der Gastrocnemius hervorbringt ist mit Adduction oder supinatorischer Drehung des Fusses verbunden. Daher drückt infolge der Thätigkeit des Gastrocnemius hauptsächlich der äussere Fussrand auf den Boden. Bei fixirtem Fuss, und zwar auch schon beim Stehen auf festem Boden, wobei ja der Plantarflexion ein starker Widerstand entgegen gesetzt wird, übt der Wadenmuskel die umgekehrte Wirkung aus, nämlich den Unterschenkel im Fussgelenk nach rückwärts zu drehen, also den Unterschenkel, wenn er nach vorn geneigt war, aufzurichten. Dadurch wirkt der Wadenmuskel mittelbar als Strecker des Knies, und zwar ist es diese Nebenwirkung des Wadenmuskels allein, die beim normalen Stehen die Streckstellung der Kniee aufrecht erhält (*157*) (329).

Der Plantaris longus hat vom mechanischen Standpunkt keine Bedeutung. Seine Sehne geht nicht in die Fascia plantaris über, sondern schliesst sich der Achillessehne an.

318. Der Peroneus longus ergänzt die Thätigkeit des Wadenmuskels, indem er eine pronatorische oder abductorische Drehung des Fusses hervorbringt. Die Spannung seiner Sehne ist für den Aufbau des Mittelfusses von Bedeutung. Durch die Anordnung seiner Fasern ist dieser Muskel im Stande, trotz seiner geringen Masse eine sehr bedeutende Kraft zu entfalten, allerdings nur auf

eine entsprechend kleine Strecke, die aber für die beschränkte Beweglichkeit des Fusses in der angegebenen Richtung hinreicht.

Der Peroneus brevis wirkt als reiner Abductor oder Pronator, indem er den lateralen Fussrand anzieht.

319. Der Tibialis posticus ist reiner Adductor oder Supinator, da er den inneren Fussrand anzieht.

Der Tibialis anticus bringt Dorsalflexion des Fusses, verbunden mit Adduction oder supinatorischer Drehung des Fusses hervor. Als Dorsalflector wird er wesentlich unterstützt durch Extensor digitorum communis longus, Extensor hallucis longus und Peroneus tertius.

320. Der Extensor digitorum communis wirkt ferner, gemeinschaftlich mit dem Extensor communis brevis, streckend auf die erste Phalange der Zehen, wobei die zweite und dritte Phalange durch die Spannung der Beugesehne in Beugung gehalten wird. Ebenso streckt der Extensor hallucis longus die erste Phalanx des grossen Zehes.

Der Flexor digitorum communis wirkt hauptsächlich auf die letzten Phalangen ein, und beugt dadurch mittelbar die Zehen im Ganzen. Hierbei werden zugleich die Spitzen der Zehen derart zusammengezogen, dass eine geringe Rotation in den einzelnen Zehen hervorgebracht wird, indem die medialen Zehen pronatorisch, die lateralen supinatorisch der Mittelaxe zugewendet werden. Diese Zugwirkung wird durch den Accessorius unterstützt, der selbstständig keiner mechanischen Wirkung fähig ist.

Der Flexor digitorum brevis beugt dagegen nur die zweite Phalanx, ohne auf die erste eine wesentliche Wirkung auszuüben. Dasselbe gilt vom Flexor hallucis longus. Der Flexor hallucis brevis ist gemeinsam mit dem Abductor und Adductor zu betrachten. Die an das mediale Sesambein ansetzenden Muskelbündel bedingen tibiale, die an das laterale Sesambein ansetzenden fibulare Flexion des grossen Zehes, gemeinsam bringen sie Beugung der ersten Phalanx hervor, bei der gleichzeitig die zweite Phalanx gestreckt wird.

Ebenso wirken die Interossei an den übrigen Zehen. Vereinzelt bringen sie bekanntlich Ab- und Adductionsbewegungen der Zehen gegen die Axe des zweiten Zehes hervor. Paarweise auf die einzelnen Zehen wirkend, beugen sie, ganz wie die Interossei

der Hand, die erste Phalanx, indem sie gleichzeitig die zweite
und dritte strecken (310). Die quere Portion des Adductor trägt
offenbar weniger zur Bewegung bei, als zur Querspannung des
Fussgewölbes (247).

Die sämmtlichen als Plantarflectoren aufgezählten Muskeln
wirken bei fixirten Zehen, also auch beim Stehen auf dem Zehenballen, umgekehrt rückwärts neigend auf den Fuss. Diese Wirkung
ist bei weitem häufiger und wichtiger als die der Zehenbewegung
vom fixirten Fuss aus (330).

§ 3.   Die Bewegung ganzer Körpertheile.

321. Nach dem am Anfang dieses Theiles (287) aufgestellten
Hauptsatze ist es klar, dass eine Uebersicht über die Wirkung der
einzelnen Muskeln für die Beurtheilung der Bewegungen des Lebenden nur sehr wenig Werth hat. Denn der einzelne Muskel wirkt
nie allein, und die Wirkung mehrerer Muskeln setzt sich aus der
Einwirkung nicht durch einfache Summirung, sondern in viel ver-
wickelterer Weise zrsammen. Ausserdem sind die Bewegungen des
Körpers, wie in der Allgemeinen Gelenkmechanik und der Allgemeinen Muskelmechanik ausgeführt worden ist, auch abhängig von
der gegenseitigen Beeinflussung der Körpertheile, und überdies meist
noch von äusseren Kräften, wie die Anziehung der Erde, der Widerstand des Bodens oder anderer fester Punkte der Umgebung und
anderer mehr. Statt die Bewegungsweise des Körpers nach der
anatomischen Eintheilung der einzelnen Muskeln darstellen zu
wollen, was erst der allerletzte Schritt in dem Ausbau der Speciellen Physiologie der Bewegungen sein kann, sollte man daher
vielmehr die unendliche Mannichfaltigkeit der Bewegungen planmässig in einzelne Bewegungsformen eintheilen, und diese jede für
sich als einheitliches Ganzes untersuchen. Dabei wäre zugleich
auf die äusseren Bedingungen zu achten, unter denen die betreffende
Bewegung stattfindet. Denn es macht einen grossen Unterschied,
ob zum Beispiel die Beugung der Knie frei in der Luft oder unter
dem Einfluss der Körperlast im Stehen vor sich geht.

Um wenigstens eine Vorstellung davon zu erwecken, wie
sich die Darstellung der Bewegungsweise bei dieser sachge-
gemässen Anordnung gestaltet, wird der in Folgendem gegebene

Abriss hinreichen. Es soll dadurch die vorliegende Aufgabe nicht etwa gelöst, sondern nur deutlicher vorgeschrieben werden.

322. Die Bewegungen des Kiefergelenks lassen vier einzelne Hauptformen erkennen: Schliessen und Oeffnen des Mundes, die stets in beiden Gelenken gleichzeitig vor sich gehen, und Verschieben des Unterkiefers, das entweder gleichseitig oder nur auf einer Seite stattfinden kann.

Das Schliessen des Mundes, oder die Beissbewegung des Unterkiefers ist ein Beispiel dafür, dass die Muskelkraft nicht immer unter ungünstigen Hebeverhältnissen ausgenutzt wird. Die Schliessmuskeln, Temporalis und Masseter, greifen ungefähr senkrecht der Richtung des Unterkiefers, also grade in der Richtung der Bewegung an (268), und die hinteren Molarzähne sind nicht viel weiter vom Gelenk entfernt, als die äussere Grenze der Muskelansätze. Daher wirkt an dieser Stelle bei annähernd geschlossenem Munde fast die volle Muskelkraft.

Bei geöffnetem Munde ändert sich jedoch die Zugrichtung der Muskeln gegen den Unterkiefer sehr stark, besonders weil die Gelenkköpfe dabei nach vorn gleiten. Dadurch ist bei geöffnetem Munde die Beisskraft sehr viel geringer, bei äusserster Oeffnung fast Null.

Die Bewegung des Mundöffnens ist insofern räthselhaft, als sie, wie sich leicht feststellen lässt, im Gegensatz zu der Angabe anatomischer Lehrbücher, mit sehr beträchlicher Kraft ausgeführt werden kann, ohne dass die mechanische Wirkungsweise irgend eines Muskels hierzu besonders geeignet erschiene. Die kleinen Zungenbeimuskeln, denen gewöhnlich diese Verrichtung zugeschrieben wird, haben gar nicht soviel Kraft. Auch während der Unterkiefer mit sehr grosser Kraft im Sinne der Oeffnung gegen einen Widerstand gepresst ist, lässt sich das Zungenbein zwischen zwei Fingern ganz leicht hin und her schieben. Man muss daher wohl annehmen, dass die sogenannten Kaumuskeln auch die Oeffnungsbewegung des Unterkiefers ausführen. Vom Pterygoideus externus wird angegeben, dass er sich beim Oeffnen des Mundes contrahirt. Es ist denkbar, dass durch Vorwärtszichen des Ramus condyloideus, während der untere Theil des Kieferwinkels zurückgehalten wird, eine starke Drehung des Unterkiefers im Sinne der Oeffnung zu Stande kommt.

Das einseitige und zweiseitige Vorschieben des Unterkiefers geschieht unzweifelhaft vornehmlich durch die Pterygoidei, deren ganzer Bau diesem Zweck entspricht.

323. Bei den Bewegungen der Wirbelsäule sind drei Hauptformen zu trennen: Flexion in der Sagittalebene, Flexion in der Frontalebene, Rotation. Alle drei können auch gemeinsam gleichzeitig ausgeführt werden. Da die anatomische Trennung der einzelnen Muskeleinheiten der Wirbelsäulenmuskulatur in mechanischer Beziehung nicht durchführbar ist, hat man die Bewegungen der Wirbelsäule von jeher im Ganzen betrachten müssen. Was hier zu sagen wäre, würde sich also mit den Bemerkungen decken, die schon in dem vorhergehenden Theile angeführt worden sind (302). Doch ist auf die Beziehungen der Bewegung der Wirbelsäule zu der anderer Gelenke und zu äusseren Kräften, wie zum Beispiel die Anziehungskraft der Erde, hinzuweisen.

Was zunächst die Halswirbelsäule in ihrer Beziehung zum Kopf betrifft, so kommt die Schwere des Kopfes bei allen Stellungsänderungen des Körpers wesentlich in Betracht. Es ist deshalb sehr häufig die Hals- und Nackenmuskulatur in der Lage, auf die Gewichtsvertheilung einen Einfluss zu üben, und betheiligt sich daher an Bewegungen, auf die sie dem Anschein nach gar keinen Einfluss ausüben kann. Die Art und Weise, wie die Halsmuskulatur wirkt, hängt dabei sehr stark von der Einwirkung der Erdschwere ab. Weber nahm an (*158*), dass der Kopf normaler Weise auf den Condylen des Hinterhauptes im Gleichgewicht ruhe. Braune und Fischer (159) haben dagegen gefunden, dass der Kopf gewöhnlich so gehalten wird, dass er nach vorn überzukippen strebt. Demnach wird gewöhnlich die Nackenmuskulatur eine gewisse Spannung ausüben müssen, um den Kopf im Gleichgewicht zu halten. Um eine Nickbewegung auszuführen, braucht nun diese Spannung bloss nachzulassen. Aehnlich wird sich die seitliche Muskulatur bei seitlich geneigtem Körper verhalten.

Ganz dasselbe gilt in stärkerem Maasse von der Muskulatur der ganzen Wirbelsäule, insbesondere vom grossen Rückenstrecker. Dieser entfaltet seine Thätigkeit theils bei fixirtem Becken, um die Wirbelsäule in bestimmten Streckstellungen zu halten, hauptsächlich aber gemeinschaftlich mit der Bewegung des Beckens um die gemeinsame Axe der Hüftgelenke. Der Rumpf stellt gewissermaassen einen verlängerten Hebelarm dar, durch den die Bewegung des Beckens auf die arbeitenden oberen Extremitäten übertragen wird. Dieser Hebelarm ist aber nicht starr, sondern biegsam, und seine Muskulatur trägt zu der Arbeitsleistung bei, schon wenn sie bloss die Wirbelsäule während der Bewegung des Beckens steif hält. Meist aber trägt sie ausserdem noch activ zur Bewegung bei.

Dies ist der Mechanismus, durch den eine schwere Last gehoben wird, die sich schon etwa in Kniehöhe befindet. Der Rumpf wird durch Neigung des Beckens und Biegung der Wirbelsäule vorgebeugt, die herabhängenden Hände ergreifen die Last und nun werden das Becken in den Hüftgelenken und zugleich die Wirbelsäule auf dem Becken wieder aufgerichtet. Die Arme bilden gleichsam nur das Tragband zwischen dem oberen Ende des Rumpfes und der Last, machen aber unter dem Einfluss der Bewegung der Wirbelsäule eine passive Bewegung im Sinne der Flexion im Schultergelenk (7).

Bei solchen Bewegungen des Rumpfes, gleichviel mit oder ohne Belastung, spielt die Anziehungskraft der Erde wiederum eine wesentliche Rolle. Ist der Rumpf nach vorn geneigt, so strebt er vornüber zu fallen. Dies verhindert die Streckmuskulatur des Rückens. Soll nun der Rumpf weiter nach vorn gebeugt werden, so braucht keine active Beugebewegung gemacht zu werden, sondern es genügt, wenn die Thätigkeit der Strecker nachlässt.

Die Beuger können also während einer Beugebewegung vollkommen unthätig sein, während die Strecker dauernd in gewissem Grade thätig sind. Man darf dies aber nicht so ausdrücken, dass man sagt es seien die Strecker, die die Beugebewegung ausführen. Denn die bewegende Kraft ist in dem vorliegenden Fall die Schwere.

Eine irrige Auffassung dieses Verhältnisses hat zu der Annahme geführt (*160*), dass bei einseitiger Lähmung des grossen Rückenstreckers die Wirbelsäule, statt durch den Zug des gesunden Muskels nach der gesunden Seite herübergezogen zu werden, vielmehr nach der kranken Seite überhänge, weil die angebliche Beugewirkung des gesunden Muskels nicht mehr durch die des erkrankten aufgehoben werde. Falls die Beobachtung richtig ist, ist doch die Erklärung sicherlich falsch. Es wäre nur denkbar, dass der Patient den Streckmuskel der gesunden Seite erschlaffen und mithin die Wirbelsäule nach der kranken Seite überhängen lässt, damit auf der kranken Seite die Schwere den fehlenden Muskelzug ersetzen könne.

In solchen Fällen, in denen die Schwere überhaupt nicht oder nicht kräftig genug im Sinne der Rumpfbeugung wirkt, tritt erst die eigentliche Wirkung der Beugemuskeln ein. Hier ist in erster

Linie der Rectus abdominis zu nennen. Ist der Oberkörper fixirt, Wirbelsäule und Becken dagegen frei, wie es zum Beispiel beim Hang an den Armen der Fall ist, so zieht er Becken und Wirbelsäule zugleich gegen den Brustkorb empor und beugt dadurch die Wirbelsäule. Ist dagegen, wie beim Stehen, das Becken mehr oder weniger in den Hüftgelenken festgestellt, so kann er auf dieselbe Weise eine typische Rumpfbeugung hervorbringen (258). Hierzu bedarf es activer Muskelwirkung wenn die Bewegung schneller gemacht werden soll als sie durch die blosse Schwere vor sich geht, ferner zum Anfange der Beugung, wenn die Schwere den aufgerichteten Rumpf noch nicht stark genug vornüber zieht, endlich bei äusseren Widerständen.

Aehnlich wie der Rectus abdominis wirkt auch der Psoas, nur dass er nicht unmittelbar, sondern erst durch Vermittlung des Hüftgelenks und der Lendenwirbelsäule auf das Becken wirken kann. Er wird daher die Krümmung der Wirbelsäule erst dann kräftig beeinflussen, wenn durch vollendete Beugung des Hüftgelenks sein unterer Ansatzpunkt festgestellt ist (313).

Auf die Bewegung der Wirbelsäule wirkt ferner die gesammte Athemmuskulatur ein. Bei jeder grösseren Anstrengung wird der Brustkorb, zur Unterstützung der Wirbelsäule festgestellt. Auch die Spannung der Bauchmuskulatur und der dadurch ausgeübte Druck auf die Baucheingeweide trägt zur Steifung der Wirbelsäule bei.

324. Am deutlichsten tritt der Unterschied zwischen der Betrachtung der einzelnen Muskeln und der der ganzen Bewegungen an den Schulterbewegungen hervor. Die Zahl der betheiligten Muskeln und der möglichen Bewegungen ist hier sehr gross, und die einzelnen Muskeln arbeiten daher in Wirklichkeit unter fortwährend wechselnden Bedingungen, sodass sie in ihrer Gesammtwirkung ganz andere Bewegungen hervorbringen, als nach den unter gleichbleibenden Bedingungen angestellten Beobachtungen am Einzelmuskel zu vermuthen wären.

Bei der freien Beweglichkeit des Armes wird man für eine grosse Zahl von einzelnen Stellungen die Bewegung nach zwei Hauptrichtungen und ausserdem die Rotation untersuchen müssen, um von den Bewegungen des Armes in der Schulter ein vollständiges Bild zu geben.

Hier mögen nur einzelne Bewegungen als Beispiele kurz behandelt werden. Die Abduction des Armes aus der fusswärts gestreckten Grundstellung in der frontalen Ebene zur kopfwärts gestreckten Stellung wird zum Theil durch Bewegung im Schultergelenk, zum Theil durch Bewegung des Schulterblattes hervorgebracht.

Wird der Deltoïdeus allein elektrisch gereizt, oder ist die Schulterblattmuskulatur gelähmt, so wird der Arm nur bis zur Schulterhöhe gehoben indem das Schulterblatt der Last des Armes nachgiebt (288). Daraus hat man geschlossen, dass auch normalerweise die Hebung bis zur Schulterhöhe durch Drehung im Schultergelenk vermittelst des Deltoïdeus, die weitere Erhebung des Armes durch Drehung des Schulterblattes hervorgebracht werde. Es ist wohl das wichtigste Ergebnis der Röntgenuntersuchung, dass sie das wirkliche Verhältnis zwischen der Bewegung des Schulterblattes und des Schultergelenks unmittelbar veranschaulicht. Selbst Duchenne war in dem oben bezeichneten Irrthum verfallen. Steinhausen (*161*) hat sich das Verdienst erworben, ausführlich und klar nachzuweisen, dass bei der beschriebenen Erhebung des Armes der Winkel zwischen der lateralen Kante des Schulterblattes und der Längsaxe des Humerus während der Hebung dauernd zunimmt, und zwar sogar zuletzt am stärksten.

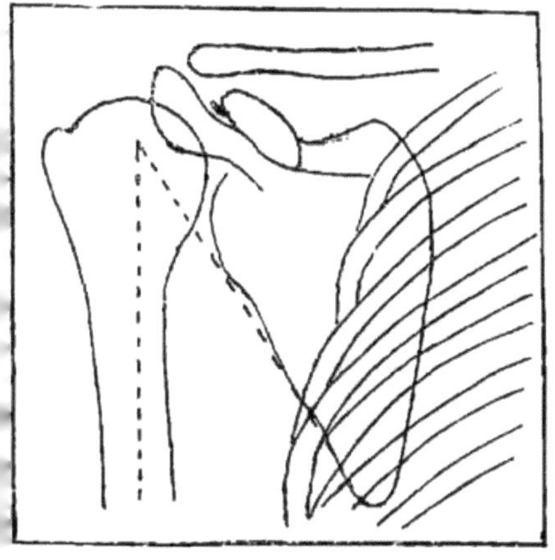

Figur 45.

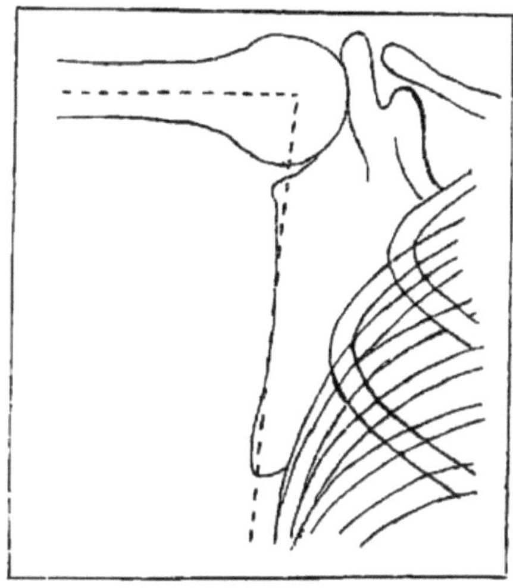

Figur 46.

Figur 47.

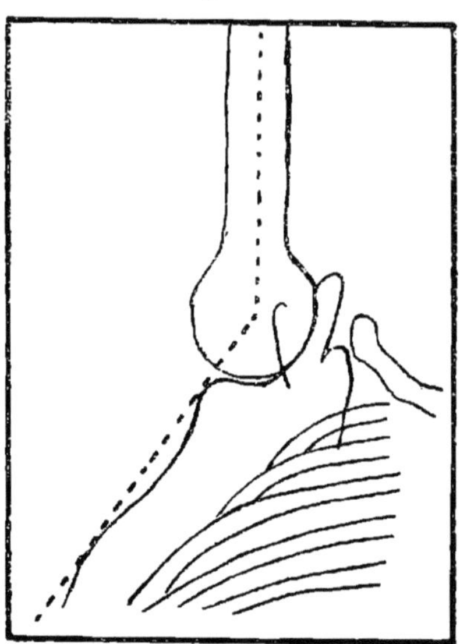

Figur 45. 46 und 47: Die Bewegungen der Schulter beim seitlichen Erheben
des Armes nach Steinhausen.

Die Figuren sind Umrisse von Röntgenbildern des Lebenden.   In Figur 45 ist
die Ruhestellung des herabhängenden Armes wiedergegeben.   Der Winkel
zwischen Humerusaxe und Schulterblattrand beträgt 32°.   In Figur 46 ist der
Arm bis zur Wagerechten gehoben.   Der Winkel zwischen Schulterblattrand
und Humerusaxe beträgt 86°, dabei ist aber der Schulterblattrand um 36° nach
lateralwärts gedreht.   In Figur 47 ist die Humerusaxe senkrecht emporgerichtet,
der Winkel zwischen ihr und dem Schulterblattrand beträgt 152°, der Schulterblattrand ist aus der Ruhestellung um 60° lateralwärts gedreht.

Daraus geht hervor, dass die Bewegung im Schultergelenk, also die Thätigkeit des Deltoïdeus durchaus nicht
auf die Hebung bis zur Schulterhöhe beschränkt ist, und
dass sich das Schulterblatt auch an den geringeren Graden
der Abductionsbewegung betheiligt.

Dies Ergebnis ist von anderer Seite noch bestätigt worden (*162*).
Unter den Muskeln, die dieser Bewegung des Schulterblattes dienen,
wird der Trapezius, dessen Thätigkeit von aussen bemerkbar ist,
meist an erster Stelle genannt.   Duchenne schreibt aber wohl
mit Recht dem Serratus anticus die wichtigste Rolle zu.

Die Betrachtung dieser Bewegung zeigt sehr deutlich, dass
die systematische Trennung von Bewegungen des Schulterblattes

und Bewegungen des Schultergelenks unnatürlich ist. Die Bewegung des Schulterblattes ist eine nothwendige Ergänzung der Bewegungen des Schultergelenks, sie dient dem Endzweck der Bewegung des Armes. In derselben Weise sind weiterhin auch die Bewegungen des Schultergelenks und Ellenbogengelenks ihrerseits auf den Hauptzweck der Bewegungen der Hand zu beziehen.

Dies mag an einer anderen Bewegung der Schulter, nämlich der Bewegung des Armes in der Sagittalebene erläutert werden.

Figur 48.

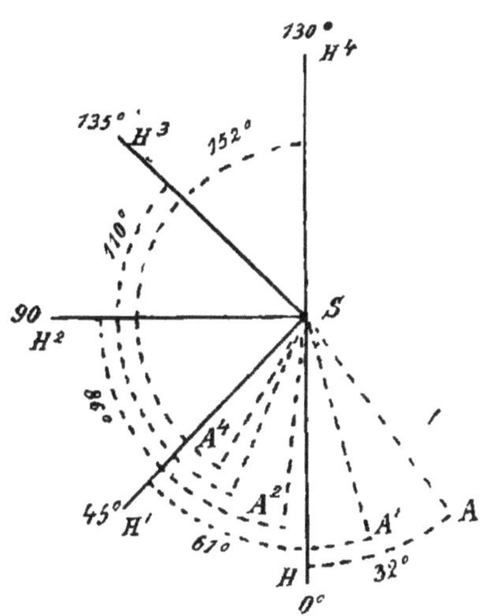

Uebersicht über die Winkelbewegung des Schulterblattrandes und der Humeruslängsaxe beim seitlichen Erheben des Armes, nach Steinhausen's Angaben.

Die Winkel sind für 5 verschiedene Stellungen während der Bewegung angegeben. SA—SA4 sind die Stellungen des Schulterblattrandes. SH—SH4 die entsprechenden Stellungen der Humerusaxe. SAH ist die Ruhestellung.

Ist der Arm in dieser Ebene vorwärts erhoben (extendirt) und soll einem erheblichen Widerstande entgegen wieder in die Grundstellung gebracht werden, so wirken auf ihn zwei kräftige Muskeln, Pectoralis major und Latissimus dorsi, die unmittelbar vom Rumpf auf den Humerus übergehen. Damit diese Muskeln eine kräftige Wirkung auf den Arm ausüben können, ist es nöthig, dass der Drehpunkt, um den der Arm als Hebel beweglich ist, also das Schultergelenk, fixirt werde. Sonst würde der Arm annähernd

seine Lage behalten, und die Zusammenziehung der Muskeln würde
nur das Schulterblatt fusswärts drängen. Auch hier ist also Vor-
bedingung für die Bewegung des Armes, dass die Muskeln in Thätigkeit treten, die das Schulterblatt fixiren. Es braucht aber nicht
beim Fixiren allein zu bleiben, sondern die Bewegung wird offenbar
gefördert, wenn sich das Schulterblatt activ der Beanspruchung
entgegen bewegt.

Diese Anschauung wird gestützt durch die Betrachtung eines analogen
Falles, der bei Luxationen vorkommt. Der Deltoideus zum Beispiel kann gespannt werden durch seine eigene normale Zusammenziehung. Er kann aber
auch dadurch gespannt werden, dass der Humeruskopf aus der Pfanne heraus
in die Achselhöhle tritt. Ebenso wird es zur Spannung des Latissimus dorsi
beitragen, wenn die Schulter durch Vorschieben des Schulterblattes nach vorn
gerückt wird.

Man kann dies auch ausdrücken, indem man sagt, dass das
Schulterblatt während der Bewegungen des Armes stets die Stellung
annehmen wird, in der die auf den Arm wirkenden Muskeln die
stärkste Wirkung entfalten können.

Die beschriebenen Bewegungen des Armes in der Schulter
wirken selbstverständlich auf die Hand, gleichviel ob das Ellenbogengelenk während dessen durch seine eigenen Muskeln festgestellt ist oder nicht. In letzterem Falle wird die Bewegung des
Oberarmes zusammen mit einem an der Hand angreifenden Widerstande die Bewegung des Ellenbogens bedingen.

Dieser Einfluss der Schulterbewegungen auf das Ellenbogengelenk wird dadurch noch verändert, dass zweigelenkige Muskeln
ins Spiel kommen (283) (306). Doch ist dieser Umstand hier
von geringer Bedeutung, weil die Stellung des Schultergelenks die
Lage der Muskeln zu ihrem Ursprungspunkt nicht sehr stark
ändert.

Hängt der Körper an den Händen und sollen die Ellenbogen gebeugt
werden, um ihn in die Höhe zu ziehen, so kann dies in ausgiebigem Maasse
nur geschehen, wenn gleichzeitig die Schultergelenke gebeugt werden. An der
gesammten Bewegung wird sich daher die Musculatur der Schulter ebenso
kräftig betheiligen, wie die des Ellenbogens.

Von dem Einflusse der Bewegungen des Ellenbogengelenks
auf das Schultergelenk ist schon in der Allgemeinen Muskelphysiologie ausführlich gehandelt worden (274).

325. Ueber die Beugung und Streckung des Ellenbogens und deren Beziehungen zu Schulter- und Handgelenk sind im Vorhergehenden so viele Andeutungen gemacht, dass hier wohl darüber hinweggegangen werden kann (306, 307).

Dagegen muss der Einfluss der Pronations- und Supinationsbewegung des Unterarms erwähnt werden, der der Hand die Möglichkeit der Drehung um 120° gewährt, und so gewissermaassen dem Ellenbogengelenk die Bewegungsfreiheit eines Kugelgelenks giebt. Die Form der Bewegung ist oben (223) beschrieben. Die Bewegung wird hervorgebracht durch Abwickeln und Aufwickeln der Sehnen auf den Knochen. Daher sind diejenigen Muskeln die stärksten Pronatoren und Supinatoren, die quer an den Knochen herangehen und folglich in der Drehungsrichtung wirken können. Dies gilt vom Biceps, der ausserdem durch eine grosse Muskelmasse zu sehr kräftiger Wirkung befähigt ist, und vom Pronator quadratus. Dagegen sind Supinator brevis und Pronator teres wegen ihres schrägen Verlaufes nur mit einer kleinen Componente ihrer Zugkraft als Dreher wirksam. Ausser diesen vier besonders betheiligten Muskeln können je nach der Stellung des Armes auch andere Muskeln in einem oder den andern Sinne drehend auf die Hand einwirken. So spannt sich bei angestrengter Pronation auch der Extensor carpi ulnaris an. Ebenso ist es bei der Supination. Bekanntlich hiess der Brachioradialis früher Supinator longus, weil er in Pronationsstellung supinatorische Wirkung hat. Die Supinationsbewegung lässt sich, wohl hauptsächlich wegen der Mitwirkung des Biceps, mit sehr viel grösserer Kraft ausführen, als die Pronation.

Aus diesem Grunde ist bei allen Vorrichtungen, die vermittelst der rechten Hand gedreht werden sollen, Schrauben, Thürklinken und anderem mehr, die Rechtsdrehung zweckmässiger (7).

In solchen Fällen, wo eine Linksdrehung des rechten Armes kraftvoll ausgeführt werden soll, wird daher in der Regel nicht die Pronation, sondern vielmehr die Rotation des Schultergelenks zur Aushülfe herbeigezogen.

Die Pronation und Supination hat wegen der Aufwickelung der Sehnen des Biceps und Pronator teres eine Beziehung zu dem Kraftmaass des Ellenbogens.

Ist der Arm in Pronationsstellung, so ist die Bicepssehne durch die Aufwickelung verkürzt, der Muskelbauch also angespannt, woraus man auf eine grössere Kraftentwickelung schliessen kann (252). Indessen muss, damit der

Arm in dieser Stellung gebeugt werde, die supinatorische Wirkung des Biceps durch andere Kräfte aufgehoben werden, wobei der scheinbare Vortheil der Pronationsstellung verloren geht. Denn die Erfahrung zeigt, dass sich der an den Händen hängende Körper bei Supinationsstellung öfter an den Armen emporziehen kann („Klimmzug mit Untergriff"), als bei Pronationsstellung („Klimmzug mit Aufgriff").

326. Bei genauer Betrachtung der Pronations- und Supinations-bewegung wird man gewahr, dass nicht der Radius allein, wie oben beschrieben (223), um die vom Capitulum radii zum Processus styloideus ulnae verlaufende Axe einen Kegelmantel beschreibt, sondern dass auch die Ulna an der Bewegung theilnimmt. Ihr unteres Ende beschreibt gleich dem des Radius einen Kreisbogen, aber nur einen viel kleineren, in entgegengesetzter Richtung (*108*). Dies erklärt sich daraus, dass die Ulna im Ellenbogengelenk nicht absolut zwangläufig geführt wird, sondern, wenn sie nicht durch Muskelzug fixirt ist, mit ihrem distalen Ende wackelt. Wird nun die Hand in drehende Bewegung gesetzt, so wirkt ihr Trägheitsmoment im umgekehrten Sinne auf die Ulna drehend zurück, und statt dass die Hand um den Processus styloideus ulnae als absolut festen Punkt gedreht wird, strebt sie vielmehr, sich um ihre Schweraxe zu drehen, sodass als thatsächliche Bewegung eine Drehung um eine zwischen der schematischen Kegelaxe und der Schweraxe der Hand gelegene Linie herauskommt. Um diese Linie beschreibt der Radius einen grossen, die Ulna einen kleinen Kreisbogen.

Dieser Umstand kann bei Untersuchung von Verletzten Täuschungen veranlassen.

327. Die Bewegungen der Hand sind, wie schon oben angedeutet, in den meisten Fällen der Zweck, auf den sich die Bewegungen von Ellenbogen und Schulter beziehen. Die Mechanik der oberen Extremität müsste also streben, aus den bei der Bewegung der Hand gesetzten mechanischen Bedingungen das Verständniss der Armbewegungen zu entwickeln.

Was die Bewegung der Hand selbst und die verwickelten Beziehungen ihrer einzelnen Theile zu einander betrifft, sind die wesentlichsten Punkte schon im Vorhergehenden angegeben (286 bis 308). Die Beugung der einzelnen Phalangen steht in bestimmtem Abhängigkeitsverhältniss von einander, die Beugung der

Finger im Ganzen ist wieder von der Stellung der Mittelhand abhängig (283).

Die Bewegung der Hand ist aber nicht nur von ihrem inneren Bau, sondern in hohem Grade auch von der Gegenwirkung äusserer Widerstände abhängig.

Dies tritt in folgender Schilderung von Zuckerkandl und und Erben deutlich hervor:

„Das Erfassen geschieht nicht so, dass wir die Finger um den Gegenstand legen und denselben gegen die Hohlhand pressen, was man voraussetzen würde. Man legt stets die Gegend des ersten Interphalangealgelenkes an das Object, daran schliesst sich erst eine Beugung der Endphalange; der Widerstand des Objectes ersetzt in diesem Falle die Fixation der Mittelphalange. Nun wird die Faust durch eine Beugung der Grundphalange geschlossen. Bei dieser Beugung wird aber nicht das periphere Glied gegen den den centralen Theil bewegt, sondern umgekehrt, der Gegenstand bleibt der Fixpunkt und die Hohlhand wird an denselben herangezogen, wodurch unter anderm eine Streckung im Handgelenk bewirkt wird" (*163*).

Die Gesammtbewegung der Hand hängt anderseits auf mehrfache Weise mit der des Ellenbogens zusammen. Wenn man bei aufgestütztem, rechtwinklig gebeugtem Ellenbogen die lässig emporstehende Hand zur Faust ballt, so erfolgt durch die Wirkung der zweigelenkigen Unterarmmuskeln eine Beugung des Ellenbogens. Ferner muss, nach der von Fischer für Ellenbogen und Schulter entwickelten Lehre, der ganze Arm bei den Beugungen der Hand, durch die Schwere der in Bewegung gesetzten Massen, in gewissem Grade beeinflusst werden. Viel bedeutender ist aber der Einfluss, den unter gewöhnlichen Bedingungen die Anziehungskraft der Erde auf die Stellung der Hand und des Armes ausübt. Für jede noch so einfache Bewegung der Hand besteht aus diesen Gründen eine fein abgestufte wechselseitige Beeinflussung der peripherischen und centralen Theile des Bewegungsapparates.

Im weiteren Sinne tritt schliesslich der ganze Körper, je nach der Stellung, die er einnimmt, zu der einzelnen Bewegung in Beziehung. Diese gemeinsame Thätigkeit ist aber durch die fortwährende Uebung so zur Gewohnheit geworden, dass sie unbewusst und fast unmerkbar abläuft.

Man denke beispielsweise an die Bewegung, mit der man einen etwa von

einem Schranke herabgefallenen Gegenstand aufhebt und wieder zurücklegt.
Die Hand ergreift den Gegenstand am Erdboden und hebt ihn in grader Linie
bis zur erforderlichen Höhe empor. Welche verwickelte Zusammenarbeit von
Beinen, Rumpf und Arm ist nicht erforderlich, die Gradführung der Hand auf
diesem Wege zu bewerkstelligen! Hier ist selbstverständlich von keinem gesetzmässigen mechanischen Zusammenhang die Rede, sondern die Thätigkeit der
Muskeln wird durch coordinirte Innervation geregelt. Es besteht aber auch
eine rein mechanische Beziehung der einzelnen Gelenkbewegungen zu einander,
die nur eine weitere Ausdehnung derselben mechanischen Beziehungen darstellt, wie sie etwa zwischen Hand und Schulter bestehen.

328. Bei der Betrachtung der unteren Extremität tritt der
Unterschied zwischen der systematischen Darstellung der Wirkung
einzelner Muskeln auf die frei beweglichen Körpertheile und der
Untersuchung der wirklichen Bewegungen noch stärker hervor, als
bei der der oberen Extremität.

Die wirklichen Bedingungen sind den schematischen geradezu
entgegengesetzt, indem hier in den allermeisten Fällen gerade der
peripherische Theil, der Fuss, den festen Punkt abgiebt, von dem
aus die übrigen Theile bewegt werden.

Die vom Becken zum Oberschenkel verlaufende Muskulatur
dient nur ausnahmsweise der Bewegung des Oberschenkels, in der
Regel vielmehr der Feststellung des Beckens auf dem Schenkel,
der seinerseits als festgestellte Stütze anzusehen ist. Hinsichtlich
der Bewegung des Beckens auf den Schenkeln sind namentlich
zwei Fälle zu unterscheiden: Das Becken bewegt sich um die
gemeinsame Axe beider Hüftgelenke wie auf einem combinirten
Gelenk (182), es kippt also vorwärts oder rückwärts in sagittaler
Richtung. Dann erscheinen die hinteren Oberschenkelmuskeln als
Becken- oder Rumpfstrecker, bei äusserster Beugung vom Glutaeus
maximus unterstützt, die vorderen Oberschenkelmuskeln als Rumpf-
beuger. Der zweite Fall ist der, dass das Becken auf Einem
Hüftgelenk seitlich bewegt wird. Dann sind es die Adductoren
des Oberschenkels, insbesondere der Glutaeus medius, die das
Medialwärtskippen, die Adductoren, die bei stark seitlich geneigtem
Rumpf das Lateralwärtskippen des Beckens hindern.

Die Bewegungen des Beckens sind in gewissem Grade abhängig von der gleichzeitigen Stellung der Kniee. So ist die Beugung des Rumpfes bei durchgedrückten Knieen erschwert (316).

Umgekehrt sind die Bewegungen des Kniegelenkes in verschiedener Weise von der Bewegung des Hüftgelenkes abhängig.

329. Im Kniegelenk handelt es sich fast allein um die zwei Hauptbewegungen der Beugung und Streckung. Dieser Fall ist also als ein möglichst einfaches Beispiel geeignet, um die mannichfachen Bedingungen anschaulich zu machen, die beim wirklichen Gebrauch der Glieder in Betracht kommen. Die Bewegungsbedingungen sind andere, je nachdem das Bein auf dem Erdboden steht, sodass der Fuss in gewisser Beziehung festgestellt ist, oder sich frei in der Luft, bei fixirtem Oberschenkel, bewegt. Der zweite Fall ist wiederum verschieden, je nachdem die Bewegung mit oder gegen den Einfluss der Schwere ausgeführt wird. Denkt man sich den Körper in Rückenlage auf einem Tische liegend, über den nur die Unterschenkel hinausragen, so ist es klar, dass die Schwere allein genügt, die Beugung auszuführen, und dass also die Beugemuskulatur während dieser Bewegung in Ruhe bleibt. Dagegen wird bei langsamer Beugung die Streckmuskulatur, also der Quadriceps cruris, in Thätigkeit sein.

Dieser Fall ist derselbe, der oben beim Rückenstrecker erörtert wurde. Der Streckmuskel allein ist während der Beugung thätig (323). Aber man darf nicht sagen: Der Strecker beugt den Unterschenkel. Es giebt aber noch einen verwickelteren Fall, in dem wirklich der Quadriceps cruris zum Beuger des Unterschenkels wird, wenn nämlich das Knie nahezu gestreckt, der Oberschenkel ziemlich stark gebeugt ist. Dann wirkt die Zusammenziehung des Quadriceps stark beugend auf den Oberschenkel, aber nur schwach streckend auf das Knie. Es tritt eine heftige Bewegung des Hüftgelenks ein, der gegenüber die Masse des Unterschenkels passiv zurückbleibt. Das Knie als Endpunkt des Oberschenkels muss natürlich dessen Bewegung mitmachen. Der Fuss aber bleibt zurück und es ergiebt sich eine Beugung des Knies. Diese Bewegung ist unabhängig von der Anziehung der Erde, sie entsteht allein in Folge der eigenen Schwere und des Beharrungsvermögens des Unterschenkels. Um diesen Punkt ausser Zweifel zu stellen, denke man sich die ganze beschriebene Bewegung in horizontaler Ebene ausgeführt. Dieser Fall, der hier besonders handgreiflich zu schildern ist, tritt unter ähnlichen Bedingungen an anderen Körperstellen in weniger deutlich nachweisbarer Form auf. Er mag als Beispiel dafür gelten, dass die mechanische Wirkung des Muskelzuges nicht ein für allemal aus der anatomischen Untersuchung abgeleitet werden kann (*164*).

Bei der Beugung des Kniees gegen den Einfluss der Erdschwere, etwa in horizontaler Bauchlage des ganzen Körpers, tritt dagegen die eigentliche Beugemuskulatur in Thätigkeit. Hauptsächlich sind es die hinteren Oberschenkelmuskeln, die diese Bewegung ausführen. Die langen Köpfe des Gastrocnemius kommen wenig in Betracht, weil ja ihr distaler Ansatzpunkt nicht fest ist.

Soll im Stehen eine Beugung des Kniees ausgeführt werden, so liegt die Sache theilweise genau wie in dem zuerst betrachteten Fall. Die Erdschwere wirkt so stark im Sinne der Beugung ein, dass eine active Thätigkeit der Beuger nicht erforderlich ist. Dagegen müssen die Strecker thätig sein, um das vollständige Einknicken der Kniee zu verhindern. Ausser den Streckern wirkt in diesem Sinne anfänglich auch der Gastrocnemius, indem er die Bewegung des Unterschenkels im Fussgelenk und dadurch mittelbar die Bewegung des Kniegelenkes hindert (*157*).

Umgekehrt kann bei der Streckung des frei beweglichen Unterschenkels die Wirkung des Streckmuskels durch die der Erdschwere ersetzt sein, sodass nur die Beuger während der Streckung thätig sind. Man denke sich den Körper auf wagerechter Unterlage auf dem Bauch liegend, die Unterschenkel gebeugt, sodass sie senkrecht emporstehen. Zur Streckung genügt dann das Nachlassen der Beugung. Soll dagegen in Rückenlage bei herabhängendem Unterschenkel dieser durch Streckung des Kniees gehoben werden, so ist eine erhebliche Anstrengung des Quadriceps erforderlich, und zwar um so mehr, je stärker gleichzeitig das Becken gebeugt ist.

Beim Strecken der Kniee aus der gebeugten Stellung beim Stehen kommt neben der Wirkung des Quadriceps auch die des Gastrocnemius und wahrscheinlich auch die der Hüftgelenkstrecker in Betracht. Es ist klar, dass Rückwärtsbewegung des Oberschenkels im Hüftgelenk, verbunden mit gleichzeitiger Rückwärtsbewegung des Unterschenkels im Fussgelenk, eine rein passive Streckung des Kniees bewirken können. Im Allgemeinen treten aber alle Muskeln, die eine Bewegung hervorbringen können, bei dieser Bewegung auch wirklich in Thätigkeit.

330. Im Vorhergehenden ist der Zusammenhang zwischen den Bewegungen von Fussgelenk und Knie beim Stehen schon erwähnt worden (317). Es geht daraus hervor, dass die Feststellung des Unterschenkels im Fussgelenk auch eine Feststellung des Kniees bedeutet (*157*). Dasselbe Verhältniss besteht nun bei gestrecktem Fussgelenk beim Stehen mit gehobener Ferse zwischen dem Metatarsophalangealgelenk und dem Fussgelenk. So wenig das Knie im Stehen gebeugt werden kann, ohne dass zugleich eine Dorsalflexion des Fusses erfolgt, kann das Fussgelenk plantarflectirt

werden, ohne dass das Metatarsophalangealgelenk gleichzeitig (passiv)
dorsalflectirt wird (320).

Unter normalen Bedingungen müssen alle diese untereinander
auf die angedeutete Weise in mechanischem Zusammenhang stehenden
Bewegungen in der Weise ausgeführt werden, dass dabei das Gleichgewicht des auf den Beinen aufgebauten Körpers gewahrt wird.
Die dadurch an die Innervation der Muskeln gestellte äusserst verwickelte Aufgabe wird aber in diesem wie in anderen Fällen dadurch
erleichtert, dass die Bewegung reflectorisch corrigirt wird (284).

Sechster Abschnitt.

Vom Stehen und Gehen.

I. Vom Stehen.

§ 1. Die physikalischen Bedingungen des Stehens.

331. Insofern der Körper beim Stehen unbewegt auf den
Füssen erhalten wird, gelten für ihn die allgemeinen Sätze über
das Stehen fester Körper. Genau genommen befindet sich aber
der Köper beim Stehen nie in absoluter Ruhe, sondern er wird
fortwährend durch Wirkung und Gegenwirkung verschiedener Muskeln
unter ganz geringen Schwankungen im Gleichgewicht erhalten (284).

Diese Schwankungen veranschaulichte Vierordt (*165*) indem er sie vermittelst einer am Kopfe der Versuchsperson befestigten Schreibspitze auf be-
russtem Papier verzeichnete.

Genau genommen kann man daher auf das Stehen des
Menschen die phykalischen Begriffe des stabilen und labilen
Gleichgewichts nicht anwenden.

Betrachtet man den Körper als todte Masse, so kann er, wegen der Beweglichkeit der Gelenke, gar nicht, oder höchstens in labilem Gleichgewicht
stehen. Auch labiles Gleichgewicht könnte aber nur vorübergehend bestehen,
weil die Weichtheile ihre Gestalt unter dem Einfluss der Schwere nicht vollkommen beibehalten. Der festweiche thierische Körper wäre also hinsichtlich

des Stehens fast wie eine Flüssigkeitsmenge anzusehen. Zieht man die Feststellung der Körpertheile durch den Muskelzug in Betracht, so wäre ein stabiles Gleichgewicht denkbar, indem die Wirkung des Muskelzuges an allen einzelnen Theilen gerade der Wirkung der Schwere das Gleichgewicht hielte. Diese Vorstellung entspricht aber wiederum nicht genau den thatsächlichen Verhältnissen, weil die Muskeln nicht dauernd einen bestimmten Spannungsgrad beibehalten. Hiervon pflegt man indessen abzusehen, und den Körper als vollkommen in stabilem Gleichgewicht ruhend zu betrachten.

Unter dieser Annahme ist die Grundbedingung des Stehens nach physikalischen Gesetzen:

> dass der Schwerpunkt über der Unterstützungsfläche liege, oder dass das Loth vom Schwerpunkte aus, die Schwerlinie, innerhalb der Grenzen der Unterstützungsfläche falle.

332. Die Unterstützungsfläche wird gebildet durch die Fläche, mit der die Füsse auf den Boden stehen, und dem zwischen ihnen eingeschlossenen Flächenraum (*166*). Je nach der Stellung der Füsse kann sie also ganz verschiedene Ausdehnung und Form haben.

Es soll in Folgendem vorläufig nur vom Stehen uuf geschlossenen Füssen bei gleichmässiger Vertheilung des Gewichts auf beide Seiten, vom sogenannten „symmetrischen Stehen" mit geschlossenen Füssen, die Rede sein.

Steht man mit geschlossenen Füssen, indem die Füsse einen Winkel von 45° bilden, so hat die Unterstützungsfläche annähernd die Gestalt eines Trapezes, dessen hintere kleine Parallelseite 20 cm dessen vordere Grundseite 40 cm und dessen Höhe etwa 20 cm beträgt. Werden die Zehen mit in Betracht gezogen so erhält dies sogenannte „Fussviereck" vorn einen Zuwachs, durch den seine Höhe etwa 25 cm erreicht. Bei dieser Bestimmung der Grenzen ist aber ausser Acht gelassen, dass die „wirksame Sohlenfläche", das heisst die Fläche um deren Kante der starr gehaltene Körper beim Umfallen kippen müsste, wegen der Nachgiebigkeit der Sohlenränder erheblich kleiner sein muss. Thatsächlich droht beim Stehen auf blossen Füssen schon die Gefahr des Umkippens, wenn die Schwerlinie sich dem Fussrande auf 3 cm nähert (*167*).

Die Grenzen der wirksamen Sohlenfläche sind auf folgende Weise leicht zu finden: Ein Brett ist an einem Ende durch eine Querleiste, am anderen Ende durch eine ausreichend starke Feder (am einfachsten eine gewöhnliche Federwage [Wirthschaftswage]) unterstützt. Steht auf dem Brett eine Versuchsperson, so wird die Feder um so stärker beansprucht, je näher der Schwerpunkt der Versuchsperson dem von der Feder unterstützten Ende des Brettes ist. Kennt man das Gewicht der Versuchsperson, so kann man die jeweilige Lage des Schwerpunktes aus der Grösse der Belastung der Feder und der Länge des Brettes leicht berechnen. Mithin kann man auch die grösste Verschiebung der Schwerlinie innerhalb der Sohlenfläche, die ohne Umkippen möglich ist, auf diese Weise bestimmen. Es zeigt sich, dass Stiefelsohlen unter den Füssen die Grenzen der wirksamen Sohlenfläche wesentlich erweitern, denn man kann in Stiefeln die Schwerlinie bis auf 1,5 cm dem Sohlenrande nähern ohne zu kippen.

Die Bedeutung der Unterstützungsfläche für die Festigkeit des Stehens erhellt daraus, dass zwischen der Gestalt der Unterstützungsfläche und der Ausdehnung der Körperschwankungen die Beziehung erkennbar ist, dass die Vierordt'schen Schwankungsfiguren in der Richtung senkrecht auf die grösste Erstreckung der Unterstützungsfläche ihre grösste Ausdehnung erreichen (*168*).

333. Der Körper kann in jeder Haltung stehen, bei der die Schwerlinie innerhalb der Grenzen der Unterstützungsfläche fällt. Damit ist über die Stellung des Körpers um so weniger gesagt, weil die Lage des Schwerpunktes und somit auch die Schwerlinie abhängt von der Lage der Theilschwerpunkte der einzelnen Glieder, und folglich für jede Stellung verschieden ist (76).

Mit absoluter Genauigkeit ist der Schwerpunkt überhaupt nicht zu bestimmen, da er mit der Athmungs- und Circulations-Bewegung schwankt (*169*).

Auf Grund der früher erwähnten Ermittelung der Theilschwerpunkte der einzelnen Körperabschnitte lässt sich aber für jede Stellung die Lage des Gesammtschwerpunktes mit ausreichender Genauigkeit bestimmen. Man nimmt an, dass die Haltung und mithin die Lage des Schwerpunktes beim Stehen für alle Menschen annähernd dieselbe sei.

§ 2. Die „bequeme Haltung" beim Stehen.

334. Aus theoretischen Gründen setzte man voraus, dass die Stellung des Körpers beim Stehen eine solche sein müsse, die mit der geringsten Anstrengung der Muskulatur verbunden sei. Daher suchte man einerseits die Beobachtungen über die wirkliche Haltung beim Stehen so zu erklären, dass sie ohne Muskelarbeit zu Stande kommen könnten, und stellte andrerseits bestimmte Haltungstypen als normal auf, weil man annahm, dass diese geringe Muskelthätigkeit erforderten. So wurde denn die Haltung des Körpers beim Stehen folgendermaassen construirt: Die Füsse ruhen ausreichend unterstützt auf dem

Boden. Da der Körper auf beiden Füssen steht, und nach beiden Seiten symmetrisch ausgebildet ist, kann vom Fallen seitwärts keine Rede sein, und es handelt sich nur um die Möglichkeit des Umfallens oder Zusammenbrechens in der Sagittalrichtung. Die Unterschenkel sind in den Sprunggelenken festgestellt, weil erstens die Gelenkfläche nach vorn an Breite zunimmt, zweitens die schräge Leitfurche den Unterschenkel seitlich andrängen, ja sogar „auf dem Fusse festschrauben" soll, drittens weil die beiden Füsse gewöhnlich answärts gestellt werden, sodass beide Unterschenkel nicht zusammen, sondern jeder nur in der Richtung des betreffenden Fusses nach vorn kippen kann. Die Oberschenkel sind auf dem Unterschenkel festgestellt, indem das Knie überstreckt ist, sodass es einen nach vorn offenen Winkel bildet, und nur nach vorn zu knicken strebt, woran es durch Bänder verhindert ist. Das Becken ist auf den Hüftgelenken festgestellt, indem es soweit nach hinten übergesunken ist, dass sich die vorderen Bänder anspannen und weitere Bewegung hindern. Ebenso steht die Wirbelsäule in Folge ihrer Bandverbindungen steif auf dem Becken. Endlich der Kopf ist auf den Gelenkhöckern des Atlas im Gleichgewicht.

Diese künstlich zurechtgelegte Darstellung der Körperhaltung beim Stehen ist in allen Punkten so völlig falsch, dass es Wunder nehmen muss, wie sie überhaupt jemals hat angenommen werden können (*170*).

Jeder einzelne Punkt ist mit Leichtigkeit vollständig zu widerlegen: Zwar der Fuss ruht ausreichend unterstützt auf dem Boden. Der Unterschenkel aber ist nicht darauf festgestellt, denn man kann sich jederzeit aus dem Stand vornüber sinken lassen, indem man das Fussgelenk in stärkere Dorsalflexion treten lässt. Auch die Auswärtsstellung der Füsse ändert hieran nichts, da die Verbindung der Fusswurzelknochen dem Sprungbein mehr als ausreichende Freiheit gewährt, sich der Bewegung des Unterschenkels anzupassen. Das Knie ist wohl nur in ganz vereinzelten Fällen überstreckt, und braucht es jedenfalls auch nicht zu sein, um gegen Einknicken nach hinten geschützt zu sein. Denn man kann im gewöhnlichen Stehen die Kniee sowohl merklich weiter durchdrücken, als auch sie andrerseits ganz erheblich krumm werden lassen, ohne dass es nöthig wird, dass die Streckmuskeln in Thätigkeit treten (317). Das Becken ist nicht soweit hinten übergekippt, dass die vorderen Bänder gespannt werden, denn man kann im ruhigen Stehen, ohne die Neigung des Beckens zu ändern, jeden der beiden Oberschenkel noch ganz beträchtlich rückwärts bewegen, was unmöglich wäre, wenn das Hemmungsband straff wäre. Ebenso kann man die Wirbelsäule durch blosses Nachlassen der Innervation jederzeit weiter hinten übersinken lassen, als beim Stehen der Fall war. Endlich fällt bekanntlich der Kopf bei gewöhnlicher Haltung vornüber, sobald man die Nackenmuskulatur entspannt, er befindet sich also nicht im Gleichgewicht auf seinen Gelenken.

335. Der Gedanke, dass beim Stehen der Körper eine Haltung annehmen müsse, die mit dem geringsten Maasse von Muskel-

anstrengung inne gehalten werden kann, erweist sich nicht allein in der eben angegebenen Form als falsch, sondern er ist überhaupt unhaltbar. Denn die Gelenke sind beim Stehen, wie schon die einfachste Beobachtung lehrt, auf keine Weise festgestellt, sie können beliebig nach jeder Richtung bewegt werden. Steht man auf einem beweglichen Boden, etwa auf dem Verdeck eines rollenden Schiffes, so passt sich das Fussgelenk vorwärts und rückwärts der Bewegung des Schiffes an.

Das Knie kann beim Stehen sowohl leicht gebeugt, wie auch durchgedrückt werden, es steht also nicht fest. Vom Hüftgelenk, von der Wirbelsäule ist dasselbe schon angegeben.

Bei beweglichen Gelenken nun könnte der Körper nur auf eine einzige Weise ohne Zuhülfenahme der Muskeln aufrecht gestellt werden, nämlich indem alle einzelnen Abschnitte in labilem Gleichgewicht aufeinander ruhen, sodass den Muskeln nur die Aufgabe zufällt, diese Stellung labilen Gleichgewichts zu erhalten.

Braune und Fischer haben gefunden, dass es thatsächlich eine Haltung giebt, bei der alle wichtigen Gelenkpunkte und zugleich die Schwerpunkte der betreffenden Körperabschnitte in eine und dieselbe Frontalebene fallen (171). Diese Stellung ist ungefähr dieselbe, die der auf einer ebenen Unterlage auf dem Rücken liegende Körper annimmt. Es wird also auch ungefähr die Stellung sein, die man annimmt, wenn man die Rückenfläche des Körpers an eine senkrechte Wand oder an eine Thür andrückt. Dass diese Haltung von der beim natürlichen Stehen weit abweicht, ergiebt sich sogleich aus dem deutlichen Gefühl von Unsicherheit, das man empfindet, wenn bei diesem Versuche die stützende Wand entfernt, etwa die Thüre geöffnet, wird.

Damit nämlich alle Körpertheile in labilem Gleichgewichte übereinander stehen können, müssen sie alle senkrecht über dem Fussgelenk stehen. Kippen sie aus dieser Stellung nur ein klein wenig nach hinten, so muss der ganze Körper rückwärts stolpern, da vor dem Fussgelenk keine Muskulatur von genügender Stärke vorhanden ist, um die Schwankungen des gesammten Körpers auszugleichen. Daher steht man in dieser Haltung sehr unbehaglich, mit dem Gefühl, gegen das Umfallen nach hinten nicht gesichert zu sein.

336. Dagegen zeigt sich, dass beim natürlichen Stehen, oder wie Braune und Fischer es bezeichnen bei der „bequemen Haltung" der Schwerpunkt des ganzen Körpers beträchtlich vor die

gemeinsame Axe der Fussgelenke verlegt wird. Auf diese Weise ist die Gefahr des Ueberkippens nach hinten aufgehoben, dafür aber ein dauerndes Ueberhängen des ganzen Körpers nach vorn hervorgerufen, das nur durch dauernde Muskelthätigkeit aufgewogen werden kann. In diesem Punkte zeigt sich also sehr deutlich, dass das Stehen mit Muskelanstrengung verbunden ist. Die „bequeme Haltung" ist nun von Braune und Fischer weiter eingehend analysirt worden (*172*).

Die nachfolgende Darstellung stützt sich auf folgende der ermittelten Maassangaben:

Gewichte der Körpertheile in kg		Abstände von der Frontalebene durch die beiden Hüftgelenksmittelpunkte (+ bedeutet vorwärts, — rückwärts) in cm		
Kopf	4,14	Hüftgelenk . .	0	Kopf
Rumpf	25,06	Fussgelenk . .	— 5	(Schwerpunkt) — 1
Oberschenkel . .	6,80	Kniegelenk . .	— 1	Rumpf „ — 0,6
Oberarm . . .	1,18	Atlasgelenk. .	— 1,5	Oberarm „ — 1,9
Unterarm . . .	1,34			Unterarm „ — 1,3
Hand	0,49			Hand . . „ 0

Die durch diese Angaben im Wesentlichsten bezeichnete Haltung führt zu folgender Auffassung vom Stehen:

Man kann den Zustand des Körpers beim Stehen am besten in der Weise untersuchen, dass man vom obersten beweglichen Abschnitte an den Aufbau eines Theiles auf dem anderen verfolgt. Will man, wie es in den älteren, oben (334) dargestellten Schilderungen geschehen ist, von unten anfangen, so entsteht die Schwierigkeit, dass man die Bedingungen nicht übersieht, die die oberen Theile durch ihre Einwirkung auf die unteren hervorrufen. Es soll deshalb hier in der Reihenfolge von oben nach unten fortgeschritten werden.

Der Schwerpunkt des Kopfes liegt um 0,5 cm vor dem Mittelpunkt des Atlantooccipitalgelenks. Folglich strebt der Kopf nach vorn zu kippen, und muss durch die Nackenmuskulatur daran gehindert werden. Hierzu dürfte schon eine sehr geringe Spannung einer so grossen Muskelmasse genügen, da ja der Schwerpunkt nur sehr wenig vor dem Gelenk liegt. Die Halswirbelsäule, ebenso wie die Wirbelsäule im Ganzen, muss auch offenbar durch Muskelthätigkeit aufrecht und steif gehalten werden. Die hierbei im einzelnen entstehenden Verhältnisse mögen hier ausser Acht gelassen werden, sodass der gesammte Rumpf, in sich starr gedacht, als nächster Abschnitt zu betrachten ist. Der Rumpf ist auf der gemeinsamen Hüftgelenkaxe beweglich. Sein Schwerpunkt fällt nach der obigen Angabe 0,6 cm hinter die Ebene der gemeinsamen Hüftgelenkaxe. Diese Angabe genügt aber nicht, um zu erkennen ob der gesammte Oberkörper nach hinten oder vorn überzukippen strebt, weil ja auf dem Rumpf noch der Kopf ruht, und ausserdem die Arme an ihm hängen. Man kann aber die Lage des gemeinsamen Schwerpunktes von Kopf, Armen und Rumpf leicht nach der früher erwähnten Methode (76) aus den obigen Angaben berechnen, und erhält das Ergebnis, dass der Oberkörper auf dem Becken nach hinten zu kippen neigt, da sein Schwerpunkt etwas mehr als 0,8 cm hinter die Ebene der frontalen Hüftaxe fällt. Diesem Bestreben müssen Muskeln, die vor dem Hüftgelenk vorbeiziehen, Widerstand leisten, unter denen dem Ileopsoas die Hauptrolle zufallen wird. Ist der Oberkörper auf diese Weise auf dem Becken im Gleichgewicht gehalten, so bilden Oberkörper und Oberschenkel wiederum einen gemeinsamen Abschnitt, der auf den Kniegelenken steht. Der gemeinsame Schwerpunkt dieses Abschnittes fällt, weil die Schwerpunkte der beiden Oberschenkel nur 0,4 cm von der Hüftgelenkebene entfernt sind, näher an diese Ebene als der des Oberkörpers allein, und zwar um etwas mehr als 0,2 cm, und ist mithin nur etwa 0,6 cm hinter der Hüftgelenkebene anzunehmen. Da aber der Mittelpunkt des Kniegelenks nach der obigen Angabe 1,0 cm hinter der Hüftgelenkebene liegt, so strebt das gesammte System auf den Kniegelenken nach vornüber zu kippen. Daher ist keine Muskelkraft erforderlich das Knie gestreckt zu halten, im Gegentheil, es wird die Muskulatur hinter dem Knie als Hemmung gegen die Ueberstreckung des Knies wirken.

Thatsächlich ist beim Stehen der Quadriceps, der einzige Streckmuskel des Knies, vollkommen schlaff und unthätig. Hiervon kann man sich überzeugen, indem man die Kniescheibe befühlt, die sich lose nach beiden Seiten verschieben lässt.

Der hier gefundene Abstand zwischen der Lage des Schwerpunktes von Oberkörper mit Oberschenkeln einerseits und Frontalebene des Kniees anderer-

seits, der nur 4 mm beträgt, ist allerdings sehr gering. Bei der leisesten
Beugung oder Rückwärtsschwankung des Oberkörpers müssten die Knie einknicken und es müsste der Quadriceps zu Hülfe genommen werden. Es ist
anzunehmen, dass in der Regel der Schwerpunkt des Oberkörpers mit den
Oberschenkeln gegen das Knie noch etwas weiter nach vorn liegt, indem vielleicht der Rumpf weniger als nach den hier angegebenen Maassen nach hinten
verlegt ist. Vermuthlich wird sogar häufig der Oberkörper auf dem Becken
eher nach vorn zu fallen streben, dafür aber der Schwerpunkt von Oberkörper
mit Oberschenkeln beträchtlich vor die Ebene der Kniegelenke verlegt sein.
Denn nur so lässt es sich erklären, dass man im Stehen die Knie merklich
einknicken lassen kann, ohne dass der Quadriceps in Thätigkeit zu treten
braucht, um sie gestreckt zu halten (*157*).

Auf den Kniegelenken ruhen auf diese Weise die drei oberen
beweglichen Abschnitte als eine gemeinsame Last. Das Knie befindet sich 1,0 cm hinter der Hüftgelenkebene, das Fussgelenk nicht
weniger als 5 cm. Die Unterschenkel stehen also wie schräge
Säulen unter der Last des Körpers, und müssten unfehlbar vorn-
überfallen, wenn sie nicht dauernd durch einen sehr kräftigen
Muskelzug aufrecht erhalten würden. Dies ist die Function der
Wadenmuskeln, die beim Stehen dauernd stark angestrengt werden,
und in denen man daher auch die Ermüdung zuerst empfindet.
Mittelbar verhindern die Wadenmuskeln, indem sie den Unterschenkel emporhalten, auch das Einknicken der Kniee, das ja
ohne gleichzeitige Bewegung der Fussgelenke unmöglich ist, wenn
nicht etwa der ganze Oberkörper mit den Oberschenkeln rückwärts-
über geworfen würde (317, 330).

337. Man kann die eben erörterten Beziehungen auch in der Weise
darstellen, dass man für jeden einzelnen Körpertheil die Bedingungen
aufstellt, denen er im Zusammenhang mit den andern Theilen
unterliegt. Dann ist es gleichgültig ob man von oben oder unten
oder in welcher Reihenfolge sonst die einzelnen Abschnitte durch-
geht.

Im Allgemeinen wirken auf jeden Körpertheil mindestens zwei
Kräftepaare ein, deren eines durch die Schwere, das andere durch
Muskelzug hervorgerufen wird. Jedes der Kräftepaare besteht im
Allgemeinen aus einer Zugkraft, die durch den Muskel oder die
Schwere ausgeübt wird, und einer gleichen entgegengesetzten Druck-
kraft, die durch die Zugwirkung hervorgerufen wird.

Auf den Fuss wirkt im Fussgelenk die Schwere des gesammten übrigen Körpers, die den Fuss gegen den Boden drückt und unter der Ferse wie unter dem Ballen je eine parallele entgegengesetzte Gegenkraft hervorruft, deren Grössen sich umgekehrt proportional wie ihr Abstand vom Fussgelenk verhalten. Das heisst auf gewöhnliche Weise ausgedrückt: Der Fuss wird von der Schwere des ganzen Körpers gegen den Boden gedrückt, dessen Widerstand ihn ausreichend unterstützt. Auf den Fuss

Figur 49.

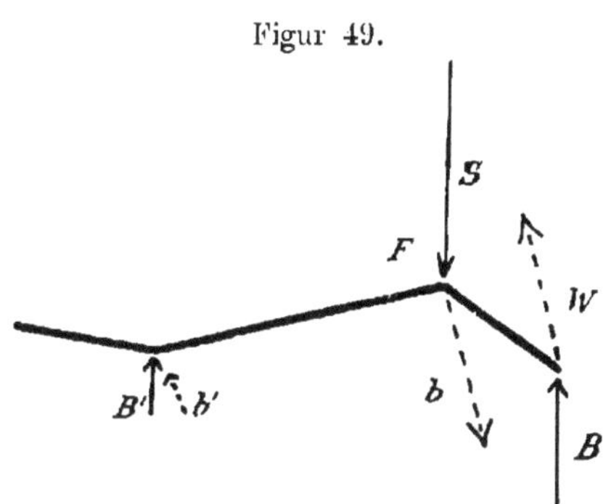

Schema der beim Stehen auf den Fuss wirkenden Kräfte.

Die dicke Linie stellt das Gerüst des Fusses dar. Auf dieses wirkt im Fussgelenk F die Schwere S, der entsprechender Gegendruck des Bodens B und B' das Gleichgewicht hält. Am Fuss zieht der Wadenmuskel W und bringt eine entsprechende Gegenwirkung b in F hervor. Durch dieses Kräftepaar würde der Fuss gedreht werden, aber das Drehungsbestreben findet in der an der Fussspitze entstehenden Gegenkraft b' des Bodens einen Widerstand, der die Bewegung aufhebt. Die Schwere des Fusses selbst ist ausser Betracht gelassen.

wirkt ferner der Zug des Wadenmuskels, der wiederum im Fussgelenk einen entsprechenden Gegendruck hervorruft, der sich zu der Schwere hinzufügt und ebenfalls durch den Widerstand des Bodens aufgehoben wird.

Es wäre ausserdem die Schwere des Fusses selbst in Rechnung zu ziehen, doch kann diese vernachlässigt werden.

Auf den Unterschenkel wirkt am oberen Ende die Schwere der darauf ruhenden Körpertheile, die wie immer senkrecht zieht, im Fussgelenk wird eine ihr gleiche senkrecht nach oben wirkende Gegenkraft hervorgerufen. Da das Fussgelenk hinter dem Knie liegt, so strebt dies Kräftepaar den Unterschenkel vorwärts zu neigen. Das heisst auf gewöhnliche Weise ausgedrückt: der schräg

stehende Unterschenkel strebt unter dem Einfluss der Körperlast
vornüber zu fallen. Auf den Unterschenkel wirkt ferner der Zug
der Wadenmuskeln, der am oberen Ende schräg von hinten unten
angreift, und seinerseits im Fussgelenk eine parallele gleiche und
entgegengesetzte Druckkraft hervorruft. Dies Kräftepaar strebt
umgekehrt den Unterschenkel nach rückwärts zu neigen, und hält

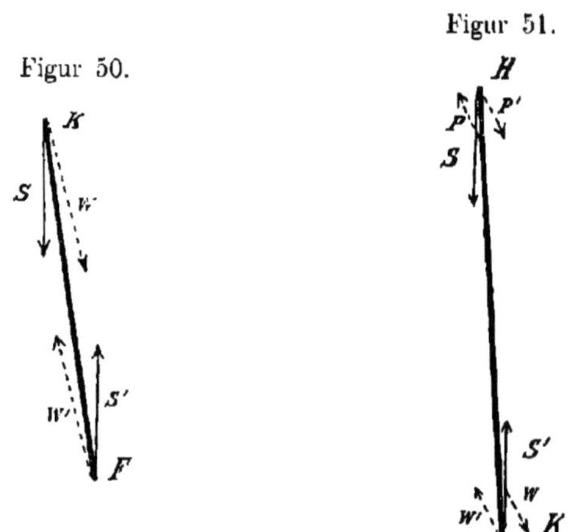

Figur 50. Schema der beim Stehen auf den Unterschenkel wirkenden Kräfte.
Die Linie KF veranschaulicht den Unterschenkel. Auf das Kniegelenk K wirkt
die Schwere S der darauf ruhenden Körpertheile und erweckt einen entsprechenden
Gegendruck S' im Fussgelenk. Durch dieses Kräftepaar würde der Unterschenkel vornüber gedreht werden, wenn nicht der Zug der Wadenmuskeln, W,
und der entsprechende Gegendruck des Fussgelenkes W' ein im entgegengesetzten Sinne wirkendes Kräftepaar von gleichem Moment erzeugte. Das
Eigengewicht des Unterschenkels wird vernachlässigt.

Figur 51. Schema der beim Stehen auf den Oberschenkel wirkenden Kräfte.
Die Linie HK stellt den Oberschenkel dar. In H wirkt die Schwere des Rumpfes
mit Armen und Kopf ein mit der Kraft S, der der Gegendruck S' in K entspricht. Die Spannung des Psoas p mit ihrer Gegenkraft p' und die Spannung
der Muskeln und Bänder der Kniekehle W mit ihrer Gegenkraft W' bilden
zwei Kräftepaare, die dem ersten entgegenwirken. Die Schwere des Schenkels
selbst, die ähnlich der Rumpfschwere wirken würde, ist nicht mit dargestellt.

beim Stehen dem ersten das Gleichgewicht. Das Gewicht des
Unterschenkels selbst kann abermals vernachlässigt oder zu der
Wirkung der Schwere hinzu gerechnet werden.

  Auf den Oberschenkel wirkt die Schwerkraft ähnlich so,
wie auf den Unterschenkel. Das Gewicht des gesammten Oberkörpers drückt auf den Schenkelkopf senkrecht von oben, und

ruft einen entsprechenden Gegendruck im Kniegelenk hervor, der
senkrecht nach oben gerichtet ist. Ausserdem wirkt, vom Schwerpunkt des Oberschenkels aus, die Schwere des Oberschenkels selbst,
die aber der Einfachheit halber ausser Acht gelassen werden möge.
Diese beiden Kräftepaare streben den Oberschenkel nach vornüber
zu werfen. Ferner wirken auf den Oberschenkel die Muskeln vor
der Hüfte, insbesondere der Psoas; der am oberen Ende nach vorn
und oben zieht, und im Hüftgelenk einen Gegendruck nach hinten
unten erzeugt. Endlich wirkt auf das untere Ende die Muskulatur

Figur 52.

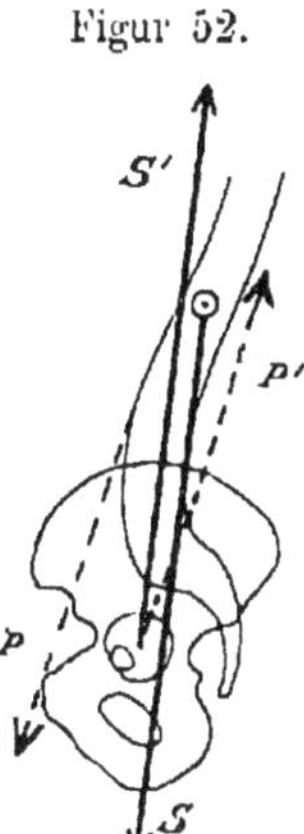

Schematische Darstellung der beim Stehen auf den Rumpf wirkenden Kräfte.

Die Schwere von Kopf, Rumpf und Armen ist durch den Pfeil S dargestellt,
der im Schwerpunkt von Kopf, Rumpf und Armen angreift. Dieser bildet mit
der entsprechenden Gegendruckkraft des Hüftgelenkes S' ein Kräftepaar, das
den Rumpf rückwärts zu drehen strebt. Diesem Kräftepaar hält ein anderes
das Gleichgewicht, das durch den Zug des Psoas P mit dem dazugehörigen
Gegendruck des Hüftgelenkes P' gebildet wird.

hinter dem Knie sowie die Bänderspannung, die von hinten unten
zieht und im Knie einen Gegendruck nach vorn oben erzeugt.
Diese Kräftepaare streben den Oberschenkel nach rückwärts zu
neigen und halten den beiden ersten das Gleichgewicht.

Auf den Oberkörper wirkt die Schwere in seinem Gesammtschwerpunkt, der entsprechende Gegendruck entsteht im Hüftgelenk.
Da der Schwerpunkt etwas hinter der Ebene des Hüftgelenks liegt,
muss das Kräftepaar eine drehende Wirkung nach hinten ausüben.
Ferner aber wirkt auf den Oberkörper der Zug des Psoas mit der

ihm entsprechenden Gegenkraft im Hüftgelenk, und dies Kräftepaar hebt die Wirkung des vorigen auf.

In diesem Falle ebenso wie in den vorhergehenden müssten
bei genauer Analyse noch eine Anzahl Kräftepaare für die Mitwirkung antagonistischer Muskeln und anderes mehr eingeführt
werden. Doch ist dies ausser Acht gelassen worden, weil nur
die Hauptkräfte in Betracht gezogen werden sollten.

Obschon die obige Darstellung in manchen Beziehungen vereinfacht und schematisirt ist, so zeigt sie doch unzweifelhaft

> dass beim Stehen in bequemer Haltung eine Anzahl
> Muskeln dauernd angestrengt wird.

Welche Muskeln im Einzelnen in Betracht kommen, lässt
sich vorläufig nicht bestimmen. Es ist jedoch zu bemerken, dass
mit den im Vorstehenden angedeuteten Muskelgruppen die Zahl
der wirklich arbeitenden Muskelgruppen noch lange nicht erschöpft
ist. Denn die einzelnen Abschnitte, in die der Körper bei der
obigen Betrachtung zerlegt wurde, sind in Wirklichkeit nicht
mechanische Einheiten. Namentlich der Rumpf kann durch Bewegung des Beckens und der Lendenwirbelsäule, der Halswirbelsäule und der Schulter seine Gestalt erheblich ändern. Zur Fixirung dieser Theile gegeneinander, die im Vorstehenden als gegeben
vorausgesetzt worden ist, sind ebenfalls Muskelkräfte erforderlich.
Grade die Analyse dieser Verhältnisse bietet für die genauere Erforschung der mechanischen Bedingungen des Stehens besonders
schwierige Aufgaben. Es darf nicht unerwähnt bleiben, dass neben
den rein muskelmechanischen Wirkungen auch noch andere Kräfte
im Spiel sind. Die Brust- und Baucheingeweide stellen vom
mechanischen Standpunkt eine fast wie Flüssigkeit bewegliche
schwere Masse dar, die an der Wirbelsäule lastet. Im allgemeinen
wird zu erwarten sein, dass diese Last eine Vorneigung der Wirbelsäule bedingt. Parow (*173*) hat aber gezeigt, dass im Gegentheil
die Spannung der Bauchwand eine stützende Wirkung auf die Wirbelsäule ausübt. An aufgerichteten exenterirten Leichen sinkt die Wirbelsäule weiter vornüber, als an solchen, deren Bauchhöhle im normalen
Spannungszustand ist. Zwar ist die Spannung der Bauchwände in
weiterem Sinne auch den Muskelthätigkeiten zuzurechnen, es wirken
aber hier die Gewichtsverhältnisse des annähernd flüssigen Bauch-
inhaltes in besonderer Weise mit ein.

Ferner ist hervor zu heben, dass zur Fixirung eines Gliedes in irgend einer Stellung die Anspannung Einer Muskelgruppe nicht genügt, sondern dass auch von der andern Seite ein antagonistischer Gegenzug ausgeübt werden muss. Dieser Gegenzug wird im allgemeinen nicht der blossen Schwerkraft überlassen bleiben können, weil diese nicht stark genug wirken würde. Die Schwankungen des Körpers beim Stehen zeigen das abwechselnde Ueberwiegen von Zug und Gegenzug an. Es sind vielmehr bei der obigen Uebersicht nur die Muskelgruppen erwähnt worden, die dauernd der Schwere entgegen wirken müssen um den Körper im Stehen zu erhalten. Zu diesen werden in Wirklichkeit ihre sämmtlichen Antagonisten hinzuzählen sein, die der Fixation der bestehenden Haltung dienen, und deren Zug zu der Wirkung der Schwere hinzukommt.

338. Es ist vielleicht nothwendig, gegenüber den älteren Darstellungen des Stehens nochmals auf die Begründung der oben gegebenen Schilderung zurückzukommen. Obschon die angeführten Maasse von einem einzelnen Individuum herrühren, dürfte die Haltung im Ganzen und Grossen dem allgemeinen Typus entsprechen. Denn einerseits ist selbstverständlich das Individuum so gewählt, dass an seiner Haltung beim Stehen keinerlei Eigenthümlichkeiten bemerkbar waren, andererseits ist die „bequeme Haltung" des Einzelnen offenbar eine ganz bestimmte, nur innerhalb enger Grenzen veränderliche Stellung. Ferner lassen sich aber noch gewichtigere Gründe dafür beibringen, dass die beschriebene Stellung ein richtigeres Bild vom Stehen giebt, als die ältere, aus der Hypothese minimaler Muskelthätigkeit abgeleitete Darstellung (334). Der Körper kann nämlich beim Stehen jederzeit in fast allen seinen Gelenken ziemlich umfangreiche Bewegungen machen, ohne dass eine wesentliche Veränderung der Bedingungen eintritt. Man kann wie erwähnt, die Kniee mehr oder weniger weit einknicken lassen, man kann den ganzen Körper in den Fussgelenken, oder den Oberkörper auf den Hüftgelenken ein wenig vorwärts oder rückwärts verschieben, und empfindet dabei nur eine geringe Vermehrung der Spannung in den betreffenden Muskelgruppen. Wäre aber im Stehen der Körper unter ganz besonderen mechanischen Bedingungen, durch Feststellung einzelner Gelenke, durch labiles Gleichgewicht seiner Theile aufeinander und anderes mehr aufgebaut, so würde bei jeder Stellungsänderung die Muskulatur plötzlich ganz anders beansprucht werden als vorher. Ferner ist der wesentliche Punkt der alten Auffassung stets der, dass den Gelenkbändern die Rolle zugeschrieben wird, die man den Muskeln nicht zumuthen wollte. Ueber diese Annahme der Bänderhemmung sagt aber schon Henke: „Das Hängen der Last des Körpers an den Hemmungsmitteln von Gelenken, die passiv extreme Stellungen einnehmen, ist sicher keine normale Oekonomie der Kräfte, sondern ein Nachlass, der, wo er vollständig einträte, zu übermässiger Ausdehnung der

Bänder und Druckschwund der gegeneinander angestemmten Ränder der Gelenkflächen führen müsste" (*174*). Dass man in der von H. v. Meyer (*175*)
als Normalhaltung, ja als „militärische Haltung" beschriebene Stellung mit
vorgeschobenem Becken und rückwärts hängender Wirbelsäule vorübergehend
eine gewisse Erholung von langem Stehen finden kann, darf nicht zu Gunsten
der Meyer'schen Lehre gedeutet werden, denn es erklärt sich zur Genüge durch
die Ablösung der ermüdeten Muskelgruppen durch andere frischere. Endlich
lässt sich die Thatsache der dauernden erheblichen Muskelanstrengung am
schärfsten dadurch beweisen, dass der Gaswechsel beim Stehen nach Zuntz
und Katzenstein um bis zu 22 pCt. des Ruhewerthes erhöht gefunden wird
(*176*).

§ 3. Andere Arten des Stehens.

339. In noch viel höherem Grade als bei der „bequemen Haltung" wird
die Muskulatur in Anspruch genommen bei der militärischen „Grundstellung".
Zweck dieser Stellung ist, wie Virchow sagt, objectiv und subjectiv Energie
auszudrücken (*177*). Damit ist ausgesprochen, dass diese Haltung von manchen
Gesichtspunkten beeinflusst ist, die mit der Mechanik des Stehens keinen Zusammenhang haben. Der ganze Körper ist auf den Fussgelenken soweit nach
vorn geneigt, dass selbst bei gewaltsam hohlgemachtem Kreuz Brustkorb und
Schultern weiter vorgeschoben sind als bei der bequemen Haltung. Die Lage
des Gesammtschwerpunktes im Körper wird beim Uebergang von bequemer zu
militärischer Haltung nicht sehr geändert, sie rückt 4 mm nach vorn. Die
Schwerlinie fällt aber in Folge der nach vorn geneigten Stellung des ganzen
Körpers um volle 72 mm vor die Fussgelenkaxe, also näher an die Fussballen
als an die Fussgelenke. Die Wadenmuskeln sind also erheblich stärker angespannt als bei der bequemen Haltung. Der Schwerpunkt des Oberkörpers fällt
aus demselben Grunde beträchtlich vor die die Hüftgelenkaxe, so dass zwar
die vorderen Muskelgruppen entlastet, dafür aber der Rückenmuskulatur eine
erhebliche Arbeitsleistung aufgebürdet wird, nämlich den Oberkörper aufrecht
zu halten. Ausserdem müssen bekanntlich die Schultern gewaltsam zurück-
genommen, die Kniee starr durchgedrückt und die Glutaei angespannt werden,
was alles eine erhebliche Anstrengung ohne merkliche mechanische Wirkung
darstellt (*178*).

Die verschiedenen Körperhaltungen beim Stehen unterscheiden
sich im Allgemeinen hauptsächlich in denselben Punkten, die eben bei
der militärischen Haltung hervorgehoben werden, nämlich in der
Neigung des gesammten Körpers nach vorn, und in der Neigung
der Wirbelsäule in Bezug auf die Hüftaxe. Aus den oben gemachten
Angaben über die Gewichtsvertheilung folgt, dass schon geringe
Veränderungen die mechanischen Bedingungen auch für alle übrigen
Köpertheile beeinflussen. Daher wird eine stärkere Biegung oder
Streckung der Wirbelsäule zugleich auf die Neigung des ganzen

Körpers und auf die Gleichgewichtsbedingungen der Kniegelenke
zurückwirken. Umgekehrt lässt sich am Lebenden leicht nachweisen, dass jede Veränderung in der Haltung der Arme und des
Kopfes schon merkliche Unterschiede in der Stellung der Wirbelsäule zur Folge hat.

Noch grössere Unterschiede in der Haltung zeigen sich bei Belastung des
Körpers. An Stelle des Körperschwerpunktes tritt hierbei der gemeinsame
Schwerpunkt von Körper und Last, der, wie oben ausgeführt, auf der Verbin-
dungslinie der beiden Schwerpunkte liegt, und diese nach dem umgekehrten
Verhältniss der Massen theilt. Hat also ein Mann eine Last auf dem Rücken,
so liegt der Gesammtschwerpunkt von Last und Körper weiter hinten als der
Schwerpunkt des Körpers allein. Damit dieser neue Gesammtschwerpunkt zur
Unterstützungfläche dieselbe Lage hat, wie der des unbelasteten Körpers, muss
sich also der Mann vorn über beugen. Ebenso muss man sich, um seitlich angebrachte Lasten zu tragen, auf die entgegengesetzte Seite, um eine Last vor
sich zu tragen, rückwärts neigen. Auf diese Weise entsteht die characteristische
Rückwärtsbeugung der Wirbelsäule beim hochschwangeren Weibe: Die Schwere
des hervorragenden Uterus wird durch entsprechendes Zurückziehen der
Schultern compensirt.

340. Weit zahlreicher und mannigfacher als die Abarten des
symmetrischen Stehens sind die des asymmetrischen Stehens. Durch
beliebige Aenderung der Fussstellung auf dem Boden können unzählige ganz verschiedene Formen der Unterstützungsfläche, durch
beliebige Gewichtsvertheilung auf beide Füsse unzählige ganz verschiedene Haltungstypen im Stehen hervorgebracht werden. Thatsächlich spielen die asymmetrischen Stellungen im Leben eine viel
grössere Rolle als die symmetrischen, die man fast nur absichtlich
unter besonderen Umständen annimmt.

Unter den asymmetrischen Stellungen verdient Eine besondere
Beachtung, weil sie eigentlich mit mehr Recht als die betrachtete
symmetrische Stellung als natürliche Ruhestellung des Körpers betrachtet werden darf. Es ist das die Stellung, die Turner und
Soldaten auf das Commando: „Rührt euch!" einnehmen. Bei
dieser Stellung wird die ganze Körperlast von Einem Beine getragen. Der Schwerpunkt ist deshalb seitlich verschoben, damit
er über die Sohlenfläche des unterstützenden Fusses zu liegen
komme. Der Winkel zwischen der Längsaxe des Beines und der
Queraxe des Beckens ist verkleinert, indem das Becken ein wenig
nach der nicht unterstützten Seite herabhängt. Diese Seitenneigung

des Beckens ist durch entgegengesetzte Neigung der Wirbelsäule ausgeglichen. Das nichtstützende Bein wird mit leichter Beugung im Knie ein Stück nach vorn auf den Boden gesetzt.

Nach den scharfsinnigen Ausführungen Vierordt's wird bei dieser Stellung dadurch (*165*) Arbeit gespart, dass der Körper viel feiner im Gleichgewicht eingestellt werden kann als sonst. Denn erstens wirken die Schwankungen auf den Drucksinn der einzelnen, mit dem ganzen Körpergewicht belasteten Sohle stärker, und zweitens ist das Muskelgefühl des freien Beines, von dem die Erhaltung des Gleichgewichts wesentlich abhängt, bei dessen unbelasteten Zustande feiner. Die Schwankungen des Körpers fallen deshalb auch bei der asymmetrischen Ruhestellung nur etwa halb so gross aus wie bei symmetrischem Stehen. Uebrigens wird bei dieser Stellung auch der Schwerpunkt bis fast über das Fussgelenk zurück verlegt, indem sich der Körper aus seiner vorgeneigten Stellung aufrichtet (*179*). Hierdurch wird die Wadenmuskulatur des Stützbeins fast vollständig entlastet, ohne dass die Gefahr des Hintenüberkippens sich fühlbar macht, weil ja der Körper an dem vorgeschobenen freien Bein gleichsam verankert ist. Mehr als alle diese Umstände dürfte der Vorzug dieser Stellung darauf beruhen, dass sie gestattet, ein Bein vorübergehend ganz zu entlasten, und so die beiden Körperhälften einander gegenseitig ablösen zu lassen.

Jedenfalls darf der Vortheil der erwähnten Haltung nicht, wie von gewisser Seite geschieht (*180*), darin gesucht werden, dass bei der Schrägstellung des Beckens ein Theil des Zuges durch die Bänder des Hüftgelenks übernommen werde. Denn einerseits gilt auch hier das oben (338) angeführte Wort Henke's, zweitens aber lässt sich leicht zeigen, dass die seitliche Neigung des Beckens jederzeit willkürlich vergrössert werden kann, sodass Bänderhemmung offenbar ausgeschlossen ist.

Wesentlich anders verhält sich das Stehen auf einem Fusse, ohne dass der andere den Boden berührt. Die Schiefstellung des Beckens und die ausgleichende Biegung des Rumpfes ist noch grösser als bei der asymmetrischen Ruhestellung, weil das Gewicht des freien Beines getragen werden muss. Die Unterstützungsfläche ist auf die wirksame Sohlenfläche des Standfusses eingeschränkt. Diese hat ungefähr die Gestalt eines Dreiecks, dessen Spitze durch den Hacken, dessen Grundlinie durch den Fuss-

ballen gegeben ist. Der Schwerpunkt muss, um gegen seitliches
Schwanken bewahrt zu sein, weit nach vorn über den breiten Fussballen verlegt werden. Alle diese Umstände führen zu einer sehr
merkbaren Anstrengung der Muskulatur des Standbeins.

Das Stehen ist auch auf noch beschränkterer Unterstützungsfläche mög-
lich, nämlich auf Fussballen und Zehen allein, bei gehobener Ferse. Die
Schwerlinie muss alsdann vor dem Fussballen durch die Zehen verlaufen.
Schwankungen in sagittaler Richtung werden durch Flexion der Zehen (330),
Schwankungen in seitlicher Richtung durch seitliche Bewegungen im zweiten
Fussgelenk ausgeglichen. Der Schwerpunkt muss, um möglichst sicher unterstützt zu werden, an den medialen Rand der Unterstützungsfläche, also über
die grosse Zehe, verlegt sein. Das Stehen auf den eigentlichen Zehenspitzen
ist von den Gebrüdern Weber für unmöglich erklärt worden (181), doch wird
es von ausgebildeten Tänzern und Tänzerinnen allgemein, auch auf Einem un-
bekleideten Fusse geleistet. Allerdings ist dann das Stehen immer nur vorübergehend, da bei der Kleinheit der Unterstützungsfläche das Gleichgewicht
des Körpers labil bleibt.

II. Vom Gehen.

§ 1. Die Thätigkeit der Beine.

341. Die Bewegung des Gehens lässt sich aus der Darstellung des asymmetrischen Stehens in der Weise ableiten, dass man
sich den Schwerpunkt auf das nach vorn gesetzte Bein hinüber
geschoben denkt, bis das Stützbein gänzlich entlastet ist, worauf
dann das frei gewordene Bein nach vorn gesetzt und dertelbe Vorgang mit diesem Beine wiederholt wird.

Bei fortgesetzter Wiederholung dieser Bewegung hört die Beziehung zum
Steben gänzlich auf, es tritt im Gegentheil diejenige Wirkung der Muskulatur
in den Vordergrund, durch die dem Schwerpunkt die Bewegung nach vorn
ertheilt wird. Dies geschieht namentlich dann, wenn bei sehr schnellen Gange
die Zeit, während deren beide Füsse auf dem Boden stehen, verschwindend
kurz wird, sodass der Körper dauernd von dem jeweils hinteren Bein nach
vorn geschoben wird, während das andere Bein in der Luft nach vorn schwingt.
Im Augenblicke, wo das Bein aufgesetzt wird, hat dann das andere seine vor-
wärtsschiebende Wirkung schon gethan, und beginnt seinerseits zu schwingen.
Der Schwerpunkt ist dann nur ganz vorübergehend wirklich unterstützt.

Die Thätigkeit der beiden Beine ist also eine abwechselnd
periodische, und zwar kann man zunächst zwei Perioden bei der
Thätigkeit eines jeden Beines unterscheiden, die während der es
in der Luft schwebt, und die während der es auf dem Boden steht.

Diese zweite Periode lässt sich nun abermals in zwei verschiedene Perioden eintheilen, die allerdings nicht ganz scharf zu trennen sind, nämlich die während der die Schwerlinie hinter den Unterstützungspunkt des Fusses auf der Erde fällt, und die, wenn der Schwerpunkt über den stützenden Fuss hinaus vorgeschoben ist, sodass nunmehr das Bein von dem Unterstützungspunkte aus vorwärts schiebend auf den Schwerpunkt wirken kann. Vom mechanischen Standpunkt aus lässt sich also die Rolle jeden Beines beim Gehen dreifach eintheilen: Es ist erst Hangbein, dann Stützbein, endlich Stemmbein, um dann wieder Hangbein zu werden.

342. Es mögen nun die Bedingungen dieser drei verschiedenen Thätigkeiten etwas genauer verfolgt werden, und zwar von dem Augenblicke an, in dem der Fuss auf den Boden gesetzt wird.

Wie schon Helmholtz angegeben hat (*182*) geschieht dies mit dem Hacken zuerst, nicht, wie es die Gebrüder Weber dargestellt hatten, mit der Fussspitze.

Der Grund, der die Gebrüder Weber zu dieser Annahme führte, und der offenbar Ursache ist, dass die Tanzmeister, und die Vorschriften für den Parademarsch noch heute das Auftreten mit der Fussspitze lehren, dürfte sein, dass man ein leichteres Auffangen der Körperlast erreichen will. Es ist aber klar, dass ebenso wie der Körper auf der vorgestreckten Fussspitze federnd aufgefangen werden kann, auch die vorgestreckte Ferse einen federnden Stützpunkt bildet, der bei der unmittelbar erfolgenden Plantarflexion des Fusses um ein merkliches Stück nachgiebt. Diese Anschauung erhält eine überraschende Bestätigung durch die Angabe O. Fischer's, dass die vor dem Fuss gelegene Muskulatur im Augenblick des Auftretens in Thätigkeit sein muss (347).

Unmittelbar nachher legt sich die ganze Fusssohle auf den Boden auf. In diesem Augenblicke berühren noch beide Füsse den Boden, der Körper befindet sich in Schrittstellung, der Rumpf ist ungefähr in der Mitte über beiden Füssen. Mithin befindet sich der Gesammtschwerpunkt beträchtlich hinter dem vorgestellten Fuss, die Schwerlinie fällt beträchtlich hinter die Sohlenfläche des eben auf den Boden gestellten Fusses. Damit der Schwerpunkt bis über diese Fläche gelange, muss er also nach vorn geschoben werden, und das geschieht bei langsamem Gehen durch unmittelbares Nachschieben mit dem hinteren Bein, bei schnellem Gehen durch den Schwung, den das hintere Bein, gleichsam mit einem Abstoss, dem Schwerpunkt ertheilt. Dadurch ist es möglich, dass das hintere Bein den Boden verlässt und zum Hangbein wird, während das vordere noch lange nicht die senkrechte Stellung erreicht hat, also den Schwerpunkt nicht würde unterstützen können.

Es vereinigt sich hier der Schwung, den der Körper von hinten nach vorn besitzt, mit der schräg rückwärts wirkenden Stützkraft des vorwärts gesetzten Beins, um eine senkrecht hebende, unterstützende Wirkung auf den Schwerpunkt zu üben.

Wenn nun das vorn aufgesetzte Stützbein ein starre Strebe wäre, so müsste der Schwerpunkt unter dem Einfluss des ihn vorwärts treibenden Schwunges einen Kreisbogen über dem unterstützenden Fuss beschreiben. Dabei müsste der Schwerpunkt um ungefähr 7—8 cm gehoben werden, wozu die vorhandene Schwungkraft schwerlich ausreichen würde. An Stelle der Kreisbewegung tritt aber in Wirklichkeit eine sehr viel, nämlich etwa um die Hälfte flachere Curve, die sich anfänglich sogar noch senkt, statt anzusteigen, indem das Stützbein zunächst beträchtlich, um fast 15° im Knie gebeugt wird, um dann erst, wenn der Schwerpunkt schon fast senkrecht über dem Fuss steht, allmählich wieder in Streckung überzugehen.

Diese Beugung tritt in dem Umstande zu Tage, dass der Unterschenkel sich auf dem Fussgelenke aufrichtet, während der Oberschenkel annähernd sich selbst parallel fortrückt.

Von dem Augenblick an, wo der Schwerpunkt senkrecht über dem Stützfuss angekommen ist, würde er nun bei steifbleibendem Beine im Kreisbogen vorn über fallen können. Diese Bewegung wird wiederum gemildert und in eine gleichmässigere Vorwärtsbewegung übergeführt, indem das Stützbein nunmehr zum Stemmbein wird und den Körper durch Streckung im Fussgelenk vorwärts schiebt, während das Knie sich schon zu beugen beginnt. Bei der Streckung des Fussgelenks hebt sich die Ferse vom Boden, der Fuss ruht nun nur noch auf dem Ballen, schliesslich hebt sich auch dieser und nun erfolgt der letzte Nachschub von der Zehenspitze aus. Dies ist das sogenannte „Abwickeln" der Sohle vom Boden.

Die genaue Analyse der Bewegungen des Fusses, die O. Fischer bei
einer Untersuchung über den Gang des Menschen vorgenommen hat, zeigt,
dass das Stützbein auf dem weichen Fettpolster der Sohle gewissermaassen
schwimmt, wie etwa auf einem Luftkissen, sodass das knöcherne Gerüst des
Fusses, in dem Maasse wie der Schwerpunkt des Körpers nach vorn rückt, eine
schaukelnde Bewegung nach vorn ausführt (*183*).

343. Während des Abwickelns der Sohle beugt sich das
Knie immer mehr, sodass sich das Bein verkürzt. Dadurch verlässt die Fussspitze den Boden und das Bein schwingt, indem es
zum Hangbein wird, pendelartig nach vorn. Während dieser
Schwingung nimmt die Beugung des Kniees anfänglich noch zu,
um nach Ueberschreiten der Senkrechten abzunehmen und, ehe der
Vorschwung beendet ist, in vollkommene Streckung überzugehen.
Grade ehe der Hacken wieder den Boden berührt, hat schon wieder
die Beugung begonnen.

Bezüglich dieses Theiles der Bewegung wird allgemein gelehrt,
dass sie rein passiv (*184*) unter dem Einfluss der Schwere, als
eine einfache Pendelbewegung erfolge. Diesem Umstand wird die
Thatsache zugeschrieben, dass die Schrittdauer einestheils der Bein-
länge der betreffenden Versuchspersonen proportional, andererseits
für ein und dieselbe Versuchsperson nahezu constant ist. Endlich
haben die Gebrüder Weber durch Pendelversuche mit abge-
schnittenen Beinen die Uebereinstimmung zwischen der Schrittdauer
und der Schwingungsdauer gleich langer Beine erwiesen. Die eben
beschriebene ziemlich verwickelte Bewegungsform steht mit dieser
Ansicht nicht in Widerspruch. Denn wenn man von der Pendelbewegung des Beines spricht, darf man nicht vergessen, dass es
sich dabei nicht um ein gewöhnliches einfaches Pendel handeln
kann. Oberschenkel, Unterschenkel und Fuss sind untereinander
beweglich, aber durch Muskeln verbunden, die, wenn sie auch nicht
thätig sind, dennoch elastische Zugkräfte auf die Glieder ausüben.
Ausserdem ist die Bewegung der Gelenke nicht frei, sondern beispielsweise das Kniegelenk bewegt sich bekanntlich nur im Sinne
der Beugung. Die Schwingungen, die ein derartiges System unter
dem Einfluss der Schwere ausführt, sind nicht ohne Weiteres rechnerisch zu verfolgen und man kann daher nicht erkennen, ob die
thatsächlich beobachtete Bewegungsform eine Pendelbewegung ist
oder nicht.

Dass die Bewegung bei Lähmung bestimmter Muskeln in veränderter Weise vor sich geht, beweist ebenfalls nichts, weder für die eine noch für die andere Anschauung. Denn es ist gewiss auch für die Pendelbewegung nicht gleichgültig, ob die dabei passiv betheiligten Muskeln alle in normalem Zustand sind, oder ob eine Hälfte gelähmt, die andere vielleicht gerade dadurch im Contractionszustand befindlich ist (*185*).

§ 2. Die Bewegungen des Körpers.

344. Oben ist schon angedeutet worden (342), dass durch die Thätigkeit der Beine dem Körper eine ungleichmässige Bewegung ertheilt wird. Es war vorläufig nur von den Höhenschwankungen des Schwerpunktes die Rede.

Thatsächlich legt aber der Schwerpunkt beim Gehen eine sowohl nach oben und unten, wie auch nach beiden Seiten von der graden Linie abweichende Bahn zurück, und zwar mit ungleichförmiger Geschwindigkeit (*186*).

Um sich von der Bewegungsform des Schwerpunktes, wie auch anderer Punkte des Körpers eine deutliche Anschauung zu verschaffen, empfiehlt es sich, die Bewegung des betreffenden Punktes zu betrachten im Vergleich zu der Bewegung eines in der Gangrichtung gradlinig und mit einer der mittleren Geschwindigkeit des Ganges entsprechenden gleichförmigen Geschwindigkeit fortbewegten Hülfspunktes. Man kann dann für jede Phase des Ganges die Entfernung angeben, die der zu untersuchende Punkt von dem idealen Vergleichspunkt nach oben oder unten, nach rechts oder links, nach vorn oder hinten hat, und erhält, wenn man diese Angaben für eine ausreichende Anzahl Phasen zusammenstellt, ein genaues Bild von der Bewegung des zu untersuchenden Punktes. Man kann sich nun aber auch den ganzen Raum mit derselben Geschwindigkeit bewegt denken, wie sie vorher für den idealen Punkt gefordert war, und nun die Bahn, die der zu untersuchende Punkt in dem so bewegten Raume zurücklegt, ins Auge fassen. Man erhält auf diese Weise eine Anschauung der Abweichungen, die der Punkt im Vergleich zu einer idealen, gradlinigen und gleichförmigen Bewegung macht, und diese Vorstellung, die statt langgestreckter Curven nur ganz geringfügige Schwankungen um den idealen Mittelpunkt betrachtet, ist in mancher Beziehung anschaulicher (21).

Die Schwankungen des Gesammtschwerpunktes in der verticalen Richtung stellen eine annähernd gleichmässig verlaufende Wellenlinie dar, die gleich nach dem Aufsetzen jedes Fusses ein Minimum, mitten dazwischen ein Maximum hat. Die Gesammthöhe der Schwankungen beträgt 4 cm. Die seitlichen Schwankungen sind für die rechte und linke Seite nicht vollkommen gleich. Beim Aufsetzen des linken Fusses ist der Schwerpunkt grade in der

Ebene der Gangrichtung, er weicht dann schnell bis etwa 1,5 cm
nach links ab und kehrt allmählich zurück, um kurz nach dem
Aufsetzen des rechten Fusses die Gangebene wieder zu erreichen
und darauf eine entsprechende Schwankung nach rechts auszuführen. Die Ungleichmässigkeit der Bewegung des Gesammtschwerpunktes in der Richtung der Bewegung selbst, also die Schwankungen der Geschwindigkeit, lassen sich nur im Vergleich zu einer
gleichförmigen mittleren Geschwindigkeit angeben. Die Differenz
der Geschwindigkeiten verhält sich fast wie die Höhenschwankung,
nur dass die Maxima und Minima etwas früher eintreten. Das
heisst: kurz vor dem Aufsetzen jeden Fusses ist der Schwerpunkt
im Vergleich zur mittleren Geschwindigkeit am weitesten zurück-
geblieben, ungefähr in der Mitte der Periode des Aufstehens jedes
Fusses ist er am weitesten vorgeeilt, dazwischen erlangt er seine
höchste Geschwindigkeit im Augenblick des Ablösens jedes Fusses
vom Boden, am langsamsten bewegt er sich zur Zeit, wo das
Stützbein ungefähr senkrecht steht.

Besonders beachtenswerth ist, dass die erste und letzte der
erwähnten Schwankungen, die der Geschwindigkeit und die der
Höhe, von der Periode der Einzelschritte, die zweite dagegen, die
der seitlichen Schwankung, von der Periode des Doppelschrittes
abhängt.

Bezogen auf den mit gleichförmiger Geschwindigkeit bewegten Raum
stellt sich die Bewegung des Gesammtschwerpunktes als eine geschlossene
Curve doppelter Krümmung dar, die die Form einer wagerecht querliegenden S
hat, die im Kreuzungspunkt eingeknickt ist, sodass dieser ungefähr am tiefsten
liegt, während die beiden Schlingen sich in die Höhe krümmen, und zwar so,
dass ihre oberen Ränder wieder der Mittellinie genähert sind, denn das Maximum der seitlichen Schwankung fällt etwa auf die Mittelebene der Höhenschwankung.

345. Eine ähnliche Bewegung, wie sie eben für den Gesammtschwerpunkt des Körpers angegeben wurde, machen sämmtliche
Theile des Rumpfes. Für die einzelnen Punkte des Rumpfes ergeben sich dabei gewisse Unterschiede, die auf bestimmte Bewegungen des Rumpfes während des Gehens schliessen lassen.

Bei dem Vergleich der Bahn des Schwerpunktes mit der anatomisch bestimmter Punkte des Körpers muss man nicht vergessen, dass der Schwerpunkt mit jeder Stellungsänderung des Körpers seine Lage ändert, sodass
seine Bahn von den Bewegungen der einzelnen Theile des Körpers nur mittel-

bar abhängig ist. Obschon also der Schwerpunkt beim Stehen dicht über der Mitte der gemeinsamen Queraxe der Hüftgelenke liegt, kann seine Bahn von der dieses anatomisch definirten Punktes beliebig abweichen.

Die Bewegungen des Rumpfes lassen sich am besten verfolgen, indem man die Bewegungen der gemeinsamen Hüftgelenkaxe, der Schultergelenkaxe und der Verbindungslinie ihrer Mittelpunkte, die Fischer als Rumpflinie bezeichnet, untersucht.

Die Bewegung der genannten Axen wird bestimmt durch die Bewegung eines ihrer Endpunkte, also des Gelenkpunktes einer Hüfte oder Schulter bezogen auf die Mitte der Axe.

Die Mitte der gemeinsamen Hüftgelenkaxe führt annähernd dieselbe Bewegung aus, wie der Gesammtschwerpunkt des Körpers. Das Hüftgelenk jeder Seite beschreibt eine Bahn von ähnlicher Form, macht aber etwas grössere Schwankungen in zeitlich etwas verschiedenem Maasse. Daraus ergeben sich für die Verbindungslinie, also die gemeinsame Hüftaxe, Schwankungen um die Sagittalaxe, die nicht mit der Periode der Schritte übereinstimmt, sondern auf je zwei Schritte drei Perioden aufweist.

Die gemeinsame Hüftgelenkaxe, nach Fischer „Hüftlinie", hebt sich von der Mitte aus gegen das Hüftgelenk am meisten während das betreffende Bein schwingt, sie senkt sich und erreicht die stärkste Neigung nach unten noch ehe das Bein aufgesetzt ist. Auf diesem Theile der Bahn entspricht die Neigung der Hüftlinie einfach der Bewegung des Hüftgelenks der betreffenden Seite, das ebenfalls in der Mitte der Schwungbeinperiode ein Maximum der Höhe, und vor. dem Aufsetzen ein Minimum hat. Gleich nach dem Aufsetzen zeigt aber nun die Hüftlinie ein neues Maximum. lange ehe das nächste Maximum des gleichseitigen Hüftgelenks eintritt. Das liegt daran, dass in diesem Augenblick das Hüftgelenk der andern Seite, auf der eben die Schwingung des Beines beginnt, verhältnismässig niedrig steht. Indem nun die Schwingung auf der Gegenseite fortschreitet, wird auf dieser Seite der Punkt erreicht, von dem die Betrachtung ausging, die Hüftlinie erreicht dort ein Maximum des Ansteigens, folglich auf der hier betrachteten Seite ein zweites Minimum, das in die Periode der Abwicklung der Sohle fällt.

Ausser diesen Höhenschwankungen der Hüftlinie um die Sagittalaxe durch ihren Mittelpunkt führt sie zugleich auch Bewegungen um die Verticalaxe, also nach vorn und hinten aus. Das heisst, das Hüftgelenk jeder Seite eilt dem Mittelpunkte der Hüftlinie vor oder bleibt dagegen zurück. Die Schwankungen fallen mit der Periode des Schrittes zusammen, sie bestehen in jeweiligem Voreilen des Hüftgelenks des schwingenden Beines, das unmittelbar vor dem Aufsetzen in Zurückbleiben übergeht.

Aus diesen Angaben geht hervor, dass in unmerklich kleinem Maassstabe das Becken beim normalen Gang dieselben Bewegungen ausführt, die bei bestimmten abnormen Gangarten, beim „Einherstolziren“ („swagger“ der Engländer) augenfällig werden. Beim Vorschwingen des Beines wird jedesmal die Hüftlinie, mithin das Becken, auf der betreffenden Seite angehoben und vorgeschoben.

Die Schultergelenke durchlaufen eine ähnliche Bahn wie die Hüftgelenke, indem sie für die Periode des Schwingens und die Periode des Aufstehens des gleichzeitigen Beines ihren höchsten Stand erreichen, und dazwischen eine regelmässige Wellenlinie zurücklegen. Gleichzeitig machen sie eine seitliche Schwankung durch, indem sie je zur Seite des stehenden Beines hinüberrücken.

Dagegen ist die Drehung der gemeinsamen Schulterlinie, die aus den Bewegungen der Schultergelenke entsteht, der der Hüftlinie gerade entgegengesetzt. Statt sich während der Periode des Schwingens auf der Seite des schwingenden Beines über die Horizontale zu heben, senkt sich vielmehr die Schulterlinie, statt gleichzeitig vorzueilen, bleibt sie vielmehr zurück. Die Bewegungen sind absolut sehr wenig kleiner, als die der Hüftlinie, in Winkelgraden gemessen wegen der grösseren Breite der Schultern nur etwa halb so gross.

Daraus ergiebt sich also, dass der Schultergürtel die Bewegung, die ihm durch das Becken mitgetheilt wird, nicht starr mitmacht, sondern zum Theil durch entgegengesetzte Bewegung ausgleicht. Dazu sind sowohl seitliche Biegungen als auch Drehungen des Rumpfes erforderlich.

Die Ausbiegung des Rumpfes nach der Seite des Stützbeins erreicht etwa 1,5 cm, sie hat ihr Maximum unmittelbar nach dem Aufsetzen des betreffenden Beines. Der Rumpf schwankt dann, während das andere Bein schwingt hin, her und wieder hin, sodass er gleich nach dem Aufsetzen des anderen Beines sein anderes seitliches Maximum erreicht.

Ausserdem macht der Rumpf gleichzeitig noch Bewegungen
vorwärts und rückwärts. Die stärkste Vorwärtsneigung besteht
unmittelbar vor dem Aufsetzen jedes Beines, die stärkste Rückwärtsneigung etwas vor der senkrechten Stellung und etwas vor
der Mitte der freien Schwingung jedes Beines. Der Rumpf wird
also während der zweiten Hälfte der Schwingung nach vorn gebeugt, und indem das Bein den Boden berührt, wieder aufgerichtet. Der Umfang dieser Bewegung beträgt 2,5 cm.

Diese Bewegung tritt bei schlenderndem Gang und beim Steigen auf
mässig schräger Fläche oder auch auf Stufen, deutlich hervor. Die Vorwärtsneigung des Rumpfes ist der Ausdruck der Vorschiebung des Schwerpunktes
auf das vorschwingende Bein.

Der Scheitelpunkt des Kopfes macht gegen die Mitte der
Schultergelenkaxe die entgegengesetzten Bewegungen, wie die Mitte
der Schultergelenkaxe gegen die Mitte der Hüftlinie. Es findet
also hier ein eben solches Zurückbleiben gegen die mitgetheilte
Bewegung statt, wie beim Schultergürtel.

Die geringfügigen Bewegungen der Schultergelenke sind es
offenbar, die durch ihre periodische Wiederholung das Schwingen
der Arme verursachen. Dies Schwingen ist der Bewegungsform
des Beckens, das mit dem pendelnden Beine mitbewegt wird, entgegengesetzt. Im Augenblick des Auftretens jedes Fusses schlägt
der Arm der anderen Körperseite, indem er im Ellenbogengelenk
einknickt, nach vorn um den Körper herum.

Die englischen Wettgeher, die erstaunliche Geschwindigkeit erreichen,
(268 m in $57^1/_2$ Sec.) sollen dagegen Arm und Schulter gleichzeitig mit dem
Bein der betreffenden Seite nach vorn schwingen.

Ebenso wie der Rumpf ganz geringe Schwingungen ausführt,
die nur bei starker Uebertreibung sichtbar werden, so bietet auch
die Bewegung der Beine gewisse Eigenthümlichkeiten, die offenbar
zu den typischen Gehbewegungen zu zählen sind. So ändert sich
während der Periode des Schwingens sowohl wie des Stehens die
Richtung des Oberschenkels und Unterschenkels und die der Längsaxe des Fusses bezogen auf die sagittale Ebene. Der Oberschenkel
ist während des Schwingens weiter abducirt als während des
Stehens, ihm folgt der Unterschenkel. Der Fuss sieht im Beginn
des Schwingens mehr nach einwärts als am Ende, er wird auswärts aufgesetzt (*186*).

346. Diese Bewegungen sind so geringfügig, dass sie bei gewöhnlicher Betrachtnng nicht zu erkennen sind. Es ist hier der Ort, einem Missverständniss entgegen zu treten, das mehrfach gegen die Ergebnisse von Fischer's Untersuchung des Ganges geltend gemacht worden ist. Man hat behauptet, die Untersuchung gelte nur für Ein Individuum, und noch dazu für ein offenbar schlecht ausgewähltes Individuum, das einen fehlerhaften Gang gehabt habe (*187*). Demgegenüber ist anzuführen, dass Erscheinungen, die in mehrfachen Versuchen mit so überraschender Genauigkeit wiedergefunden werden, wie die Gangbewegungen des Fischer'schen Modelles, offenbar Bewegungstypen darstellen müssen. Ferner ist es klar, dass nach der genauen Aufnahme der Bewegung Jedermann die „Fehler" der Gangart erkennen kann, aber es ist ebenso sicher, dass mit dem blossen Auge beurtheilt, der Gang des Modelles tadelfrei erschien. Endlich muss betont werden, dass ein angeblicher Fehler der Fischer'schen Tafeln, dass sie nämlich das Knie vor dem Auftreten des Fusses im Zustande starker Ueberstreckung darstellen sollen, nur scheinbar ist, und zwar dadurch entstanden, dass die Linien auf der Tafel nicht die Längsaxe der Knochen im gewöhnlichen Sinne, sondern die Verbindungslinie der Gelenkpunkte angeben. Da der Gelenkpunkt des Knies sehr weit hinten liegt, ist schon bei mässiger Streckung des Beins der Winkel der Verbindungslinie des Kniegelenkspunkts mit Hüft- und Fussgelenk vorn offen (*187*).

347. Auf Grund der genauen kinematischen Analyse der Bewegungen beim Gange, der die vorstehenden Angaben entnommen sind, geht O. Fischer zur Berechnung der Kräfte über, die bei der vorhandenen Form der Bewegung nothwendig thätig sein müssen. Hierbei sind zunächst die äusseren Kräfte in Betracht zu ziehen, auf deren Einwirkung die äussere Bewegung, die Verschiebung des Gesammtschwerpunktes allein beruht. Als solche Kräfte kommen in Betracht die Schwere, der Bodenwiderstand und zwar sowohl in senkrechter Richtung als Gegendruck, als auch in seitlicher Richtung und in der Richtung des Ganges selbst, als Bodenreibung. Ausserdem ist zu nennen der Luftwiderstand.

Die Grösse des Luftwiderstandes, den der Körper beim Gehen erfährt, ist noch nicht bestimmt worden. Nach den vorliegenden Beobachtungen an ebenen Flächen ist anzunehmen, dass der Luftwiderstand mit dem Quadrate der Geschwindigkeit wächst. Für die ziemlich langsame Geschwindigkeit des Ganges dürfte deshalb die Einwirkung des Luftwiderstandes sehr gering anzunehmen sein. Schätzt man die Vorderfläche des Körpers auf einen halben Quadratmeter und nimmt die Ganggeschwindigkeit zu 2 m an, so ergiebt sich nach verschiedenen Formeln für den Luftwiderstand eine Kraft gleich dem Zuge von etwa 250 g. Diese Schätzung ist aber ganz unzuverlässig, weil die Oberfläche des Körpers nicht zusammenhängend sondern gegliedert ist, und weil ausserdem für die Grösse des Luftwiderstandes nicht bloss die Gesammtfläche, sondern die Form des betreffenden Körpers überhaupt von Bedeutung ist. Der allseitig abgerundete menschliche Körper hat ohne Zweifel weit geringeren Luftwiderstand zu überwinden als eine ebene Fläche von gleichem Umriss.

Unter Vernachlässigung des Luftwiderstandes findet Fischer das Maximum der Beschleunigung des Gesammtschwerpunkts und damit zugleich das Maximum der vom Boden aus nach vorwärts treibenden Reibungskraft im Augenblicke wo das Schwungbein niedergesetzt wird, also einen Augenblick ehe der Körper von einem Bein auf das andere übergeht. In Kilogramm ausgedrückt erreicht bei einer mittleren Ganggeschwindigkeit von etwas über 1,5 m das Maximum den Werth von 15,5 kg. In diesem Augenblicke hat die absolute Geschwindigkeit eben die mittlere überschritten und befindet sich im Steigen. Dieser vorwärts wirkenden Kraft stehen in anderen Augenblicken fast eben so grosse rückwärts wirkende Kräfte entgegen, die ebenfalls der Schwere und dem Bodenwiderstande entstammen.

Für den Druck senkrecht gegen den Boden findet Fischer bei einem Manne von 58,7 kg Gewicht ein Maximum von über 70 kg im Augenblick wo der Fuss mit ganzer Sohle aufsteht und das freie Bein zu schwingen begonnen hat. Das Minimum des Druckes mit etwa 25 kg fällt etwas später als die Mitte der Standperiode der ganzen Sohle.

Von diesen Bestimmungen des Gesammtdruckes ist die Messung des Druckes zu unterscheiden, die Ein Fuss während seiner Thätigkeit ausübt. Hierüber liegen nur unvollkommene Angaben vor, die sich indessen in einem Punkte mit dem Befunde Fischer's decken, dass nämlich während des Aufstehens zwei Perioden verstärkten Druckes vorhanden sind, deren eine das absolute Maximum und deren zweite den Abstoss vom Boden bezeichnet.

In ähnlicher Weise wie diese Angaben aus den Beschleunigungen des Gesammtschwerpunktes berechnet sind, kann man nun aus den Bewegungen der einzelnen Körpertheile, mit Berücksichtigung der äusseren Kräfte, die im Innern des Körpers thätigen Muskelkräfte berechnen. Diese Rechnung ist bis jetzt nur für die Bewegung des Fusses von O. Fischer ausgeführt worden. Hierbei hat sich die interessante Thatsache ergeben, dass im Augenblicke wo der Fuss mit der Ferse den Boden berührt, eine Zusammenziehung der vor dem Fussgelenk befindlichen Muskeln, also vornehmlich des Tibialis anticus, eintritt (342) (*188*). Während des Schwingens ist die Muskulatur des Fusses unthätig. Den Abstoss führt die Wadenmuskulatur aus.

Ueber die Thätigkeit der Muskeln beim Gange ist zur Zeit im Uebrigen nichts Zuverlässiges bekannt.

Aus unmittelbarer Beobachtung, unterstützt durch Momentbilder, macht Jendrassik (*189*) folgende Angaben: Die Glutaeen und die entsprechenden Hüftmuskeln sind während des einseitigen Stützens in Thätigkeit. Der Quadriceps arbeitet von der Mitte des Beinschwunges an bis zum Augenblicke des Abstosses, also während fünf Sechsteln des ganzen Zeitraumes. Der Psoas ist während der zweiten Hälfte des Vorschwingens thätig. Die Beuger des Kniees bewirken activ das Einknicken des Schwungbeines und die Biegung unmittelbar nach dem Aufsetzen des Fusses. Nach dem Abstoss und während der ganzen Schwungperiode sind die Dorsalflectoren des Fusses in Arbeit. Der Gastrocnemius leistet den Abstoss nach dem Abwickeln der Sohle.

Wie man sieht, ist die vorletzte Angabe mit der Fischer's in vollkommenem Widerspruch.

§ 3. Besondere Gangarten.

348. Die obigen Angaben beziehen sich auf den gewöhnlichen schnellen Gang. Man kann aber noch eine Anzahl besonderer Gangarten unterscheiden, die sich theils durch die Geschwindigkeit theils durch andere Umstände unterscheiden. So bezeichnen die Gebrüder Weber diejenige Gangart bei der beide Füsse längere Zeit auf der Erde bleiben, als die Schwingungsdauer des gehobenen Fusses beträgt, als den „gravitätischen Schritt". Eine andere Gangart unterscheiden sie als „Eilschritt", weil sie wesentlich schneller fördert als der gewöhnliche Gang (*190*).

Diese Art des Schrittes ist in neuerer Zeit in Frankreich als „marche en flexion" wieder aufgefunden und von Marey untersucht worden. Von da ist sie auch in die deutsche Literatur unter der Bezeichnung „Beugegang" übergegangen (*191*).

Das Kennzeichen dieser Gangart ist, dass die Hüftgelenke in der Mitte des Schrittes wegen des sehr weiten Ausschreitens verhältnismässig sehr niedrig über den Erdboden stehen. Daraus würde, wenn das Stützbein bei der Vorwärtsbewegung gestreckt in die senkrechte Stellung überginge, eine sehr bedeutende Hebung des Hüftgelenks und des ganzen Rumpfes hervorgehen. Diese wird

aber dadurch vermieden, dass das Knie des Stützbeins gebeugt
wird. Das Becken kann auf diese Weise in einer abnorm niedrigen
Höhelage nahezu horizontal über den Boden hingetragen werden.
Zu diesem Zweck muss selbstverständlich auch das schwingende
Bein, und zwar noch stärker als das Stützbein gebeugt werden,
damit es frei über dem Boden hinschwingen kann. Bei dieser
Gangart finden die Gebrüder Weber einen zweifachen Vorzug, dem
Marey noch einen dritten hinzugefügt hat: Erstens kann die Schritt-
länge vergrössert werden, indem die Beine sehr schräg nach vorn
ausschreiten. Zweitens wird zugleich die Schwingungsdauer des
freien Beins geringer, weil es in der verkürzten Stellung eine
kürzere Pendelzeit hat. Drittens endlich hat Marey gezeigt, dass
der Druck des Fusses gegen den Erdboden sich bei dieser Gangart auf einen längeren Zeitraum vertheilt, und viel allmählicher
verläuft, als beim gewöhnlichen Gang. Auf diese Weise soll sich
bei geringer Anstrengung eine Ganggeschwindigkeit von 8 Minuten
für den Kilometer erzielen lassen.

Der militärische Paradeschritt, der oben erwähnte Kunstschritt
(345) der Wettgeher, endlich eine Reihe den Tanzschritten vergleich-
barer Gangarten beruhen auf künstlicher Einübung. Dagegen zeigen
fast alle Individuen natürliche Abweichungen von der „normalen“ Art
des Ganges. Zu diesen gehören vor Allem asymmetrische Schwankungen. Da schon die anatomischen Maasse der beiden Körperhälften bei den meisten Menschen merklich verschieden sind (192),
ist klar, dass die Gangbewegungen auf beiden Seiten nicht
absolut gleichmässig erfolgen können. Hierdurch und durch andere
individuelle Verschiedenheiten kommt die Mannichfaltigkeit der
Gangbewegungen zu Stande, die es gestattet, einzelne Individuen
von fernher an ihrem Gange fast ebenso sicher zu unterscheiden,
wie in der Nähe an den Gesichtszügen.

Literaturverzeichniss.

—

1. (2*) F. Reuleaux, Der Constructeur. 4. Aufl. Braunschweig 1899. Vorrede zur 3. Aufl. S. XXXIII.
2. (3) O. Fischer, Ueber Grundlagen und Ziele der Muskelmechanik. Arch. f. Anat. 1896. S. 375.
3. (3 u. 47) Ebendas. S. 365 und 366.
4. (5) S. Smiles, Life of George Stephenson. London 1857.
5. (9 u. 39) H. Strasser und A. Gassmann, Hülfsmittel und Normen zur Bestimmung und Veranschaulichung der Stellungen, Bewegungen und Kraftwirkungen am Kugelgelenk, insbesondere am Hüft- und Schultergelenke des Menschen. Anatom. Hefte. Herausgegeben von Fr. Merkel und R. Bonnet. I. Abth. VI. und VII. Heft. Wiesbaden 1893.
6. (10) L. Stieda, Ueber die Homologie der Brust- und Beckengliedmaassen des Menschen und der Wirbelthiere. Anatomische Hefte. Herausgegeben von Fr. Merkel und R. Bonnet. I. Abth. Heft XXVII (Bd. 8, Heft 4).
7. (10) O. Rosenbach, Breslauer Aerztl. Zeitschr. 1880, No. 2 u. 3. Monatsschrift f. Ohrenheilk. 1882, No. 3.
8. (12) W. Braune und O. Fischer, Ueber den Schwerpunkt des menschlichen Körpers mit Rücksicht auf die Ausrüstung des deutschen Infanteristen. Abhandl. der math.-physikal. Cl. der K. Sächs. Gesellsch. der Wissensch. 1889. Bd. XV. VII. S. 631.
9. (14) O. Fischer, Der Gang des Menschen. II. Theil. Abhandl. der math.physikal. Cl. der K. Sächs. Gesellsch. der Wissensch. 1899. Bd. XXV. I. S. 66.
10. (15) R. du Bois-Reymond, Ueber das Sattelgelenk. Archiv f. Physiol. 1895. S. 453.
11. (15) H. v. Meyer, Ueber Bestimmung der Gelenkflächen. Verh. d. X. int. med. Congr. Berlin 1891. Bd. II.
12. (16) F. König, Zur Pathologie der Knochen und Gelenke. Deutsche Zeitschrift f. Chir. 1873. Bd. III. S. 256.
13. (16) G. Meissner, Jahresbericht üb. d. Fortschr. der Anat. u. Physiol. 1856.

---

*) Die in Klammern stehenden kleinen Ziffern sind die Seitenzahlen dieses Werkes, auf denen die betreffenden Literaturziffern stehen.

14. (18) H. Virchow, Die Aufstellung des Fuss-Skelettes. Anatom. Anzeiger Jg. VII. 1892. No. 9 u. 10. S. 285.

15. (20) J. B. Haycraft, Animal mechanics. In: Textbook of Physiology, ed. by E. A. Schäfer. Edinb. and London. 1900. Vol. II. p. 288. Siehe Figur 126. S. 237. Des Verf. Darstellung ist nicht ganz einwandsfrei.

16. (22) H. Virchow, Apparat zur Kontrolle von Röntgenbildern. Zeitschr. f. diätet. u. physikal. Therapie. 1899. Bd. III. H. 4. — Ferner: M. Levy-Dorn, Ueber Zwerchfell. Deutsche med. Wochenschr. 1901. No. 49.

17. (23) H. Virchow, Ueber Einzelmechanismen am Handgelenk. Verhandl. d. physiol. Gesellsch. zu Berlin 1901—1902. 9. S. 47. Vgl. S. 65—66.

18. (23) W. Braune und O. Fischer, Die bei der Untersuchung von Gelenk-bewegungen anzuwendende Methode erläutert am Gelenkmechanismus des Vorderarms beim Menschen. 1885. Abh. d. math.-physikal. Cl. d. Kgl. Sächs. Ges. d. Wissensch. Bd. XIII. No. III. S. 315. Vgl. auch unter 22.

19. (24) A. Schoenflies, Geometrie der Bewegung in synthetischer Darstellung. Leipzig 1886. S. 2.

20. (28) Wie oben unter 19. S. 90, 91. Vgl. auch S. 48, 49.

21. (29) Wie oben unter 19. S. 167.

22. (31) W. Braune und O. Fischer, Die Bewegungen des Kniegelenks nach einer neuen Methode am Lebenden Menschen gemessen. Abh. d. math.-physikal. Cl. d. K. Sächs. Ges. d. Wiss. 1891. Bd. XVII. No. II. S. 93.

23. (32) W. Braune und O. Fischer, Das Gesetz der Bewegungen in den Gelenken an der Basis der mittleren Finger und im Handgelenk des Menschen. Abh. d. math.-physikal. Cl. d. K. Sächs. Ges. d. Wissensch. 1887. Bd. XIV. No. IV.

24. (34) Willmann, The horse in motion, as shown by instantaneous photo-graphy. London 1882.

25. (34) E.-J. Marey, Emploi de photographies partielles pour étudier la loco-motion de l'homme et des animaux. Comptes rendus. 1883. T. 96. p. 1830.

26. (35) An Stelle der Funkenstrecken wurden später schmale Geissler'sche Röhren in den Stromkreis eingeschaltet. Vergl. W. Braune und O. Fischer, Der Gang des Menschen. 1. Theil. Abhandl. d. physik.-math. Cl. d. Kgl. Sächs. Ges. d. Wissensch. Bd. XXI. No. IV. S. 153. Vgl. 171 u. ff. — Ferner: Wie oben unter 22. S. 77. S. 91 u. ff.

27. (37) Wie oben unter 26. Vgl. 1. S. 230 und 2. S. 98.

28. (37) Wie oben unter 26. Vgl. Figur 3 und den dazu gehörigen Text.

29. (38 u. 39) G. B. Duchenne (de Boulogne), Physiologie des Mouvements, démontrée à l'aide de l'expérimentation électrique et de l'observation clinique et applicable à l'étude des paralyses et des déformations. Paris 1867. — Ferner: Wie oben unter 5. — Ferner: E.-J. Marey, Nouveaux perfectionnements de la chronophotographie. Ref. im Centralbl. f. Phys. XII. 1899. No. 14. S. 493. — Ferner: P. Richer, Physiologie artistique. 1895, oder Derselbe in Nouvelle Iconographie de la Salpêtrière, année 1894, p. 136, und Revue générale des sciences pures appliqués, année 1895. p. 335. — Ferner: E. Fick und E. Weber, Anatomisch-mecha-

nische Studie über die Schultermuskeln. Verh. der physik.-med. Ges. zu Würzburg. N. F. Bd. XI. — Ferner: S. Mollier, Ueber die Statik und Mechanik des menschlichen Schultergürtels unter normalen und pathologischen Verhältnissen. Festschrift für Carl von Kupffer. Jena 1899. — Ferner: W. Braune und O. Fischer, Die Rotationsmomente der Beugemuskeln am Ellbogengelenk des Menschen. Abhandl. d. math.-phys. Cl. d. K. Sächs. Ges. d. Wissensch. Bd. XV. 1889. No. III.

30. (38) Vgl. v. Ebner und Weidenfeld, bei R. Fick, Ueber die Athemmuskeln. Archiv für Anatomie. 1897, Suppl.

31. (40) Wie oben unter 29, Marey.

32. (40) Wie oben unter 29, Richer.

33. (41) Wie oben unter 29, Fick, Mollier, Braune und Fischer.

34. (41) Wie oben unter 29, Mollier.

35. (42 u. 46) Wie oben unter 29, Braune und Fischer.

36. (43) Vgl. J. R. Ewald, Die Hebelwirkung des Fusses, wenn man sich auf die Zehen erhebt. Pflüger's Arch. 1894. Bd. 59. S. 251, und L. Hermann, Die Ablösung der Ferse vom Boden. Pflüger's Archiv 1896. S. 604.

37. (42) R. du Bois-Reymond, Ueber antagonistische Coordination der Waden- und Sohlenmuskulatur. Verhandl. d. physiol. Ges. zu Berlin. 6. Juli 1900. XIV. S. 86. Siehe Fig. 5.

38. (43) R. du Bois-Reymond, Betrachtungen über das Hamberger'sche Schema und Demonstration eines veränderten Modelles. Ebendas. 27. Nov. 1896. III. S. 7, und: Arch. f. Physiol. 1897.

39. (44) Vgl. O. Fischer, Beiträge zu einer Muskeldynamik. Erste Abhandl.: Ueber die Wirkungsweise eingelenkiger Muskeln. Abhdl. d. math.-phys. Cl. der K. Sächs. Ges. der Wissensch. Bd. XXII. II. S. 55. S. 82.

40. (44) E.-J. Marey, La methode graphique.

41. (44) P. Masoin und R. du Bois-Reymond, Zur Lehre von der Function der Musculi intercostales interni. Arch. f. Physiol. 1896. Figur 2.

42. (47) Wie oben unter 8.

43. (48 u. 49) 1. O. Fischer, Der Gang des Menschen. II. Theil. Die Bewegung des Gesammtschwerpunktes und die äusseren Kräfte. Abhandl. d. math.-physik. Cl. d. K. Sächs. Ges. d. Wissensch. 1899. Bd. XXV. No. I. S. 3. Abschnitt I. A und B. — 2. Ferner: Derselbe, Die Arbeit der Muskeln und die lebendige Kraft des menschlichen Körpers. Habilitationsschrift. Leipzig 1893. S. 72.

44. (49) Wie oben unter 43. I. S. 21. Fig. 1.

45. (48) Wie oben unter 8. S. 22.

46. (49) Wie oben unter 43. 2. S. 14.

47. (50) O. Fischer, Beiträge zur Muskelstatik. Abh. d. math.-physik. Cl. d. K. Sächs. Ges. d. Wissensch. 1896. Bd. XXIII.

48. (51) Wie oben unter 47. S. 20. — Ferner: Wie oben unter 43. 2. S. 60.

49. (51) Wie oben unter 43. 2. S. 61.

50. (52) Wie oben unter 43. 2. S. 83.

51. (53) G. Arndt, Demonstration einer Präcisionssäge zur Herstellung mikroskopischer Präparate harter Substanzen. Verh. d. Physiol. Gesellsch. zu Berlin, Jahrg. 1900 1901, Sitzung vom 14. Juni 1901. Preis der Säge 15 Mk. Herstellung durch J. Thamm, Berlin, Karlstr. 14.

52. (53) J. Wolff, Ueber die Wechselbeziehungen zwischen der Form und der Function der einzelnen Gebilde des Organismus. Vortrag, gehalten in der 72. Vers. deutscher Naturforscher und Aerzte zu Aachen am 21. September 1900. Leipzig 1901. S. 5. — Ferner: Derselbe, Bemerkungen zur Demonstration von Röntgenbildern der Knochen-Architectur. Berl. klin. Wochenschr. 1900. No. 8.

53. (53) Wie unter 52. l. S. 25.

54. (53) F. A. M. W. Gebhardt, Ueber functionell wichtige Anordnungsweisen der gröberen und feineren Bauelemente des Wirbelthierknochens. Arch. f. Entwickelungsmechanik der Organismen. 1901. Bd. XI, Heft 3 und 4. XII. Heft 1 und 2.

55. (54 u. 70) J. W. Hultkrantz, Das Ellenbogengelenk und seine Mechanik. Jena 1897. S. 43.

56. (58) Vgl. J. Wolff, Das Gesetz der Transformation der Knochen.

57. (60) Wie oben unter 52 und 56. Ferner: J. Wolff, Die Lehre von der functionellen Knochengestalt. Virchow's Archiv. Bd. 155. 2. S. 256. Ref. im Biol. Centralbl. XIX. No. 22. 1899.

58. (62) L. Fick, Ueber die Ursache der Knochenformen. Göttingen 1857.

59. (62) H. H. Hirsch, Die mechanische Bedeutung der Schienbeinform u.s.w. S. 10 u. 4.

60. (63) Wie oben unter 26. 2. S. 9.

61. (66) H. Werner, Die Dicke der menschlichen Gelenkknorpel. Inaug.-Diss. Berlin 1897. Führt S. 8 die Lehrbücher der Anatomie von Sappey, Cruveilhier und Quain-Hoffmann an. Ferner: Braune u. Fischer wie unter 60.

62. (70) H. Triepel, Die Stossfestigkeit der Knochen. Arch. f. Anat. 1900. S. 229.

63. (71) H. Triepel, Einführung in die physikalische Anatomie. Wiesbaden 1902. Enthält ein umfangreiches Verzeichniss der in dies Gebiet fallenden Arbeiten, unter denen folgende im Text erwähnt sind: P. Lesshaft, Grundlagen der theoretischen Anatomie. Leipzig 1892. Derselbe: Die Architektur des Beckens. Anat. Hefte. I. Abt. 3. Bd. 1894. S. 171. C. Hülsen, Specifisches Gewicht, Elasticität und Festigkeit des Knochengewebes. Anz. des biolog. Laborat. St. Petersburg. 1898. S. 1. O. Messerer, Ueber Elasticität und Festigkeit der menschlichen Knochen. Stuttgart 1880. A. Rauher, Elasticität und Festigkeit der Knochen. Leipzig 1876. G. Wertheim, Mémoire sur l'elasticité et la cohésion des principaux tissus du corps humain. Ann. de Chimie et de Physique. 3. G. I. 21. — Ferner: J. Fessler, Die Festigkeit der menschlichen Gelenke mit besonderer Berücksichtigung des Bandapparates. Habilitationsschr. München 1894.

64. (78) Luschka, Die Halbgelenke des menschlichen Körpers. Müller's Arch. 1855. S. 481. und Monographie gleichen Titels. Berlin 1858.

65. (79) C. Ludwig, Lehrb. d. Physiol. Heidelberg 1852. I. S. 367.

66. (79) R. Fick (im Text irrthümlich L. Fick), Ueber die Form der Gelenkflächen. Archiv f. Anat. 1890. S. 31.

66. (81) A. Fick, Die medicinische Physik. 3. Aufl. Braunschweig 1885.

67. (88 u. 89) Fischer, wie oben unter 26. 2. S. 9.

68. (83) (68 (87) siehe unter 70). H. Buchner, Kritische und experimentelle Studien über den Zusammenhalt des Hüftgelenks während des Lebens in allen normalen Fällen. Arch. f. Anat. 1877. S. 22.

68. (85) Wilhelm Weber und Eduard Weber, Mechanik der menschlichen Gehwerkzeuge. Göttingen 1836. II. Theil. § 64. S. 147.

70. (86) (70 (83) siehe oben unter 68). E. Rose, Die Mechanik des Hüftgelenks. Archiv für Anat. u. Physiol. 1865. S. 545. Anm.

71. (86) Wie oben unter 69. S. 135.

72. (87) A. Fick, Specielle Bewegnngslehre im Handbuch der Physiologie von Hermann. Bd. I. Th. II. S. 276.

73. (88) (73 (93) siehe unter 75). Chr. Aeby, Beiträge zur Kenntniss der Gelenke. Deutsche Zeitschr. für Chirurgie. 1876. Bd. 6. S. 394.

74. (92) F. Will, Ueber die Articulatio cricoarytaenoidea. Inaug.-Diss. Königsberg 1895. S. 9.

75. (93 u. 95) O. Fischer, Ueber Gelenke von zwei Graden der Freiheit. Arch. für Anat. 1897. Suppl. S. 242.

76. (101) C. F. v. Ehrenberg, Ed. Knoblauch und L. Hoffmann, Baulexikon. Frankf. a. M. 1854. Art. „Band". S. 40.

77. (111) A. Fick, Ueber Gelenke mit sattelförmigen Flächen. Zeitschr. f. rat. Med. 1854. Bd. IV.

78. (113) Ph. J. W. Henke, Handbuch der Anatomie und Mechanik der Gelenke u. s. w. Leipzig und Heidelberg. 1863. S. 21.

79. (114) R. du Bois-Reymond, Ueber das Sattelgelenk. Arch. f. Physiol. 1895. S. 433.

80. (114) O. Fischer, wie oben unter 75.

81. (121) Wie oben unter 69.

82. (122) H. Pütz, Beiträge zur Anatomie und Physiologie des Sprunggelenks. Inaug.-Diss. Bern 1876, und Zeitschr. f. pract. Vet.-Wissensch. 1876. Ferner: R. du Bois-Reymond, Ueber die sogenannten Wechselgelenke beim Pferde. Verh. d. physiol. Ges. zu Berlin. Jahrg. 1897—98. S. 23.

83. (123) W. Braune und O. Fischer. Wie oben unter 23.

84. (129) Wie oben unter 75. S. 248.

85. (131) N. Delaunay, Die Tschebyscheff'schen Arbeiten in der Theorie der Gelenkmechanismen. Hist. litt. Abth. d. Zeitschr. f. Math. u. Phys. 44. Bd. 1899. 4. H. S. 101.

86. (131) R. Wiedersheim, Grundriss der vergl. Anat. d. Wirbelthiere. II. Aufl. Jena. 1888. S. 73.

87. (133) Wie oben unter 78. S. 107.

88. (134) Graf v. Spee, Die Verschiebungsbahn des Unterkiefers am Schädel. Arch. f. Anat. 1890. S. 285.

89. (136) Wie oben unter 78. S. 97.

90. (136) C. Strecker, Ueber die Condylen des Hinterhauptes. Arch. für Anat. 1887. S. 301.

91. (138) H. v. Meyer, Physiologische Anatomie. 3. Aufl. S. 101. Derselbe: Statik und Mechanik des menschlichen Knochengerüsts. Leipzig 1873. S. 241. Henke, wie oben unter 78. S. 101. Quain's Anatomy. 7 th Ed. London 1864. p. 126.

92. (138) Wie oben unter 78. S. 95.

93. (139) Wie oben unter 64.

94. (140) H. v. Meyer, Physiologische Anatomie. 3. Aufl. S. 40. Derselbe: Statik und Mechanik u. s. w. S. 208.

95. (142) H. v. Meyer, Statik und Mechanik des menschlichen Knochengerüstes. Leipzig 1873. S. 213.

96. (142) H. Virchow, Verhdl. d. Berliner anthropolog. Gesellsch. 27. Febr. 1886. S. 172.

97. (143) Wie oben unter 78. S. 69.

98. (143) Wie oben unter 78. S. 67.

99. (143) Vergl. Oudemans, The great sea Serpent. London 1892. (Zusammenstellung von über 200 Berichten und Abbildungen von der Seeschlange).

100. (143) I. Wie oben unter 95. S. 212. II. A. W. Hughes, Die Drehbewegungen der menschlichen Wirbelsäule und die sogenannten Musculi rotatores. Arch. f. Anat. 1892. S. 265.

101. (143) Wie oben unter 98.

102. (144) A. Blumenfeld, Die Lendenkrümmung der Wirbelsäule bei verschiedenen Menschenrassen. Inaug.-Diss. Berlin 1892.

103. (145) Wie oben unter 95. S. 214.

104. (149) H. v. Helmholtz, Ueber die Bewegung der Rippen. Ges. Abh. Bd. II. S. 484. W. A. Freund, Ueber Thoraxanomalien als Praedisposition zu Lungenphthise und Emphysem. Die Therapie der Gegenwart. 1902. Jahrg. 43. H. 1. S. 26.

105. (151) Wie oben unter 29. S. Mollier.

106. (156) Wie oben unter 95. S. 142.

107. (158) O. Fischer, Das Ellenbogengelenk. Abhandl. der math.-physikal. Cl. d. K. Sächs. Gesellsch. d. Wissensch. Bd. XIV. 1887. S. 83.

108. (158) Wie oben unter 55.

109. (159) Wie oben unter 107. S. 105.

110. (164) Wie oben unter 78. S. 173 u. 181.

111. (164) W. Braune u. O. Fischer, Untersuchungen über die Gelenke des menschlichen Armes. II. Th. Das Handgelenk. Abh. d. math.-physikal. Cl. d. K. Sächs. Gesellsch. d. Wissensch. Bd. XIV. 1887. S. 107.

112. (164 u. 168) R. Fick, Ueber die Bewegungen in den Handgelenken. Abh. d. math.-physik. Cl. d. K. Sächs. Gesellsch. d. Wissensch. Bd. XXVI.

No. 6. 1901. S. 419. G. Forssell, Ueber die Bewegungen im Handgelenk des Menschen. Skandin. Arch. f. Physiol. XII. 3/4. S. 168.
H. Virchow, wie oben unter 17.

113. (168) Wie oben unter 95. S. 172.

114. (174) W. Cowl und R. du Bois-Reymond, Die Stellung der Mittelhandknochen beim Spreizen der Finger. Fortschritte auf dem Gebiete
der Röntgenstrahlen. Bd. II. 1898.

115. (176) R. du Bois-Reymond, Ueber die Oppositionsbewegung. Arch. f.
Physiol. 1896. S. 154.

116. (179) Wie oben unter 95. S. 285.

117. (181) Wie oben unter 66 und 72. Ferner: Wie oben unter 5.

118. (183) H. v. Meyer, wie oben unter 95. S. 193. E. Jendrassik,
Klin. Beitr. zum Studium der normalen und pathologischen Gangarten.
Deutsches Archiv f. klin. Med. Bd. LXX. 1901. 89.

119. (187 u. 189) H. Virchow, Bedeutung der Bandscheiben im Kniegelenk.
Verhandl. d. Physiol. Gesellsch. zu Berlin. Jahrg. 1899—1900. S. 83.

120. (188) Wie oben unter 26. 2.

121. (189) Wie oben unter 119. S. 79.

122. (191) R. du Bois-Reymond, Ueber die Rotation des Unterschenkels.
Verh. d. Physiol. Gesellsch. zu Berlin. Jahrg. 1895/99. S. 89.

123. (196) H. Virchow, Ueber die Gelenke der Fusswurzel. Verh. d. Physiol.
Gesellsch. zu Berlin. Jahrg. 1898/99. S. 103.

124. (197) Wie oben unter 78. S. 280.

125. (198) H. Virchow, Ueber das Skelett eines wohlgebildeten Fusses. Verh.
d. Physiol. Gesellsch. zu Berlin. Jahrg. 1900/1901. S. 39.

126. (199) Wie oben unter 125.

127. (201) O. Fischer, wie oben unter 2. S. 370.

128. (202) J. Rosenthal, Allgemeine Physiologie der Muskeln und Nerven.
2. Aufl. Leipzig 1899. S. 19.

129. (202) Wie oben unter 128. S. 65.

130. (205) Wie oben unter 128. S. 39.

131. (209) Roy und Adami, Philosoph. Transactions of the Royal Society.
London 1892. Vol. 183, geben mit Bezug auf die Spannung des Herz-
muskels die Curve der Oberflächenvergrösserung bei gleichmässiger
Volumzunahme wieder. Auch H. Triepel, vergl. unter 63, macht auf
S. 206 entsprechende Angaben.

132. (212) Vgl. H. B. Lübsen, Einleitung in die Mechanik. Leipzig 1876. S. 81.

133. (218. 226 u. 260) Wie oben unter 29. W. Braune und O. Fischer.

134. (222) A. Fick, Specielle Bewegungslehre in Hermann's Handbuch der
Physiologie. Bd. I. Th. II.

135. (225) I. Otto Fischer, Ueber die Drehungsmomente ein- und mehrgelenkiger Muskeln. Arch. f. Anat. 1894. S. 133. II. Derselbe, Ueber
Grundlagen und Ziele der Muskelmechanik. Arch. f. Anat. 1896. S. 371.

136. (226) A. Bum, Ueber Muskelmechanik. Wien. med. Presse. 1898. No. 27.

137. (228 u. 240) Wie oben unter 39.

138. (234) J. W. Th. Henke, Zeitschr. für rat. Med. 3. R. Bd. 33. S. 141 148.

139. (234) Wie oben unter 15. p. 244.

140. (235) O. Fischer, Das statische und das kinetische Maass für die Wirkung eines Muskels, erläutert an ein- und zweigelenkigen Muskeln des Oberschenkels. Abhandl. d. math.-physik. Cl. d. K. Sächs. Gesellsch. der Wissensch. Bd. XXVII. 1902. S. 508.

141. (236 u. 238) Wie oben unter 135.

142. (239) Wie oben unter 39. S. 61.

143. (242) Bei La Mettrie (L'homme machine. Leyde. 1748. p. 81) findet sich diese Anschauung in folgender Form ausgesprochen: „C'est en vain qu'on se r'écoie sur l'Empire de la volonté. Pour on ordre qu'elle donne, elle subit cent fois le joug.“

144. (243 u. 261) H. E. Hering, Ueber die Wirkung zweigelenkiger Muskeln auf drei Gelenke und über die pseudoantoganistische Synergie. Pflüger's Archiv. Bd. 65. 1897. S. 636.

145. (343) R. du Bois-Reymond, Ueber das angebliche Gesetz der reciproken Innervation antagonistischer Muskeln. Arch. f. Physiol. 1902. Suppl. S. 27.

146. (245 u. 248) G. B. Duchenne. Wie oben unter 29. p. 818.

147. (248) Wie oben unter 146. p. 823.

149. (252) H. Sewall und E. M. Pollard, On the relations of diaphragmatic and costal respiration. Journ. of Physiol. XI. 1890. p. 159.

150. (252) E. du Bois-Reymond, Der physiologische Unterricht sonst und jetzt. Berlin 1878. S. 8.

151. (254) E. Zuckerkandl und S. Erben, Untersuchungen über die Physiologie der willkürlichen Bewegungen am Lebenden. Verh. des Physiolog. Clubs zu Wien. Centralbl. für Physiologie. Bd. XI. 1897. H. 9.

152. (255) R. Fick, Ueber die Athemmuskeln. Arch. für Anat. 1897. Suppl. S. 60.

153. (256) Wie oben unter 105. S. 13.

154. (257) Wie oben unter 146. S. 94.

155. (259) Wie oben unter 146. S. 111.

156. (263) M. Rothmann, Ueber das Rumpfmuskelcentrum u. s. w. Neurolog. Centralblatt. 1896. No. 24.

157. (264 u. 280) R. du Bois-Reymond, Ueber die Fixation des Kniegelenks beim Stehen. Verh. der Physiol. Gesellsch. zu Berlin. Jahrg. 1899/1900. XV. S. 91.

158. (268) Wie oben unter 69. S. 97.

159. (268) Wie oben unter 8. S. 79.

160. (269) I. E. Zuckerkandl und S. Erben, Zur Physiologie der willkürlichen Bewegungen. Wiener klin. Wochenschr. 1898. No. I. — II. Dieselben, Zur Physiologie der Rumpfbewegungen. Wien. klin. Wochenschrift. 1898. No. 43.

161. (271) Steinhausen, Beiträge zur Lehre vom Mechanismus der Bewegungen des Schultergürtels. Arch. für Physiol. 1899. Suppl. S. 402.

162. (272) Thöle, Mechanik der Bewegungen im Schultergelenk u. s. w. Arch.
für Psychiatr. 1900. XXXIII. I. S. 159. Bei Mollier, vergl. unter 29,
sind ältere Beobachtungen über dieselben Thatsachen angeführt.

163. (277) Wie oben unter 151.

164. (279) R. du Bois-Reymond, Demonstration einer Thatsache aus der
Gelenkphysiologie. Verhandl. der Physiol. Gesellsch. zu Berlin. Jahrg.
1896/97. XVIII. S. 94.

165. K. Vierordt, Grundriss der Physiologie des Menschen. 2. Aufl. Tübingen
1862. S. 364.

166. (282) Wie oben unter 8. S. 81.

167. (282) R. du Bois-Reymond, Ueber die Grenzen der Unterstützungsfläche beim Stehen. Verhandl. der Physiolog. Gesellsch. zu Berlin.
Jahrg. 1899/1900. VIII. 53.

168. (283) Leitenstorfer, Das militärische Training. Mit 49 Helmspitzen-
zeichnungen (Kephalogramme) in der Beilage. Stuttgart 1897.

169. (233) A. Mosso, Arch. ital. de Biol. T. V. 1884.

170. (284) I. H. v. Meyer, Die Statik und Mechanik des menschlichen Knochen-
gerüstes. Leipzig 1873. Derselbe, Arch. für Physiol. 1853. S. 9. —
II. Th. J. W. Henke, Handb. der Anatomie und Mechanik der Gelenke
u. s. w. Leipzig 1863. S. 285 und 214. — III. R. du Bois-Reymond,
Artikel Stehen in J. Gad. Medicin. propaedeut. Reallexicon. Wien 1893.
S. 1195. — IV. W. Braune und O. Fischer, Wie oben unter 8. S. 67.

171. (285) Wie oben unter 8. S. 41.

172. (286) Wie oben unter 8. S. 79.

173. (292) W. Parow, Studien über die physikalischen Bedingungen der auf-
rechten Stellung und die normalen Krümmungen der Wirbelsäule. Archiv
für pathol. Anatomie von Rudolf Virchow. Bd. 31. 1864. Ss. 74 u. 109.

174. (294) Wie oben unter 170. II. S. 215.

175. (294) Wie oben unter 170. I und III.

176. (294) G. Katzenstein, Ueber die Einwirkung der Muskelthätigkeit auf
den Stoffverbrauch des Menschen. Pflüger's Archiv. 1891. Bd. 49. S. 361.

177. (294) H. Virchow, Beiträge zur Kenntniss der Bewegungen des Menschen.
Verhdl. der Würzburger phys.-med. Gesellsch. 1883. Sep.-Abdr. S. 12.

178. (294) Wie oben unter 8. S. 82.

179. (296) R. du Bois-Reymond, Beitrag zur Lehre vom Stehen. Verhandl.
der Physiol. Gesellsch. zu Berlin. Jahrg. 1896/97. IX. S. 34.

180. (296) Wie oben unter 118.

181. (297) Wie oben unter 69. S. 213.

182. (298) E. du Bois-Reymond, Gedächtnissrede auf Hermann von Helmholtz. Abh. der K. Acad. der Wissensch. 1896. S. 29.

183. (300) O. Fischer, Der Gang des Menschen. III. Theil. S. 41. Abhandl.
der math.-physikal. Cl. d. K. Sächs. Ges. d. Wissensch. Bd. 26. No. III.

184. Wie oben unter 69. S. 249.

185. (301) Wie oben unter 118. S. 82.

186. (301) Wie oben unter 26. I.

187. (306) Referat über O. Fischer, Der Gang des Menschen, im Centralbl. f. Physiol. Bd. IX. 1895. S. 409. Ferner: Wie oben unter 118. S. 87.

188. (308) O. Fischer, Der Gang des Menschen. IV. Theil. Abhandl. der math.-physik. Cl. der K. Sächs. Gesellsch. d. Wissensch. Bd. XXVII. No. X.

189. (308) Wie oben unter 118. S. 105.

190. (308) Wie oben unter 69. S. 347.

191. (308) F. A. Schmidt, Unser Körper. Leipzig 1899. S. 426.

192. (309) G. A. Guldberg, Etudes sur la dyssymmetrie morphologique et fonctionnelle chez l'homme et les vertebrés supérieurs. Christiania 1897.